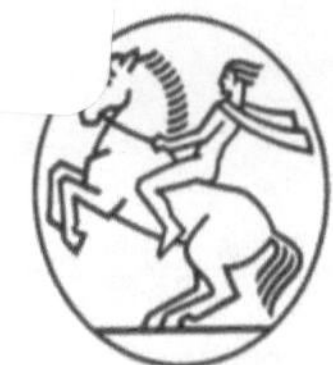

K. Vinzenz/H. W. Waclawiczek (Hrsg.)

Chirurgische Therapie von Kopf-Hals-Karzinomen

Springer-Verlag Wien New York

Univ.-Doz. Dr. Kurt Vinzenz
Primarius der Abteilung für Kiefer- und Gesichtschirurgie
Evangelisches Krankenhaus Wien–Währing
Hans-Sachs-Gasse 10–12
A-1180 Wien

Univ.-Prof. Dr. Hans Werner Waclawiczek
I. Chirurgische Abteilung
Landeskrankenanstalten Salzburg
Müllner Hauptstraße 48
A-5020 Salzburg

Präsident der Arbeitsgemeinschaft für
chirurgische Onkologie (ACO) 1990–1992

Im Namen der Arbeitsgemeinschaft für chirurgische Onkologie (ACO) der österreichischen Gesellschaft für Chirurgie. Gefördert von der österreichischen Gesellschaft für Kiefer- und Gesichtschirurgie und der Bundesfachgruppe für Zahn-, Mund- und Kieferheilkunde der österreichischen Ärztekammer

Gedruckt auf säurefreiem Papier

Mit 75 Abbildungen

ISBN-13:978-3-211-82206-7   e-ISBN-13:978-3-7091-9087-6
DOI: 10.1007/978-3-7091-9087-6

Geleitwort

Die Arbeitsgruppe „Kopf-Hals-Malignome" ist seit Gründung der *Arbeitsgemeinschaft für chirurgische Onkologie (ACO)* vor 10 Jahren eine der aktivsten Gruppierungen. Dies kam erstmals dadurch zum Ausdruck, daß bereits bald nach deren Entstehung 1986 ein hervorragender 100-seitiger Sonderband der „Zeitschrift für Stomatologie" mit dem Titel „Die chirurgische Krebstherapie von Kopf-Hals-Tumoren" von den Autoren R. Fries, W. Messerklinger und K. Vinzenz herausgegeben wurde, in dem es gelang, den aktuellen Stand der Krebstherapie in knapper, jedoch vollständiger Form zu publizieren.

1988 wurde auf Antrag der Arbeitsgruppe der Vorstandsbeschluß gefaßt, das jährlich stattfindende Schwerpunktsymposium dem Themenschwerpunkt „Kopf-Hals-Karzinome" zu widmen. Die Tagung fand unter großem Erfolg im September 1988 in Pörtschach statt. Besonders erfreulich ist die Tatsache, daß an sich vom Fachgebiet naturgemäß konkurrierende operative Spezialdisziplinen auf dem Gebiet der Behandlung von Kopf-Hals-Tumoren, sich erstmals in Österreich zusammengefunden haben, um im Rahmen eines gemeinsamen Kongresses den Versuch zu unternehmen, in konstruktiver Diskussion den derzeitigen Stand in Diagnose und Therapie zu erarbeiten. Dies war vor allem der Verdienst unseres Arbeitsgruppenleiters, Doz. Dr. K. Vinzenz, dem im Namen der Arbeitsgemeinschaft für chirurgische Onkologie mein besonderer Dank gilt.

Als Resultat dieser fruchtbaren Auseinandersetzung mit dem Kongreßthema entstand aus einer Reihe hervorragender Manuskripte international renommierter Autoren der vorliegende Band.

Mit diesem Buch hat die ACO eines ihrer erklärten Ziele der Herausgabe von Büchern mit lehrbuchähnlichem Charakter in ihrem 10jährigen Bestandsjahr erreicht.

Im Namen der Arbeitsgemeinschaft
für chirurgische Onkologie
H. W. Waclawiczek

Salzburg, im Juni 1992

Vorwort

Die Gruppe Kopf-Hals-Malignome wurde 1988 mit der Abhaltung des jährlich stattfindenden Schwerpunktsymposiums der Arbeitsgemeinschaft für chirurgische Onkologie (ACO) der Österreichischen Gesellschaft für Chirurgie in Pörtschach betraut. Der Einladung zu dieser erstmaligen gemeinsamen Tagung von HNO-Ärzten und Kiefer- Gesichtschirurgen zum Thema der Kopf-Hals-Karzinome folgten eine Reihe von international führenden Referenten aus Deutschland, der Schweiz und Österreich.

Themenmäßig wurden Schwerpunkte dahingehend gesetzt, als die häufigsten Formen maligner Erkrankungen im Kopf- Halsbereich abgehandelt wurden, nachdem im „ACO-Manual der chirurgischen Krebstherapie" (Hrsg. P. Steindorfer) v.a. der Anspruch auf Vollständigkeit in der Darstellung aller auftretender maligner Erkrankungsformen erfüllt wurde. Bei Abhandlung der Karzinome in den Bereichen Lippe, Mundhöhle, Oropharynx, Larynx, Nasennebenhöhlen und der Speicheldrüsen wurde im Grundkonzept Bedacht darauf genommen, eine umfassende Zahl interdisziplinär kooperierender Fachgebiete in wissenschaftlicher Diskussion zu präsentieren. So spannt sich das Spektrum der abgehandelten Themen von der modernen präoperativen Diagnostik über die chirurgische Krebstherapie, der plastisch-rekonstruktiven Chirurgie bis hin zur intensivmedizinischen Betreuung, der Schmerztherapie oder etwa der physikalischen Rehabilitation. In einer Reihe von Vorträgen wurde dem aktuellen Stand zukunftsweisender Entwicklungen in Diagnose und Therapie, wie etwa der nuklearmedizinischen Diagnostik, der Immunologie und Immuntherapie und Themen aus der Grundlagenforschung, Rechnung getragen.

Das Symposium wäre ohne den persönlichen Einsatz der Ehrenvorsitzenden Prof. Fries und Prof. Spoendlin in dieser bis dahin einmaligen Form kaum zustandegekommen, sodaß an dieser Stelle für deren Bemühungen wohl nicht genügend gedankt werden kann. Als weiteres Resultat dieses Zusammentreffens lag eine Reihe hervorragender Manuskripte vor, die die Grundlage für die Herausgabe des hier vorliegenden Buches bildeten, jedoch in der Folge, abgesehen von den Problemen der Finanzierung dieses Projektes, Erweiterungen bzw. Ergänzungen bedingten, um möglichst umfangreiche Information über nahezu alle relevanten Spezialdisziplinen zu bieten.

Förderung wurde dem Projekt von der Arbeitsgemeinschaft für chirurgische Onkologie (ACO) der Österreichischen Gesellschaft für Chirurgie, der Österreichischen Gesellschaft für Kiefer-Gesichtschirurgie und der Bundesfachgruppe Zahn- Mund- und Kieferheilkunde der Österreichischen Ärztekammer, zuteil.

Wien, im Juni 1992   **K. Vinzenz**

Inhaltsverzeichnis

Freie Vorträge

Autorenverzeichnis

Dr. Ch. Armbruster, 1. Chirurgische Abteilung, Krankenanstalt Rudolf-stiftung, Juchgasse 25, A-1030 Wien

Prim. Doz. Dr. K. Böheim, HNO-Abteilung, A.ö. Krankenhaus St. Pölten, Propst-Führer-Straße 4, A-3100 St. Pölten

Prof. Dr. K. Ehrenberger, I. HNO-Universitätsklinik, Lazarettgasse 14, A-1090 Wien

OA Dr. R. Engleder, A.ö. Krankenhaus der Stadt Linz, Krankenhaus-straße 9, A-4020 Linz

Dr. V. Fialka, Klinik für Physikalische Medizin, Alser Straße 4, A-1090 Wien

Prof. Dr. R. Fries, Pferdebahnpromenade 17, A-4020 Linz-St. Magdalena

Prof. Dr. U. Ganzer, Universitäts-HNO-Klinik, Moorenstraße 5, D-W-4000 Düsseldorf

Dr. M. Ch. Grasl, I. HNO-Universitätsklinik, Lazarettgasse 14, A-1090 Wien

Prim. Doz. Dr. N. Gritzmann, Röntgenabteilung und Nuklearmedizin, Krankenhaus der Barmherzigen Brüder, Kajetanerplatz 1, A-5020 Salzburg

Dr. P. Grunert, Neurochirurgische Universitätsklinik, Klinikum der Johannes-Gutenberg-Universität, Langenbeckstraße 1, D-W-6500 Mainz

Em. o. Univ.-Prof. Dr. V. Grunert, Stephansplatz 6/2/22, A-1010 Wien

Doz. Dr. H. Höfler, II. Universitäts-HNO-Klinik, Alser Straße 4, A-1090 Wien

Prof. K. Hollmann, Klinik für Kiefer- und Gesichtschirurgie, Universität Wien, Alser Straße 4, A-1090 Wien

Prim. Doz. Dr. W. Ilias, Abteilung für Anästhesie und Intensivmedizin, Krankenhaus der Barmherzigen Brüder Wien, Große Mohrengasse 9, A-1020 Wien

Prof. Dr. H. Kärcher, Department für Mund-, Kiefer- und Gesichtschirurgie, Universitätsklinik für Zahn-, Mund- und Kieferheilkunde, Auenbruggerplatz 12, A-8036 Graz

Prof. Dr. E. Kastenbauer, Universitäts-Hals-Nasen-Ohrenklinik, Klinikum Großhadern, D-W-8000 München 70

Prof. Dr. W. Lehmann, Clinique d'ORL et de Chirurgie cervico-faciale, Hôpital cantonal universitaire, CH-1211 Genève 4

Prof. Dr. Dr. J. Lentrodt, Universitätsklinik für Kiefer- und Plastische Gesichtschirurgie, Moorenstraße 5, D-W-4000 Düsseldorf 1

Dr. M. Leukauf, Abteilung für Kiefer- und Gesichtschirurgie, Schwerpunktkrankenhaus St. Pölten, Propst-Führer-Straße 4, A-3100 St. Pölten

Prof. Dr. Dr. E. Machtens, Klinik für Mund-, Kiefer- und Gesichtschirurgie (Plastische Operationen), Ruhr-Universität Bochum (Knappschafts-Krankenhaus), In der Schornau, D-W-4630 Bochum

Prof. Dr. K. Mees, Universitäts-Hals-Nasen-Ohrenklinik, Klinikum Großhadern, D-W-8000 München 70

Prof. Dr. M. Micksche, Institut für Angewandte und Experimentelle Onkologie, Universität Wien, Borschkegasse 8a, A-1090 Wien

Prof. Dr. Dr. H.-D. Pape, Klinik und Poliklinik für Zahn-, Mund- und Kieferheilkunde der Universität Köln, Mund-, Kiefer- und Gesichtschirurgie, Joseph-Stelzmann-Straße 9, D-W-5000 Köln 41

Prim. Dr. R. Pavelka, HNO-Abteilung, A. ö. Krankenhaus Wiener Neustadt, Corvinusring 3–5, A-2700 Wiener Neustadt

Dr. H. Picker, Universitäts-HNO-Klinik, Anichstraße 35, A-6020 Innsbruck

Univ.-Prof. Dr. H. Porteder, Abteilung für Kiefer- und Gesichtschirurgie, Schwerpunktkrankenhaus St. Pölten, Propst-Führer-Straße 4, A-3100 St. Pölten

Dr. P. Poslussny, Abteilung für Kiefer- und Gesichtschirurgie, Evangelisches Krankenhaus Wien–Währing, Hans Sachs-Gasse 10–12, A-1180 Wien

Prof. Dr. Dr. J. F. Reuther, Klinik und Poliklinik für Mund-, Kiefer- und Gesichtschirurgie, Universität Würzburg, Pleicherwall 2, D-W-8700 Würzburg

OA Dr. Z. Roscic, Abteilung für Mund-, Kiefer- und Gesichtschirurgie, A. ö. Krankenhaus Linz, Krankenhausstraße 9, A-4020 Linz

Dr. A. Scherlacher, Universitäts-HNO-Klinik Graz, Auenbruggerplatz 20, A-8036 Graz

Dr. G. Schobel, Universitätsklinik für Kiefer- und Gesichtschirurgie, Alser Straße 4, A-1090 Wien

Dr. F. Scholz, Klinik für Kiefer- und Gesichtschirurgie, Universität Wien, Alser Straße 4, A-1090 Wien

Prof. Dr. W. Seitz, Universitätsklinik für Strahlentherapie und Strahlenbiologie, Alser Straße 4, A-1090 Wien

Prof. Dr. H. Sinzinger, Klinik für Nuklearmedizin der Universität Wien, Alser Straße 4, A-1090 Wien

Prof. Dr. Ch. Spiss, Klinik für Anästhesie und Allgemeine Intensivmedizin, Spitalgasse 23, A-1090 Wien

Dr. Ch. Stanek, Universitätsklinik für Strahlentherapie und Strahlenbiologie, Alser Straße 4, A-1090 Wien

Doz. Dr. F. J. Steinkogler, II. Universitäts-Augenklinik, Alser Straße 4, A-1090 Wien

Prim. Doz. Dr. K. Vinzenz, Abteilung für Kiefer- und Gesichtschirurgie, Evangelisches Krankenhaus Wien–Währing, Hans-Sachs-Gasse 10–12, A-1180 Wien

Doz. Dr. G. Wolf, Universitäts-Hals-Nasen-Ohrenklinik, Auenbruggerplatz 1, A-8036 Graz

Prof. Dr. F. Zekert, I. Chirurgische Universitätsklinik, Alser Straße 4, A-1090 Wien

Epidemiologie, Früherkennung, Diagnostik

Zur Epidemiologie der Karzinome der Lippen, der Mundhöhle und des Oropharynx

R. Engleder[1], R. Springer[1] und H. P. Friedl[2]

[1] A. ö. Krankenhaus der Stadt Linz und
[2] Österreichisches Statistisches Zentralamt, Wien, Österreich

Einleitung

Die WHO [6] schätzte, daß 1975 weltweit 340.000 Mundhöhlen- und Pharynxkarzinom-Neuerkrankungen auftraten. Diese Malignome stehen somit an 4. Stelle aller Malignome bei Männern und an der 6. Stelle bei Frauen. Enorme Unterschiede in der Inzidenz der Mundhöhlenkarzinome finden sich in dieser offiziellen WHO-Arbeit: alleine in China und Indien wurden 175.000 Neuerkrankungen beobachtet oder anders ausgedrückt, 51,6% aller weltweit beobachteten Mundhöhlen- und Pharynxkarzinome. Die beste Meßzahl für Risikovergleiche ist die altersstandardisierte Inzidenz der Neuerkrankungen pro 100.00 Einwohner pro Jahr, wie sie in Krebsregistern erhoben wird. Diese Zahlen sind jedoch nur in den wenigsten Ländern nationalweit verfügbar. So beschränken sich die meisten Publikationen nur auf Angaben von Prozentsätzen bezogen auf die Gesamtkrebssterblichkeit oder auf die Mortalitätsraten aufgrund von Totenscheinauswertungen (Sterbefälle an Oralkrebs/100.000/Jahr).

Innerhalb des vorgeschriebenen Rahmens ist es theoretisch völlig ausgeschlossen, umfassend zur Epidemiologie der Karzinome der Lippen, der Mundhöhle und des Oropharynx Stellung zu nehmen. Schwerpunktmäßig soll die Problematik aufgezeigt werden und an Hand von wenigen Teilkapiteln abgehandelt werden.

Die Mortalitätsraten altersstandardisiert nach der Welt-Standardbevölkerung der WHO, verursacht durch den Mundhöhlenkrebs, sind weltweit unterschiedlich. Tabelle 1 zeigt eine Zusammenstellung ausgewählter Länder, die die weltweit breite Streuung der Sterblichkeit an Oropharynxkarzinomen veranschaulicht [11]. Es ist anzunehmen, daß unterschiedliche Gewohnheiten, Umweltfaktoren, bzw. andere äußere Einflüsse dafür verantwortlich sind. In Hong Kong beträgt die Todesrate 25,3, dagegen in

Tabelle 1. Altersstandardisierte Mortalitätsraten [11]
Age-adjusted death rates for oral cancer per 100,000 population
(1970–71) (42 nations studied)

Country	Males[*]	Females[*]
Hong Kong	18,5 (1)	6,8 (1)
Singapore	13,5 (2)	4,8 (2)
France	12,0 (3)	1,0 (23)
Malta	6,6 (4)	4,1 (3)
Italy	6,0 (5)	0,9 (24)
Switzerland	5,8 (6)	0,9 (24)
United States	4,7 (9)	1,5 (9)
Canada	4,3 (13)	1,2 (14)
Ireland	4,2 (14)	1,8 (6)
Phillipines	3,5 (16)	2,7 (4)
Venezuela	3,0 (21)	2,2 (5)
England	2,9 (23)	1,4 (11)
Denmark	2,3 (31)	0,9 (24)
Sweden	2,2 (32)	1,1 (16)
Germany	1,9 (33)	0,6 (36)
Japan	1,6 (37)	0,7 (33)
Mexico	1,2 (40)	0,6 (36)
Israel	1,2 (41)	0,8 (28)
Egypt	0,5 (42)	0,2 (42)

[*] Relative ranking

Ägypten nur 0,7 pro 100.000 Einwohner. Diese Mortalitätsraten lassen jedoch nur sehr bedingt auf die Inzidenz der Mundschleimhautkarzinome schließen. Zu unterschiedlich sind entsprechende Register geführt, abgesehen von therapeutischen Modalitäten, die sich weltweit kaum vergleichen lassen. Die malignen Mundschleimhauttumoren sind zum Beispiel in der BRD nicht in ihrer Inzidenz und Prävalenz zu erfassen, da kein generelles Krebsregister besteht. Es gibt nur regionale bevölkerungsbezogene Krebsregister in der BRD, nämlich in Hamburg und in Saarland. So versucht Pape [5] im Buch „Klinische Onkologie", aufbauend auf die Mortalitätsstatistik und unter Berücksichtigung einer 35%igen 5-Jahres-Heilungsquote, die Inzidenz der Mundhöhlenkarzinome grob zu schätzen. Unter den eben zitierten Vorbehalten muß somit in der BRD eine Inzidenz der Mundhöhlenkarzinome von 6 Männern und 2 Frauen auf je 100.000 Einwohner angenommen werden.

Der prozentuale Anteil der Mundhöhlenkarzinome an den Krebssterbefällen des ganzen Körpers beträgt in der DDR 2,3%, in Indonesien 12%, und in Madras 52%. Diese Aspekte der geographischen Tumorpathologie sind gerade für das Mundschleimhautkarzinom sehr auffällig und stützen Hypothesen zur Wertigkeit pathogenetischer Umweltfaktoren.

Stellvertretend möchte ich eine Publikation von Maloawalla [4] zitieren: Er untersuchte 60.000 Einwohner in einer indischen Provinz und konnte eine Inzidenzrate von 25 pro 100.000 Einwohner pro Jahr errechnen. Die Mundhöhlenkarzinome wurden ausschließlich bei Rauchern und Betelnußkauern gefunden.

Epidemiologie des Mundhöhlenkrebses in Österreich

Seit dem Jahre 1970 wird im statistischen Zentralamt in Österreich ein Krebsregister auf Basis einer gesetzlichen Meldepflicht geführt. Wie in den gut etablierten Krebsregistern Skandinaviens, dauerten auch in Österreich die Anlaufschwierigkeiten des Registers etwa 10 Jahre. Das vorgestellte Datenmaterial beschränkt sich daher auf die Jahre 1984 bis 1986, da erst ab Anfang der achtziger Jahre verläßliche Daten zur Verfügung stehen. Der durchschnittliche Erfassungsgrad wird heute auf 90–95% der tatsächlich aufgetretenen Fälle geschätzt.

In diesen drei Jahren erfaßt das Register durchschnittlich 374 Patienten mit Mundhöhlenkrebs (ICD 140, 141, 143–146) pro Jahr, wobei 305 männliche Personen und 69 weibliche betroffen waren, oder anders ausgedrückt, auf 4,5 Männer war 1 Frau betroffen. Abbildung 1 zeigt die Absolutzahlen in 10 Jahresgruppen. Ein deutlicher Gipfel in den Absolutzahlen ist bei 60 Jahren zu finden.

Aussagekräftiger ist jedoch in Inzidenzrate auf 100.000 Bevölkerung gleichen Alters und Geschlechts: Sie beträgt in Österreich 5,0 insgesamt, bei der männlichen Bevölkerung 8,5 und bei den Frauen 1,7.

In der statistischen Auswertung findet sich ein Gipfel in der 5-Jahresgruppe von 55 bis 60 Jahren bei den Männern, wohingegen bei den Frauen

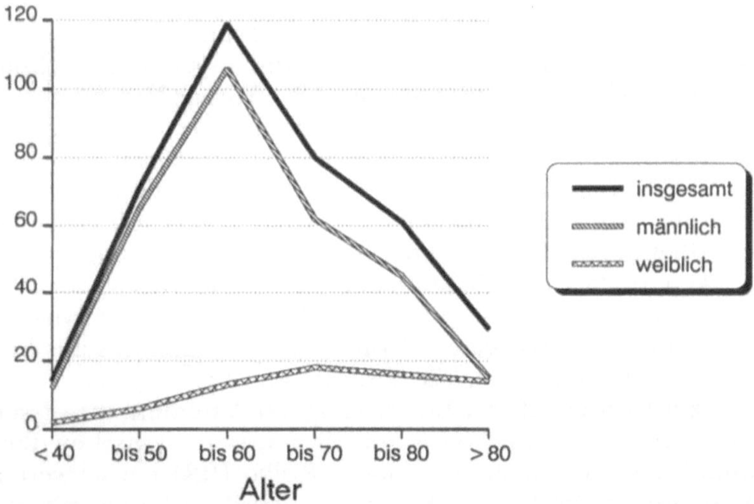

Abb. 1. Neuerkrankungen an Karzinomen der Lippen, Mundhöhle, Oropharynx (ICD 140, 141, 143–146) in Österreich. Absolutzahlen im Jahresdurchschnitt 1984–1986

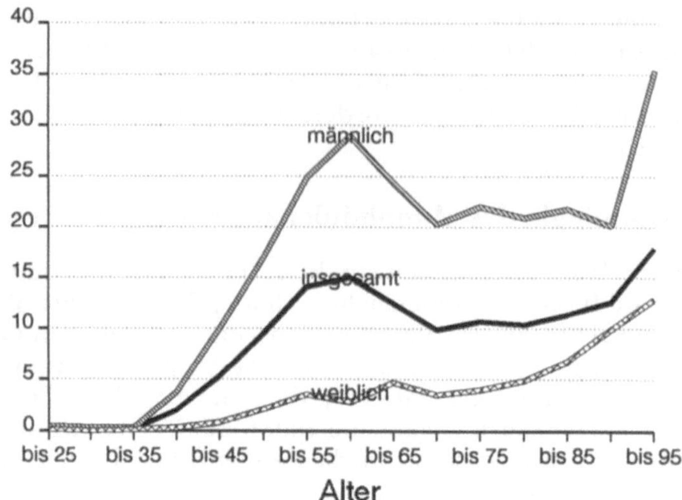

Abb. 2. Altersspezifische Inzidenz von Karzinomen der Lippen, Mundhöhle und Oropharynx in Österreich im Jahresdurchschnitt 1984–1986

ab dem 45. Lebensjahr eine Inzidenzrate um 3 ziemlich konstant bleibt (Abb. 2).

Der prozentuale Anteil der Neuerkrankungen an Mundhöhlenkrebs an der Gesamtzahl der Krebsneuerkrankungen betrug im Beobachtungszeitraum insgesamt 1,6%, bei den Männern 2,8%, bei den Frauen 0,5%.

Exogene Realisationsfaktoren

Zum Faktor „Tabakgenuß" wird auch Alkoholkonsum als exogener Realisationsfaktor zum Entstehen des Mundschleimhautkarzinoms diskutiert: Keller [3] untersuchte 598 Patienten des New Yorker Veterans Hospitals mit der Diagnose „Karzinom der Mundhöhle und des Pharynx" in einer (matched-pairs) Fall-Kontrollstudie. 25% der Veteranen rauchten mehr als 40 Zigaretten pro Tag. Dagegen wurde nur von 12% diese Zigarettenanzahl in der Kontrollgruppe konsumiert. 43% der Veteranen konsumierten 45 Gramm Äthanol pro Tag, wogegen nur 20% der Kontrollgruppe soviel am Tag tranken. In dieser Publikation konnte eine potenzierende Wirkung von Alkohol und Tabakkonsum in der Ätiologie der Oropharynxkarzinome aufgezeigt werden. Das relative Risiko (RR) = Verhältnis aus Inzidenz einer Erkrankung bei Patienten, die bestimmten kanzerogenen Noxen ausgesetzt sind, zur Inzidenz dieser Erkrankung bei Patienten, die diesen Faktoren nicht ausgesetzt sind. Wenn kein Synergismus zwischen Rauchen und Alkohol bestünde, würde das relative Risiko (RR) bei schweren Rauchern und schweren Trinkern 3,76 [RR = Basisrisiko + Rauchen von 40 Zigaretten + Alkoholkonsum = 1,0 + (2,43–1,0) + (2,33–1,0) = 3,76] sein. Tatsächlich beträgt das relative Risiko jedoch 15,5 [9, 10] (Tabelle 2).

Tabelle 2. Relatives Risiko der Mundhöhlenkarzinome, stratifiziert nach Alkohol- und Nikotinkonsum [10]

Aethanol pro Tag	Zigaretten pro Tag			
	0	1–20	21–39	40 +
0 cc	1,0	1,5	1,4	2,4
1–11 cc	1,4	1,7	3,2	3,3
12–45 cc	1,6	4,4	4,5	8,2
46 cc	2,3	4,1	9,6	15,5

Das Lippenkarzinom wird ursächlich durch die Sonnenexposition und Pfeifenrauchen ausgelöst, zusätzlich konnte bei Fischern in Neufundland ein 4,4mal höheres Auftreten von Lippenkarzinomen festgestellt werden als bei einer Kontrollgruppe. Diese Fischer verwenden die Lippe als „dritte Hand", um teerbeschichtete Netze zu reparieren. Dies ist der Grund, daß 9% aller Krebserkrankungen bei Männern in Neufundland an den Lippen lokalisiert sind [12].

Um nicht wegen der kleinen Fallzahl auftretende Zufallsschwankungen falsch zu interpretieren, wurde darauf verzichtet, im vorgestellten österreichischen Krankengut „Organlokalisationen" innerhalb der Mundhöhle zu beschreiben.

Größeres Datenmaterial findet sich in der „Prospektiven DÖSAK-Studie über Plattenepithelkarzinome der Lippen, der Mundhöhle und des Oropharynx".

DÖSAK-Studie

Das Datenmaterial von 1485 Patienten aus 28 Kliniken für Mund-, Kiefer- und Gesichtschirurgie liegt dieser Studie zugrunde [7].

Der Behandlungszeitraum reicht von 1977 bis einschließlich 1982. Das Hauptziel des Deutsch-Österreichisch-Schweizerischen Arbeitskreises für Tumoren im Kiefer-Gesichtsbereich (DÖSAK) liegt darin, Probleme der prognostischen Klassifizierung von Mundhöhlenkarzinomen an einem ausreichend großen und genau dokumentierten Krankengut zu bearbeiten. Somit kann dieses Datenmaterial auch zur Beschreibung der Verteilung der Organlokalisation herangezogen werden:

Der Häufigkeitsgipfel zwischen 51 und 60 Jahren entspricht der Altersstruktur des oben vorgestellten österreichischen Kollektives. Das Verhältnis Männer zu Frauen beträgt 3.84:1. Ausdrücklich muß auf den großen Unterschied in der Altersstruktur männlicher und weiblicher Patienten hingewiesen werden. Dies kommt allein schon im Durchschnittsalter zum Ausdruck, das in der Studie für Männer 60,0 Jahre, für Frauen 66,5 Jahre beträgt. Genaueren Aufschluß über die Altersstruktur vermittelt Abb. 3: Die Verteilungskurve der Frauen ist gegenüber jener der Männer deutlich ins höhere Lebensalter verschoben. Wieweit das aus den Kurvenverläufen abzuleitende häufigere Erkranken von Männern im jüngeren und von Frauen im höheren Lebensalter durch die Altersstruktur der Gesamtbevölkerung beeinflußt wird, kann deshalb nicht beantwortet werden, weil es sich um keine bevölkerungsbezogene Statistik (wie im Krebsregister) handelt.

Der Mundboden mit 39,3%, der Unterkieferalveolarfortsatz mit 28,1% und Zungenkörper mit 26,9% waren die am häufigsten befallenen Organe im Bereich der Lippen, der Mundhöhle und des Oropharynx. Der harte Gaumen mit 4,7%, die Pharynxwand 5,5% und der weiche Gaumen mit 6,9%, sind dagegen am seltensten involviert (Tabelle 3).

Einschränkend muß jedoch ausdrücklich darauf hingewiesen werden, daß diese Zahlen ausschließlich von einem Krankengut ausgewertet wurden, das von kiefer-gesichtschirurgischen Kliniken stammt und somit nur beschränkt allgemein vergleichbar sein werden.

Tabelle 3. Häufigkeit des Befalls diverser „Organe" im Bereich Lippen-Mundhöhle-Oropharynx

Lippen	318 = 21,4%
Wangenschleimhaut	303 = 20,4%
Harter Gaumen	69 = 4,7%
Alveolarfortsatz Oberkiefer	112 = 7,5%
Alveolarfortsatz Unterkiefer	417 = 28,1%
Zungenkörper	400 = 26,9%
Mundboden	583 = 39,3%
Weicher Gaumen	102 = 6,9%
Zungengrund	127 = 8,6%
Tonsillarregion	164 = 11,0%
Pharynxwand	82 = 5,5%

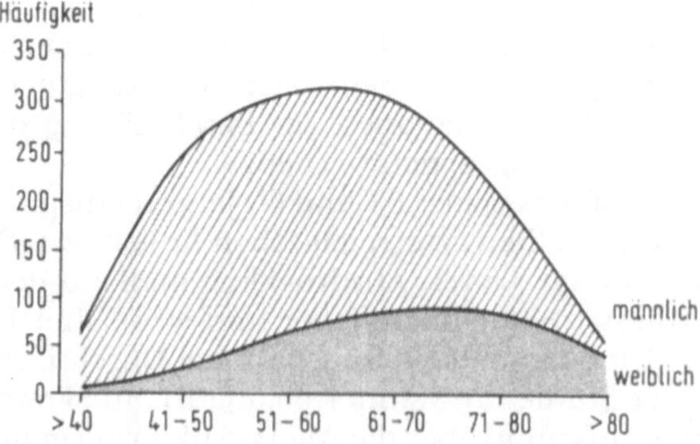

Abb. 3. Graphische Darstellung der Altersstruktur von Männern und Frauen (DÖSAK)

Zusammenfassung

Burch [1] stellt 1977 Korrelationsuntersuchungen prinzipiell in Frage, weil statistische Untersuchungen meist falsch angelegt seien. Grasser [2] untersuchte sein Münchner Patientengut mit aufwendigen statistischen Verfahren und konnte keinen Zusammenhang zwischen Nikotinkonsum und Alkoholgenuß und der Malignomrate feststellen.

Weltweit bestehen große regionäre Schwankungen in der Inzidenz der Mundhöhlenkarzinome, die auf unterschiedliche Rauchgewohnheiten zurückzuführen sind.

Der selten in unseren Breiten auftretende Tumor am harten Gaumen stellt jedoch in Visakhapatnam, Südindien, 73,8% der Mundhöhlenkarzinome dar und zeigt neuerlich den Zusammenhang von Rauchgewohnheiten und Inzidenz des Karzinoms: In dieser indischen Provinz wird die Zigarette (Chutta) verkehrt geraucht, womit ein 132mal höheres Krebsrisiko am harten Gaumen besteht, als in der Kontrollgruppe [8].

Trotz vielfach geäußerten Einwänden, die sich auf die schlechte Dokumentation und die mathematisch-statistischen Probleme beziehen, läßt sich zusammenfassend feststellen:

Der Mundhöhlenschleimhautkrebs steht in Zusammenhang mit Alkohol- und Nikotinkonsum, wenn auch der Pathomechanismus noch nicht eindeutig geklärt ist.

Literatur

1. Burch P (1977) Rauchen und Krebs. Rau, Düsseldorf
2. Grasser H, Barth HH (1985) Malignome im Kiefer- und Gesichtsbereich bei Alkohol- und Nikotinkonsum. Mund Kiefer GesichtsChir 9: 149–155
3. Keller AZ (1965) The association of alcohol and tabacco with cancer of the mouth and pharynx. Am J Public Health 55: 1578–1586
4. Malaowalla AM, Silverman S, Mani NJ, et al (1976) Oral cancer in 57,518 Indian industrial workers of Gujarat, India. A prevalence and follow-up study. Cancer 37: 1882–1886
5. Pape HD (1985) Tumoren der Mundhöhle. In: Gross R, Schmidt CG (Hrsg) Klinische Onkologie. Thieme, Stuttgart New York, S 23–28
6. Parkin DM, Stjernwrd J, Muir CS (1984) Estimates of the worldwide frequency of twelve major cancers. Bull WHO 62 (2): 163–182
7. Platz H, Fries R, Hudec M (1988) Einführung in die „Prospektive DÖSAK-Studie der Plattenepithelkarzinome der Lippe, der Mundhöhle und des Oropharynx". Dtsch Z Mund Kiefer Gesichtschir 12: 293–302
8. Reddy CRRM (1974) Carcinoma of the hard palate in India in relation to reverse smoking of chuttas. J Natl Cancer Institute 53: 615–619
9. Rothman KJ (1978) The effect of alcohol consumption on risk of cancer of the head and neck. Laryngoscope 8 [Suppl]: 51–55
10. Rothman KJ, Keller AZ (1972) The effect of joint exposure to alcohol and tabacco on the risk of cancer of the mouth and pharynx. J Chron Dis 25: 711–716
11. Silverman S, Galante M (1978) Oral cancer. University of California, San Francisco, pp 6–15
12. Spitzer OW, Gerry BH, Chambers LW, et al (1975) The occupation of fishing as a risk factor in cancer of the lip. N Engl J Med 293: 419–424

Epidemiologie der Larynx- und Hypopharynxtumoren in Südwesteuropa

W. Lehmann[1], L. Raymond[2], F. Blanchet[3], H. Sancho-Garnier[4], J. Estève[5]
und A. J. Tuyns[5]

[1] Clinique universitaire d'ORL et de Chirurgie cervico-faciale und [2] Registre genevois des
tumeurs et Institut de médecine sociale et préventive, Genève, Suisse
[3] Centre régional François Baclesse, Caen, [4] Institut Gustave-Roussy, Villejuif, und
[5] International Agency for Research on Cancer, Lyon, France

Einleitung

Das Larynxkarzinom kommt in Westeuropa regional mit unterschiedlicher Häufigkeit vor. Mehr als 8 von 100.000 Einwohnern starben zwischen 1975 und 1976 in Frankreich, Italien, Spanien und der französischsprechenden Schweiz an einem Larynxkarzinom; in England und Skandinavien waren es weniger als 3 von 100.000 [1]. Im Vergleich dazu zeigte das Lungenkarzinom eine hohe Sterbeziffer in England und den Benelux-Staaten, in Westeuropa jedoch nur einen mittleren Wert. Für das weibliche Geschlecht hingegen war die Sterbeziffer für das Larynxkarzinom in allen untersuchten Regionen sehr gering. Diese Beobachtungen werden durch das Studium der regional unterschiedlichen Morbidität bestätigt [2]. Es ist bekannt, daß das Auftreten dieser 2 Karzinome direkt vom Tabakkonsum abhängt; wir vermuten jedoch noch andere Risikofaktoren, welche die regional unterschiedliche Häufigkeit erklären könnten. Diesbezüglich weiß man, daß die Südwesteuropäer viel braunen Tabak und Wein konsumieren, wobei es sich bei den Nordeuropäern vorwiegend nur um blonden Tabak und Bier handelt. Eine kontrollierte Studie untersuchte den Einfluß von Tabak- und Alkoholkonsum, der Ernährung und von Berufsrisikofaktoren auf die Inzidenz von Larynx- und Hypopharynxkarzinomen. Diese Studie wurde unter der Leitung der International Agency for Research on Cancer (I.A.R.C., Lyon) und mit Hilfe des Institutes Gustave-Roussy (IGR, Villejuif) in 6 verschiedenen Regionen durchgeführt, die über ein Tumorregister verfügen. Diese sind: der Bezirk Calvados (Frankreich), der Kanton Genf (Schweiz), die Provinzen Zaragossa und Navarra (Spanien), und die Regionen Turin und Varese (Italien).

Diese Studie wurde zwischen 1979 und 1982 durchgeführt. Dabei wurden 1147 Tumorpatienten untersucht und mit 3057 Vergleichspersonen aus der Durchschnittspopulation verglichen. Die Methode und die Ziele der Studie wurden schon beschrieben [3].

Fallauswahl und klinische Aspekte

Alle neuen Fälle wurden prospektiv in jeder Region untersucht, in den betreffenden HNO-Kliniken, die sich bereit erklärt hatten, aktiv mitzuarbeiten. Die Anamnese wurde vom HNO-Arzt zur Zeit der Diagnosestellung auf einem standardisierten Protokoll festgehalten. Andere Protokolle von vorhergehenden Studien wurden bei der Auswertung ebenfalls berücksichtigt [4, 5]. Das Protokoll beinhaltet 86 Parameter und einige Schemata. Als Parameter gelten die Dauer der Symptomatologie und die Latenz, die Tumorlokalisation und ihre Ausdehnung, sowie die Lymphknotenmetastasen, nach klinischer, endoskopischer, radiologischer und anatomo-pathologischer Untersuchung bei den operierten Fällen. Bei allen untersuchten Fällen handelte es sich um histologisch bestätigte Pflasterzellkarzinome. Tumoren mit multipler Lokalisation und Tumoren, die vom Oropharynx oder Oesophagus ausgingen, wurden nicht in die Studie einbezogen.

Das Koordinationszentrum der klinischen Studie war Genf. Die Rolle des Untersuchungsleiters (WL) bestand darin, für jeden untersuchten Fall den Ausgangspunkt des Tumors zu bestimmen. 3 Hauptlokalisationen wurden unterschieden: Endolarynx, Epilarynx und Hypopharynx sowie die betreffenden Teilregionen. Der Epilarynx ist im allgemeinen in den Larynx einbezogen, so in der „Classification internationale des maladies" (CIM) der OMS und in der TNM-Klassifikation der UICC. In unserer Stu-

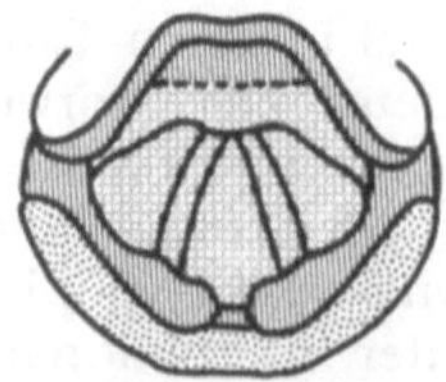

Abb. 1. Die 3 untersuchten, anatomischen Regionen sind der Endolarynx, der Epilarynx und der Hypopharynx. Im Epilarynx (oder Aditus laryngis) sind inbegriffen: vorne die supra-hyoidale Epiglottis mit seinen freien Rand, lateral die Region der drei Falten (Vereinigung der Plica glossoepiglottica lateralis, der Plica aryepiglottica und der Plica pharyngoepiglottica), die Plica aryepiglottica und hinten die Arytenoidknorpel und die Plica interarytenoidea

die wurde der Epilarynx gesondert betrachtet, gemäß einem anderen
Code, der in einer anderen Arbeit beschrieben wurde [6]. Die anatomischen Grenzen des Epilarynx sind klar definiert [7] und sind in der Abb. 1
verdeutlicht.

Auswahl der Vergleichspersonen aus der Durchschnittsbevölkerung und epidemiologische Aspekte

Die Vergleichspersonen wurden willkürlich in der Durchschnittsbevölkerung ausgewählt, und zwar in Gruppen von 100 Personen mit 10 Jahren
Altersunterschied von 30 Jahren an. Die epidemiologische Studie war vor
allem an 4 verschiedenen Risikofaktoren interessiert : Tabak, Alkohol, Ernährung und Berufsexposition. Die Untersuchung wurde von speziell ausgebildeten Diätetikerinnen ausgeführt und war vor allem auf die Ernäh-
rungsart der Patienten ausgerichtet (konsumierte Lebensmittel, Häufigkeit und Menge der Nahrungsaufnahme). Die Erhebungen bei den Tumorpatienten sowie den Vergleichspersonen gingen bis zum 18. Lebensjahr zurück.

Die Auswertung der Untersuchungsresultate dieser Studie ermittelte
die Anzahl der Fälle für jede Tumorlokalisation in jeder Region sowie das
relative Risiko für die 3 Tumorlokalisationen (Endolarynx, Epilarynx und
Hypopharynx) in Abhängigkeit vom Tabak- und Alkoholkonsum. Das relative Risiko wurde nach der Methode logistischer Regression mittels des
Glim-Programmes berechnet [8].

Resultate

Fallverteilung bezüglich der Tumorlokalisation

Die Auszählung von 1147 neu erkrankten Tumorpatienten mit Bestimmung des Ausgangspunktes des Tumors ergab: *Endolarynx:* 727 Fälle
(63,4%), *Epilarynx:* 118 Fälle (10,3%), *Hypopharynx:* 281 Fälle (1,8%). Der
Endolarynx gliederte sich in Teilregionen auf: Supraglottis: 426 Fälle
(37,1%), Glottis und Subglottis: 270 Fälle (23,5%), Endolarynxtumoren
ohne bestimmbaren Ausgangspunkt: 31 Fälle (2,7%) . Hypopharynxtumoren begannen in großer Mehrzahl im Sinus piriformis (in 88% der Fälle).
Das Durchschnittsalter für alle Fälle betrug 60 Jahre.

Tumorhäufigkeit in den verschiedenen Regionen

Die relative Häufigkeit der verschiedenen Tumorlokalisationen in den untersuchten Regionen zeigte bedeutende Unterschiede (Abb. 2). In den Regionen Varese, Turin und Zaragossa wurden vor allem Endolarynxtumoren beobachtet (70%) mit überwiegender Lokalisation in der Supraglottis
(40%), wobei Hypopharynxtumoren selten waren (10–13%). In Calvados
hingegen wurden vor allem Hypopharynxtumoren beobachtet (61%); die
Endolarynxtumoren waren relativ gering vertreten (23%). In Genf und in

Navarra ergab die Auswertung mittlere Zahlenwerte. Die Glottistumoren waren selten in Navarra und Calvados. Die Epilarynxtumoren waren in allen Regionen gleich häufig vertreten (8–14%). Die Tumorverteilung in den verschiedenen Regionen stimmte durchaus mit den epidemiologischen Angaben überein.

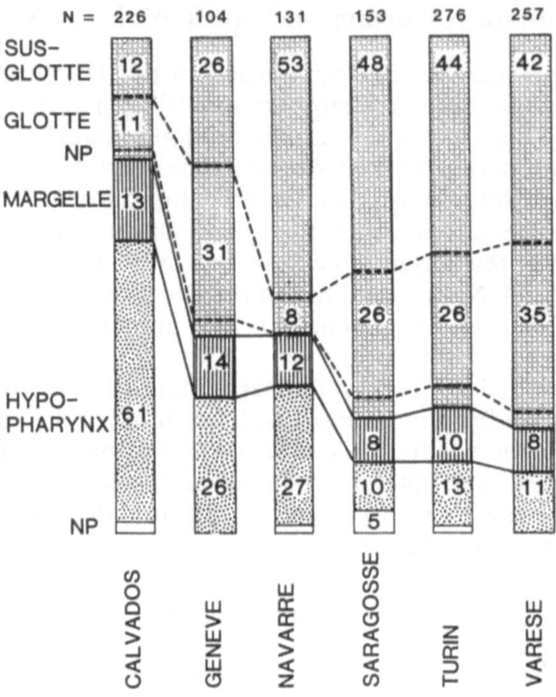

Abb. 2. Verteilung der 1147 Fälle nach Bestimmung des Ausgangspunktes des Primärtumors

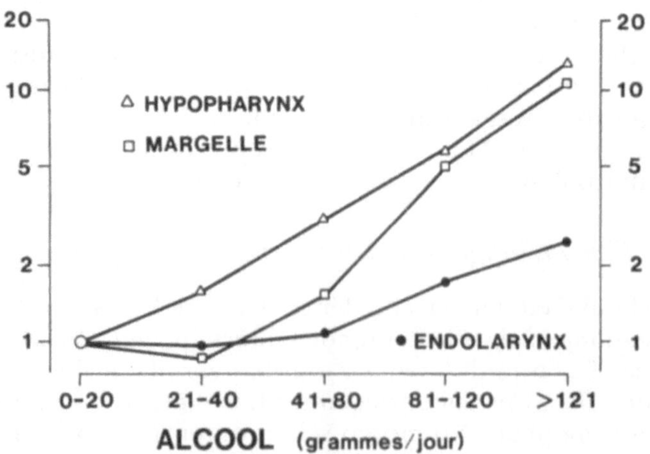

Abb. 3. Relative Karzinomhäufigkeit bezüglich Lokalisation und untersuchter Region (in %)

Relatives Risiko

Die Berechnung des relativen Tumorrisikos in Abhängigkeit vom täglichen Tabakkonsum (1 g Tabak = 1 Zigarette/80 g reiner Alkohol = 1 Liter Wein von 11°) (bei angepaßtem Alkoholkonsum) zeigte eine signifikante Dosisabhängigkeit für alle 3 Tumorlokalisationen. Je größer der Tabakkonsum, desto größer das Tumorrisiko. Hingegen bestand kein statistisch signifikanter Unterschied zwischen den 3 Tumorlokalisationen (x^2 = 12,3 für 6 df; p = 0,6).

Die karzinogene Wirkung des Alkohols (nach Anpassung des Tabakkonsums) zeigte eine eindeutige Dosisabhängigkeit für jede Tumorlokalisation (Abb. 3) mit jeweils statistisch signifikantem Unterschied (x^2 = 36,4 für 6 df; p < 10^{-7}). Der Alkohol hatte eine stärkere karzinogene Wirkung auf den Hypopharynx und Epilarynx als auf den Endolarynx.

Die Abb. 4 und 5 verdeutlichen besonders, wie sich Alkohol- und Tabakkonsum in ihrer Wirkung potenzieren. Wird in einer ersten Kategorie von abstinenten Patienten und Patienten mit geringem Tabakkonsum (0–7 g Tabak und 0–40 g Alkohol pro Tag) das relative Risiko auf 1 festgesetzt, so kann für jede Menge des Alkoholkonsums eine Erhöhung des Tumorrisikos in Abhängigkeit vom Tabakkonsum beobachtet werden. Diese potenzierende Wirkung gilt auch für jeden Grad des Tabakkonsums in Abhängigkeit vom Alkoholkonsum. Bei Personen, die mehr als 26 Zigaretten pro Tag rauchten und die mehr als 121 g Alkohol pro Tag tranken, betrug das relative Tumorrisiko für den Endolarynx 43,2 und für den Epilarynx und Hypopharynx 135,5. Diese kombinierte karzinogene Wirkung ist ungefähr proportionell zum Konsum. Ist das Auftreten von Endolarynxtumoren mit einem erhöhten Tabakkonsum verbunden, so ist das Auftreten von Epilarynx- und Hypopharynxtumoren vor allem auf den Alkoholkonsum zurückzuführen.

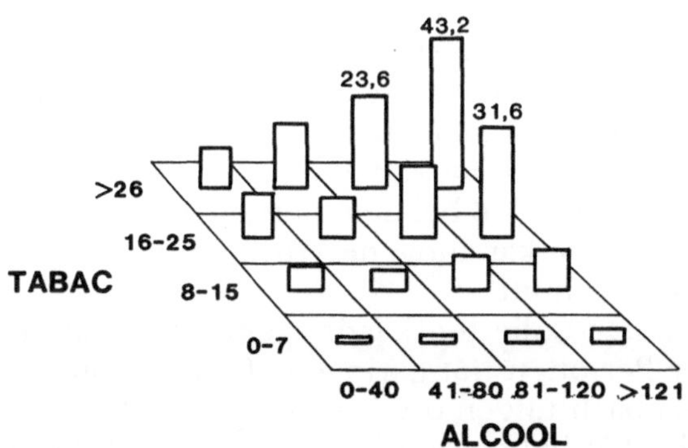

Abb. 4. Relatives Karzinomrisiko in Abhängigkeit vom täglichen, mittleren Lebensdauer-Alkoholkonsum (Gramm/Tag; nach Anpassung des Tabakkonsums)

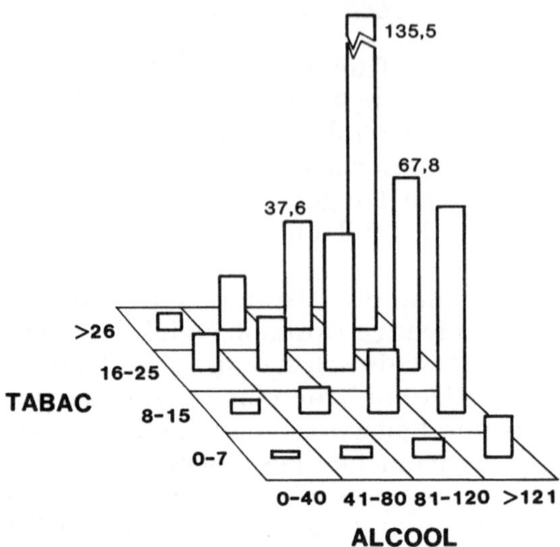

Abb. 5. Karzinom des Endolarynx. Relatives Karzinomrisiko in Abhängigkeit vom täglichen mittleren Lebensdauer-Tabak- und Alkoholkonsum (Gramm/Tag)

Diskussion

Die Untersuchung des relativen Tumorrisikos zeigte, daß Alkohol- wie Tabakkonsum dosisabhängige Risikofaktoren darstellen, und daß sich beide Risikofaktoren für alle 3 Tumorlokalisationen in ihrer karzinogenen Wirkung potenzieren. Damit werden einerseits die Beobachtungen von Wynder [9] über den entscheidenden Einfluß des Tabaks in der Entstehung von Tumoren in den Luftwegen, besonders der Supraglottis und der Glottis, bestätigt. Andererseits entsprechen die Resultate unserer Studie den Beobachtungen von Tuyns [10] über die Rolle des Alkohols beim Auftreten von Tumoren im oberen Verdauungstrakt, besonders im Hypopharynx und Oesophagus. Der Tabak in Form von Zigaretten und der Alkohol stellen zwei seit langem bekannte Risikofaktoren dar. Die im Tabakrauch enthaltenen karzinogenen, chemischen Substanzen wurden seit Jahrzehnten erforscht und sind heute registriert. Dies trifft für den Alkohol nicht zu, der im allgemeinen als Kofaktor in der Karzinomentstehung betrachtet wird. Tatsache ist, daß bei den meisten Tumoren der oberen Luft- und Verdauungswege die karzinogene Wirkung des Alkohols zur derjenigen des Tabaks hinzukommt.

Die Tatsache einer isolierten karzinogenen Wirkung des Alkohols in der Kategorie der Personen mit geringem Tabakkonsum steht im Widerspruch mit den Beobachtungen von Wynder [9]. Mehrere neulich erschienene Arbeiten [12–14] haben den isolierten Einfluß des Alkohols in der Karzinomentstehung bestätigt, sogar beim Nichtraucher. Die betreffenden Autoren stellen fest, daß der Alkohol eine wichtigere Rolle spielt als bisher beschrieben. Die hier beschriebenen Resultate bestätigen diese Beobachtung, was die Larynx- wie auch Hypopharynxtumoren betrifft.

Die potenzierende Wirkung des Alkohols und Tabaks auf die Karzinomentstehung ist von solcher Bedeutung, daß andere aetiologische Faktoren nur von geringer Bedeutung sind. Risikofaktoren wie Beruf und Ernährung spielen wahrscheinlich nur eine geringe Rolle. Sie werden aber unter Berücksichtigung der anderen Risikofaktoren analysiert und deren Resultate werden später publiziert. Die getrennte Betrachtung des Epilarynx als anatomisch selbständige Einheit hat gezeigt, daß diese Übergangsregion zwischen Endolarynx und Hypopharynx vor allem vom Alkohol beeinflußt wird, in ähnlicher Weise wie der Hypopharynx. Die am Anfang der Studie adoptierte neue Klassifikation war also gerechtfertigt und ist von grundlegender epidemiologischer Bedeutung. Wie vorausgesagt ist der Alkohol- und Tabakkonsum in den untersuchten 6 Regionen sehr verbreitet. Was die 3057 Vergleichspersonen aus der Durchschnittsbevölkerung betrifft, waren oder sind 75% von ihnen Raucher (vor allem Zigaretten braunen Tabaks) und 88% von ihnen tranken Alkohol vor allem in Form von Wein (wobei mehr als 50% zwischen 20 und 80 g/Tag). Es ist hervorzuheben, daß unser Kollektiv von mehr als 1000 Fällen nur 34 Nichttrinker zählt, wobei alle rauchen und 31 Nichtraucher, von denen alle trinken. Die Unterscheidung von braunem und blondem Tabak stellt einen wichtigen Zusatzfaktor in der Beziehung Tabakkarzinom dar. Konsum von braunem Tabak ist mit einem zweimal höheren Tumorrisiko für den Endolarynx, Epilarynx und Hypopharynx verbunden [6, 15].

Eine erste Untersuchung der Gewohnheiten des Tabak- und Alkoholkonsums in jeder Region zeigte große qualitative und quantitative Unterschiede (verschiedene Arten von Tabak und alkoholischen Getränken) [15]. Es kann erwartet werden, daß die Analyse der Konsumgewohnheiten die unterschiedliche Inzidenz und Lokalisation der Tumoren in den jeweiligen Regionen erklären wird können.

Zusammenfassung

Eine multizentrische, kontrollierte Fallstudie über Tumoren des Endolarynx, Epilarynx und des Hypopharynx wurde zwischen 1979 und 1982 in 6 Regionen Südwesteuropas durchgeführt. Es wurden 1147 Tumorpatienten untersucht, die mit 3057 Personen aus der Durchschnittsbevölkerung verglichen wurden. Es zeigte sich, daß für alle 3 Lokalisationen der Alkohol- und Tabakkonsum statistisch signifikante dosisabhängige Risikofaktoren darstellen. Alkohol- und Tabakkonsum potenzieren sich in ihrer karzinogenen Wirkung. Das Auftreten von endolaryngealen Tumoren ist vorwiegend mit einem erhöhten Tabakkonsum verbunden, das Auftreten der Epilarynx- und Hypopharynxtumoren ist vor allem auf den Alkoholkonsum zurückzuführen. Tumoren des Epilarynx zeigen ein ähnliches epidemiologisches Verhalten wie Hypopharynxtumoren und unterscheiden sich von Endolarynxtumoren. Brauner Tabak scheint eine 2mal stärkere karzinogene Wirkung für alle 3 Tumorlokalisationen zu haben als blonder

Tabak. Das Rauchen von braunem Tabak verbunden mit Alkohol kommt vor allem in Südwesteuropa vor. Dies erklärt wahrscheinlich die relative Häufigkeit von Pharynx- und Larynxtumoren in Südwesteuropa.

Danksagung

Dieses Projekt wurde insbesondere unterstützt vom National Institute for Research on Alcohol Abuse and Alcoholism, USA (ADM 281-77-0026) und, auf schweizerischer Ebene, vom schweizerischen Nationalfond für wissenschaftliche Forschung (3.809.0.79) und der schweizerischen Krebsliga (FOR 160.AK79).
Wir sprechen unseren großen Dank gegenüber allen Chefärzten der HNO-Kliniken aus, den Verantwortlichen der Tumorregister, ihren Mitarbeitern sowie dem Untersuchungspersonal in den Regionen Turin, Varese, Zaragossa, Navarre, Caen und Genf für ihre wertvolle Zusammenarbeit, dank derer dieses Projekt hat verwirklicht werden können.
Herzlichen Dank an Dr. med. J. Pampurik, HNO-Assistenzarzt an der Genfer Klinik, für seine Übersetzung.

Literatur

1. Organisation Mondiale de la Santé (OMS) (1976) Annuaire de Statistiques Sanitaires Mondiales, 1973–1976
2. International Agency for Research on Cancer and International Association of Cancer Registries (1982) Cancer incidence in five continents, vol IV. IARC Scientific Publications No 42, Lyon
3. Tuyns AJ, Berrino F, DelMoral A, Raymond L, Repetto F, Terracini B, Zubiri A, Blanchet F, Estève J, Lehmann W, Pequignot G, Sancho-Garnier H (1980) Cancer du larynx. Enquête internationale épidémiologique sous l'égide du CIRC. Ouest Méd 33: 1143–1147
4. Lehmann W (1977) Les cancers de l'endolarynx. Bilan clinique et résultats thérapeutiques de 417 cas traités à l'Institut Gustave-Roussy entre 1968 et 1972. Mémoire Fac Méd Paris Sud, p 245
5. Desaulty A, Sancho-Garnier H (1983) Etude prospective des épithéliomas du larynx (EPEL 1975–1982). Résultats d'une étude multicentrique. Ann Otolaryngol (Paris) 100: 167–180
6. Tuyns AJ, Estève J, Raymond L, Berrino F, Benhamou E, Boffeta P, Crosignagni P, Del Moral A, Lehmann W, Merletti F, Pequignot G, Riboli E, Sancho-Garnier H, Terracini B, Zubiri A, Zubiri L (1988) Cancer of the Larynx-Hypopharynx, tobacco and alcohol. Int J Cancer 41: 483–491
7. Guerrier Y, Pinel J, Cachin Y, Laccourreye H, Dejean Y (1972) La chirurgie conservatrice dans le traitement des cancers du vestibule laryngé et du sinus piriforme. Arnette, Paris, p 264
8. Breslow NE, Day NE (1980) Statistical methods in cancer research, vol I. The analysis of case-control studies. IARC Scientific Publications No 32, Lyon
9. Wynder EL, Covey LS, Mabuchi K, Mushinski M (1976) Environmental factors in cancer of the larynx. A second look. Cancer 38: 1591–1601
10. Tuyns AJ, Pequignot G, Jensen OM (1977) Le cancer de l'oesophage en Ille-et-Vilaine en fonction des niveaux de consommation d'alcool et de tabac. Des risques qui se multiplient. Bull Cancer 64: 45–60
11. International Agency for Research on Cancer (1986) Tobacco smoking. IARC monographs on the evaluation of the carcinogenic risk of chemicals to humans, vol 387
12. Burch JD, Howe GR, Miller AB, Semenciw R (1981) Tobacco, alcohol, asbestos and nickel in the etiology of cancer of the larynx: a case-control study. J Natl Cancer Inst 67: 1219–1224
13. Tuyns AJ (1983) Oesophageal cancer in non-smoking drinkers and in non-drinking smokers. Int J Cancer 32: 443–444

14. Elwood JM, Pearson JCG, Skippen DH, Jackson SM (1984) Alcohol, smoking, social and occupational factors in the aetiology of cancer of the oral cavity, pharynx and larynx. Int J Cancer 34: 603–612
15. Lehmann W, Raymond L, Blanchet F, Sancho-Garnier H, Pequignot G, Estève J, Tuyns AJ (1988) Epidemiomologie et étiologie spécifiques des cancer du larynx et de l'hypopharynx en Europe du Sud-Ouest. ORL – Problèmes actuels 11: 137–146

Früherkennung und Diagnostik der Mundschleimhaut- und Oropharynxkarzinome[*]

H.-D. Pape

Klinik und Poliklinik für Zahn-, Mund- und Kieferheilkunde, Universität Köln,
Bundesrepublik Deutschland

Die Früherkennung der malignen Tumoren der Mundschleimhaut und des Oropharynx stellt trotz günstiger topographischer Voraussetzungen und vielseitiger klinischer Bemühungen bis heute ein unbefriedigend gelöstes Problem dar. Die Behandlung des Mundschleimhautkarzinoms als häufigster Tumor dieser Region, beginnt bei einem großen Teil der davon betroffenen Patienten erst viele Monate nach Auftreten der ersten klinischen Symptome. Erhebungen im DÖSAK Krankengut [5] und bei anderen Autoren [9, 2, 3] sowie die aktuelle Auswertung von 98 Patienten in der Mund- Kiefer- und Gesichtschirurgie der Kölner Universität lassen erkennen, daß durchschnittlich 2/3 aller Patienten mit Tumoren über 2 cm Oberflächenausdehnung zur Primärdiagnostik kommen. Dabei ist auch nachgewiesen worden, daß das zunächst langsam wachsende Mundschleimhautkarzinom häufig sowohl Patienten über 2 bis 5 Monate nicht beachten wie auch vom erstbehandelnden Zahnarzt, Allgemeinarzt oder HNO-Arzt längere Zeit (1–2 Monate) verkannt wird [4]. Diese unbefriedigende Verschleppungssituation führt zu der Frage: Welche Symptome erlauben in der Mundhöhle eine Früherkennung und welche diagnostischen Mittel stehen dem Erstuntersucher, der in der Regel ein ambulant tätiger Zahnarzt oder Arzt ist, zur Verfügung?

---

[*] *Anmerkung der Herausgeber:* Zur Illustration der vielfältigen Morphologie maligner Mundschleimhauterkrankungen und deren Frühstadien wird auf einschlägige Literatur wie z.B. „Farbatlas und Lehrbuch der Mundschleimhauterkrankungen" [Straßburg/Knolle (Hrsg) Quintessenz, Berlin] verwiesen, da eine vollständige Bilddokumentation zu dieser Problematik den hier zur Verfügung stehenden Rahmen sprengen würde.
Dazu muß noch angemerkt werden, daß ein von Prof. Pape zur Verfügung gestellter Diasatz am Postweg bzw. im Zuge des Posteinganges an der Klinik für Kiefer- und Gesichtschirurgie der Universität Wien zu unserem tiefsten Bedauern verlustig ging und dieser Fehler trotz aller Bemühungen nicht korrigiert werden konnte.

1. Jede sichtbare Veränderung der Schleimhautoberfläche sowie tastbare Konsistenzveränderung der Submukosa müssen so lange als tumorverdächtig gelten, solange nicht eine eindeutige gutartige Diagnose gestellt ist.
2. Die chronische Entzündung als Oberflächenerosion oder als Ulcus in Form eines Schleimhautdefektes ist tumorverdächtig, wenn sie nicht innerhalb von 1–2 Wochen nach Behandlungsbeginn abheilt.
3. Die Zahnlockerung, die ausbleibende Heilung nach Zahnextraktion wie auch die unklare Verschlechterung eines Prothesensitzes können erste Anzeichen eines im Kieferknochen wachsenden Tumors sein.

Alle genannten Gewebsveränderungen können sich durch wiederholte Oberflächenblutungen und Schmerzen bemerkbar machen, jedoch werden gerade bei den Mundschleimhauttumoren auch bei stärkerem Wachstum auffällige und den Patienten sensibilisierende Symptome vermißt.

Diagnostische Hilfsmittel

Die wichtigsten diagnostischen Möglichkeiten des ambulanten Erstuntersuchers sind seit Jahrzehnten unverändert die Inspektion und Palpation der Mundschleimhaut und des Gebisses. Dabei können kleinste Verhornungsanormalien, Erosionen und Ulcera schon in Größenordnungen von wenigen Millimetern mit bloßem Auge erkannt und klinisch beobachtet werden. Der Tastbefund hat sich als sehr verläßliches klinisches Zeichen erwiesen, da der Durchbruch von Krebszellen in die Submukosa und die reaktive Begleitentzündung fast immer mit einer derben Infiltration des umgebenden Gewebes einhergehen. Die klinische Untersuchung kann durch die Anwendung der exfolianten Zytologie ergänzt werden, sie steht als nichtinvasive Technik vor der Biopsie. Sie kann jedoch nur dem Untersucher empfohlen werden, der Erfahrungen zur Entnahmetechnik und zytologischen Diagnostik in einer Klinik sammeln konnte. Da dies weder im Rahmen der zahnmedizinischen noch allgemeinärztlichen Ausbildung realisierbar ist, bleiben weiterhin das kritische Auge des Untersuchers und der differenzierte Tastbefund des Fingers die wesentlichen Hilfsmittel in der ambulanten Praxis. Andere diagnostische Methoden wie serologische und stoffwechselspezifische Tumortests oder auch das in den fünfziger Jahren propagierte Stomatoskop haben sich aufgrund mangelnder Spezifität und praktischer Effizienz nicht durchgesetzt.

Praecancerosen

Die Praecancerosen sind im Gesichts- und Mundhöhlenbereich von klinischer Relevanz und bieten der Früherkennung eine besondere Chance, da sie über Jahre als harmlose, häufig nicht beachtete Verhornungsstörungen bestehen können, bevor sie in ein Karzinom übergehen. Die wichtigste Praecancerose stellt die Leukoplakie, der weiße Fleck [8] dar. Unter diesem Oberbegriff sind eine Vielzahl von Verhornungsstörungen mit unterschiedlicher Genese und Prognose zusammengefaßt, die z.T. gar nicht oder nur bedingt als Praecancerosen anzusprechen sind. Die Klassifikation und Wertung der Dysplasiegrade stellt sicher die zuverlässigste Basis für die Beurteilung einer Leukoplakie dar. Für den Kliniker ist jedoch die Unterteilung der Leukoplakie in drei Erscheinungsformen, wie sie von Sugar und Banoczy [10] nach klinischen Aspekten durchgeführt wurde, von besonderem praktischem Wert. Es werden folgende Leukoplakien unterschieden, deren Unterteilung sich auch international durchgesetzt hat:

1. Die keratotische Schleimhaut mit matten getäfelten, etwas verdickten, häufig mosaikartig verteilten weißlichen Oberflächenbezirken.
2. Die verruköse Proliferation mit umschriebenen deutlich erhabenen weißlich fleck- oder fächerförmigen Epithelveränderungen.
3. Keratotische und verruköse Veränderungen mit Erosions- und Exulcerationsbezirken.

Während die erste Gruppe nur bedingt und die zweite sicher zu den fakultativen Praecancerosen zählt, stellt die erosive Leukoplakie eine obligate Praecancerose dar, die mit großer Wahrscheinlichkeit in ein Karzinom übergeht, also in jedem Fall einer Behandlung bedarf. Ebenso ist die seltenere Sonderform, die Erythroplakie, einzustufen. Bei ihr können fast immer Carcinoma in situ-Bezirke nachgewiesen werden.

Zu den fakultativen Praecancerosen zählen neben den idiopatischen und symptomatischen Leukoplakien die Papillomatose, die Glossitis mediana rhombica und der Lichen ruber besonders in seiner über viele Jahre bestehenden erosiven und atrophischen Form. Bei diesen Schleimhautveränderungen wird ebenso wie bei der Keratose der witterungsexponierten Unterlippe nur in Einzelfällen die Entartung beobachtet. Der Prozentsatz der Leukoplakieentartungen schwankt je nach Klinikmaterial zwischen 2% und 36% [6, 7]. Banoczy [1] hat in einer Gruppe von 173 verrukösen Leukoplakien eine Entartung in 4,6% der Fälle und bei 82 erosiven Leukoplakien in 28% der Fälle beobachtet. Damit wird deutlich, daß die Entartungswahrscheinlichkeit ganz vom klinischen Bild der Leukoplakie abhängt.

Gerade für den häufigsten malignen Tumor der Mundschleimhaut gilt die Regel: Nicht jede Praecancerose wird zum Karzinom, aber viele Karzinome haben ein praecanceröses Stadium. Harmlose Leukoplakie und ihre Weiterentwicklung zu einem fortgeschrittenen Karzinom innerhalb von eineinhalb Jahren weist auf die klinische Relevanz der kritischen Erstbefundung hin.

Maligne Tumoren

Das primäre Mundschleimhautkarzinom wird nur sehr selten in seiner Frühform diagnostiziert, da es zunächst als kleinere Erosion oder Gewebsverdikkung fast symptomlos unscheinbar bleibt. Dagegen wird der im Alveolarfortsatz wachsende maligne Tumor in erster Linie durch die Volumenzunahme auffallen. Die Schleimhautbefunde eines Kaposisarkoms als klinische Manifestation einer Aidserkrankung sollten heute jedem Untersucher ebenso gegenwärtig sein wie das Frühsymptom der HIV-Infektion an der Zunge.

Die Organisation der Frühdiagnostik

Zur Frühdiagnostik der Mundschleimhaut- und Oropharynxtumoren ist durch die Spezialisierung sowohl der Zahnarzt wie auch der Hals-Nasen-Ohrenarzt prädestiniert. Es ist notwendig, daß jeder neue Patient von ihm systematisch untersucht wird, damit kein verstecktes Areal übergangen wird. Die Inspektion beginnt mit der Betrachtung der Gesichtshaut und der Lippen, wird im Munde mit Hilfe von 2 Spiegeln oder Holzspateln zur Entfaltung der Mundvorhöfe und des Mundbodens fortgesetzt und endet mit einem Blick in den einsehbaren Rachenbereich. Jeder suspekte Befund auch im Gesichtsbereich erfordert die Palpation und ggf. auch weitere Untersuchungsmaßnahmen. Dem ambulant tätigen Zahnarzt oder Arzt wird in der Regel die Erfahrung zur richtigen diffentialdiagnostischen Einschätzung dieser Befunde fehlen. Konservative Therapieansätze sind zeitlich befristet in der ambulanten Praxis möglich, jedoch sollten Patienten mit einem unklaren Befund innerhalb von einem Zeitraum von 1–2 Wochen an eine Fachklinik weitergeleitet werden. Die Biopsie als Schlüsseldiagnostik soll nicht in der ambulanten Praxis sondern dort durchgeführt werden, wo auch die spätere Tumortherapie erfolgt. Bei kleinen Schleimhautveränderungen ist für den Operateur das primäre klinische Bild zur Bestimmung der Excisionsgrenzen sehr wichtig. Bei fortgeschrittenen Tumoren sollen Probeexcisionen in kürzestem zeitlichen Zusammenhang zur endgültigen Operation durchgeführt werden.

In Anbetracht der einfachen Untersuchungsmöglichkeiten in der ambulanten Praxis ist die heute noch bestehende Verschleppungssituation unter Berücksichtigung des direkten diagnostischen Zuganges unverständlich. Die Intensivierung der Frühdiagnostik ist insbesondere bei prädisponierten Bevölkerungsgruppen notwendig. Zu diesen gehört jeder Mensch jenseits des fünfzigsten Lebensjahres, insbesondere jedoch der starke Raucher und Alkoholiker. Jeder von ihnen sollte sich 1–2mal jährlich auch als Prothesenträger einer Mundschleimhautuntersuchung unterziehen. Die erforderliche Bewußtseinsförderung in der Bevölkerung einschließlich der Erziehung zur Mundhygiene muß mit sich regelmäßig wiederholenden Fortbildungsangeboten für die niedergelassenen Zahnärzte einhergehen. Nur auf diesen Wegen wird die frühzeitige Erfassung kleiner Mundschleimhautveränderungen unter einer Größe von 1 cm Durchmesser und damit die Verbesserung der Überlebenschancen der Patienten mit Mundschleimhaut- und Oropharynxkarzinomen erreicht werden können.

Literatur

1. Banoczy J (1982) Oral leukoplakia. Akadémial Kiadò, Budapest
2. Fries R, DÖSAK (1978) Karzinome der Mundhöhle. Zur Frage der Abhängigkeit der Prognose vom histologischen Differzierungsgrad des Primärtumors. Dtsch Z Mund Kiefer Gesichtschir 2: 144

3. Fries R, DÖSAK (1978) Karzinome der Mundhöhle. Zur Frage der Abhängigkeit der Prognose von der Lokalisation des Primärtumors (Organe der Mundhöhle). Dtsch Z Mund
Kiefer Gesichtschir 2: 63
4. Pape HD (1972) Die Früherkennung der malignen Mundschleimhauttumoren unter
besonderer Berücksichtigung der exfoliativen Cytologie. Hanser, München
5. Pape HD, DÖSAK (1981) Größe der malignen Mundschleimhauttumoren zum Zeitpunkt der Primärdiagnostik. Dtsch Zahnärztl Z 36: 689
6. Pindborg JJ (1977) Epidemiological studies of oral cancer. Int Dent J 27: 178
7. Pindborg JJ (1980) Oral cancer and precancer. Wright, Bristol, p 19
8. Schwimmer E (1877) Die idiopathischen Schleimhautplaques der Mundhöhle; Leukoplakia buccalis. Arch Derm Syph 9: 511
9. Seela W (1968) Zur Frühdiagnostik maligner Geschwülste im Kiefer-Gesichtsbereich.
Dtsch Z Stomatol 18: 676
10. Sugar L, Banoczy J (1959) Untersuchungen und Präkanzerose der Mundschleimhaut.
Dtsch Zahn Mund Kieferheilk 30: 140

Früherkennung der Malignome in Nase und Nasennebenhöhlen

G. Wolf

Universitäts-Hals-Nasen-Ohrenklinik, Graz, Österreich

Die frühzeitige Erkennung von Malignomen der Nase und Nasennebenhöhlen ist von größter Bedeutung, da einerseits die Radikalität der Erst-
operation für die weitere Prognose der Erkrankung entscheidend ist, zum
anderen, weil die operative Entfernung bereits fortgeschrittener Tumoren
mit schwerwiegenden funktionellen und kosmetischen Beeinträchtigungen für die Patienten verbunden ist.

Frühsymptome, welche den Patienten zu einer ärztlichen Untersuchung
führen, sind:

- Behinderung der Nasenatmung und
- Epistaxis unterschiedlicher Intensität. Diese kann vom starken Nasen-
  bluten bis zur wiederholten geringgradigen Blutbeimengung im meist
  übelriechenden Nasensekret reichen.

Bereits als Spätzeichen, bedingt durch ein infiltratives Wachstum mit Einbruch in die angrenzenden anatomischen Strukturen, sind zu werten:

- Auftreibungen des Gesichtsschädels (insbesondere der Wange und des
  medialen Augenwinkels),
- Augensymptome (Bulbusdislokation, Augenmuskellähmungen, Ptose,
  Doppelbilder),
- Epiphora bei Befall der Tränenwege und
- Gesichtsschmerzen und Parästhesien.

Zur Früherkennung von Primärtumoren, Sekundärtumoren, sowie von
Tumorrezidiven hat sich an unserer Klinik die *Nasenendoskopie* zu einem
wertvollen und unentbehrlichen Hilfsmittel entwickelt.
   Mittels der Nasenendoskopie können bereits geringste Schleimhautveränderungen, welche der Rhinoskopia anterior und posterior verborgen

bleiben, erkannt und unter Sicht biopsiert werden. Des weiteren ermöglicht sie die Abklärung unklarer radiologischer Befunde, sowie die Bestimmung der Tumorausdehnung.

Bevor die Möglichkeiten und die Technik der Nasenendoskopie besprochen werden, möchte ich noch im Detail auf die Ergänzung der endoskopischen Technik durch radiologische Techniken hinweisen. Beide Untersuchungen ergänzen einander und sind nicht nur unabdingbare Voraussetzungen zur Diagnose von malignen Tumoren, sondern auch zur Operationsplanung und der damit verbundenen Aufklärung der Patienten.

Das Nasennebenhöhlenübersichtsröntgen ist für unsere Zwecke nicht ausreichend aussagekräftig. Einerseits kann ein gutartiger Tumor wie z.B. eine Polyposis nasi Knochendestruktionen aufweisen, zum anderen kann ein maligner Tumor der Kieferhöhle einem Empyem gleichen. So bedienen wir uns erweiterter radiologischer Techniken wie der Nasennebenhöhlen-Röntgentomographie oder der Computertomographie.

Um bestmögliche Informationen zu erhalten, werden die frontalen Röntgentomogramme in polyzyklischer Verwischungstechnik in 5 mm Schichtabständen angefertigt. Computertomogramme werden in coronarer Schichtebene in 4 mm Schichtdicke hergestellt. Die Fenstereinstellung beträgt −1600 bis −1800 H.U., die Einstellung des Centers liegt bei +150 H.U. So gelangen knöcherne und Weichteilstrukturen ideal zur Darstellung.

In seltenen Fällen ist eine Angiographie zur Gefäßdarstellung eines Tumors erforderlich.

Die Magnetresonanztechnik liefert zwar gute Informationen über entzündliche und tumoröse Weichteilveränderungen, in der Aussagekraft über die Destruktion angrenzender knöcherner Strukturen ist sie jedoch der Computertomographie unterlegen.

Allerdings haben auch die besten radiologischen Techniken ihre Grenzen. So können typische radiologische Symptome eines bösartigen Tumors (Einschattungen, welche über die anatomischen Grenzen hinausgehen; lokalisierte Knochensklerosen; Usurierungen; Ausbuchtungen und Destruktionen knöcherner Grenzen) auch von gutartigen Tumoren, wie Mykosen, Mukocelen und Polypen hervorgerufen werden. Andererseits liegen am Anfang eines malignen Prozesses noch keine radiologisch nachweisbaren Knochendestruktionen vor. So ist die radiologische Differentialdiagnostik zwischen gut- und bösartigem Tumor sehr schwierig. Röntgentomogramm und CT können daher nur eine ergänzende Information zur Nasenendoskopie bieten.

Möglichkeiten und Technik der diagnostischen Nasenendoskopie

Instrumentarium

Zur Endoskopie der Nase und der Nebenhöhlen verwenden wir starre Hopkinsoptiken mit den Blickwinkelablenkungen 0° (Blick geradeaus),

30°, 70° und 120°. Die von uns verwendeten Endoskope sind 18 cm lang, messen 4 mm im Querschnitt und verfügen über eine ausgezeichnete Tiefenschärfe.
Für spezielle Indikationen, wie z. B. zur Endoskopie von Kindern, stehen uns Optiken mit einem Querschnitt von 2,7 mm zur Verfügung.

Untersuchungstechnik

Die Rhinoskopie wird am liegenden Patienten durchgeführt. Zur Oberflächenanästhesie und zum Abschwellen der Nase verwenden wir Pantocain mit einem Vasokonstriktor, welches wir mittels eines Zerstäubers oder mittels Wattebäuschchen in die Nasenhöhle einbringen.

Nun kann man die mit einem Antibeschlagmittel präparierte Optik unter Sicht bis zu den Choanen einführen und den Epipharynx sowie die Tubenostien inspizieren. Hindernisse, wie Schleimhautpolypen, Septumdeviationen oder ein Septumdorn können meist problemlos umgangen werden. Die verschiedenen Blickwinkel der Optiken ermöglichen eine exakte Exploration sämtlicher Anteile der Nase, der einzelnen Nasengänge, sowie der Nasennebenhöhlenostien. Ist das Eindringen in den mittleren Nasengang von ventral her aufgrund einer Schleimhautschwellung oder enger anatomischer Verhältnisse nicht oder nur unter Schmerzen möglich, so gelingt es meist dorsal das Endoskop in den mittleren Nasengang zu rotieren und nach vorne zu ziehen. Im dorsalen Anteil sind alle Nasengänge relativ weit und das Eindringen mit der Optik ist dort leichter möglich als im ventralen Anteil.

Um eine Probeexcision durchzuführen, hält man das Endoskop in der linken Hand und führt parallel zur Optik die Probeexcisionszange, um unter Sicht der Optik die PE zu entnehmen. Die Endoskopie der Kieferhöhle führen wir routinemäßig in Oberflächen- und Lokalanästhesie über die Fossa canina mit Hilfe eines Troicarts durch.

Die hervorragenden optischen Eigenschaften der Hopkins-Endoskope ermöglichen es, die vielfältigen Erscheinungsformen beginnender bösartiger Tumoren frühzeitig zu erkennen. So muß ein Malignom der Nase nicht immer das typische Bild eines exulcerierten, infiltrierenden Tumors bieten. Es kann die Mucosa bei einem beginnenden neoplastischen Prozeß vor der Exulceration derb infiltriert, leicht blutend mit höckriger Oberfläche erscheinen. Diese ersten pathologischen Schleimhautveränderungen werden im Bereich von Schwellgewebe meist erst spät, bzw. erst nach Abschwellen desselben erkannt. Oft imponiert auch die Schleimhaut lediglich etwas verdickt mit rauher Oberfläche und lokalisierten Ödemarealen, leicht verwechselbar mit einer akuten oder chronischen Entzündung. Gelegentlich wird ein Malignom erst durch die besenreiserartige Gefäßzeichnung der Schleimhaut in seiner Umgebung entdeckt. Ohne selbst vom Tumor infiltriert zu sein, kann die Mucosa vorgewölbt werden, gleichsam durch einen darunterliegenden malignen Prozeß vor sich hergeschoben. Selten werden auch klinisch unauffällige Polypen erst nach histologischer Untersuchung als Malignom erkannt.

Zusammenfassend kann man feststellen, daß der Nasenendoskopie zur Früherkennung von Tumoren der Nase und Nasennebenhöhlen, sowie zur Indikationsstellung und Planung eines operativen Eingriffes größte Bedeutung zukommt. Die starren Hopkins-Optiken in Kombination mit konventioneller Röntgentomographie oder Computertomographie und histologischer Untersuchung entwickelten sich an unserer Klinik zu einem unentbehrlichen Hilfsmittel. Es ermöglicht die Nasenendoskopie nicht nur eine bessere Früherkennung von Primärtumoren, Sekundärtumoren, sowie von Tumorrezidiven, sondern auch die gezielte Entnahme von Probeexcisionen unter Sicht. Daher können insbesondere beginnende maligne Schleimhautveränderungen, welche noch nicht die typischen Kennzeichen eines bösartigen Tumors aufweisen, frühzeitig erkannt, histologisch verifiziert und der rechtzeitigen weiteren Therapie zugeleitet werden.

(Literatur beim Verfasser)

Neue bildgebende Verfahren bei der Diagnose von Kopf-Halstumoren

K. Mees und **Th. Vogl**

Universitäts-Hals-Nasen-Ohrenklinik, Klinikum Großhadern, München,
Bundesrepublik Deutschland

Die bildgebende Diagnostik ist heute bei der Abklärung von Kopf- und Halstumoren ein fester diagnostischer Bestandteil.

Die Kernspintomographie, das jüngste bildgebende Verfahren, hat vergleichbar stürmisch wie die Computertomographie inzwischen Einzug in die klinisch-radiologische Diagnostik gehalten. Während bei der Computertomographie die Bildgebung abhängig ist von der Transparenz der Gewebearten für Röntgenstrahlen, ist sie bei der Kernspintomographie in erster Linie abhängig von der Dichte und der strukturellen Einbindung der Protonen. Inzwischen ist auch die Kernspintomographie nicht mehr nur ein Verfahren für ausgewählte Fälle, sondern bereits ein fester Bestandteil der bildgebenden Routinediagnostik.

Innenohr, innerer Gehörgang und Kleinhirnbrückenwinkel

Das verbesserte Kontrastauflösungsvermögen sowie die verbesserte räumliche Erfassung infolge einer dreidimensionalen Abbildung ermöglicht heute zum Beispiel eine sichere Erfassung der Akustikusneurinome (Abb. 1), insbesondere können intrameatale Frühstadien sehr selektiv dargestellt werden, wobei das räumliche Auflösungsvermögen bei Verwendung von Oberflächenspulen bei etwa 1 mm (!) liegt. Neben den Akustikusneurinomen, bei denen bereits die Kernspintomographie die radiologische Methode der Wahl darstellt, können genauso gut Glomusjugulare Tumoren oder Meningeome im Kleinhirnbrückenwinkel sicher abgebildet werden. Die Verwendung eines paramagnetischen Kontrastmittels hat zu einer weiteren Spezifität insbesondere bei der Abklärung der Tumoren des inneren Gehörgangs und des Kleinhirnbrückenwinkels geführt.

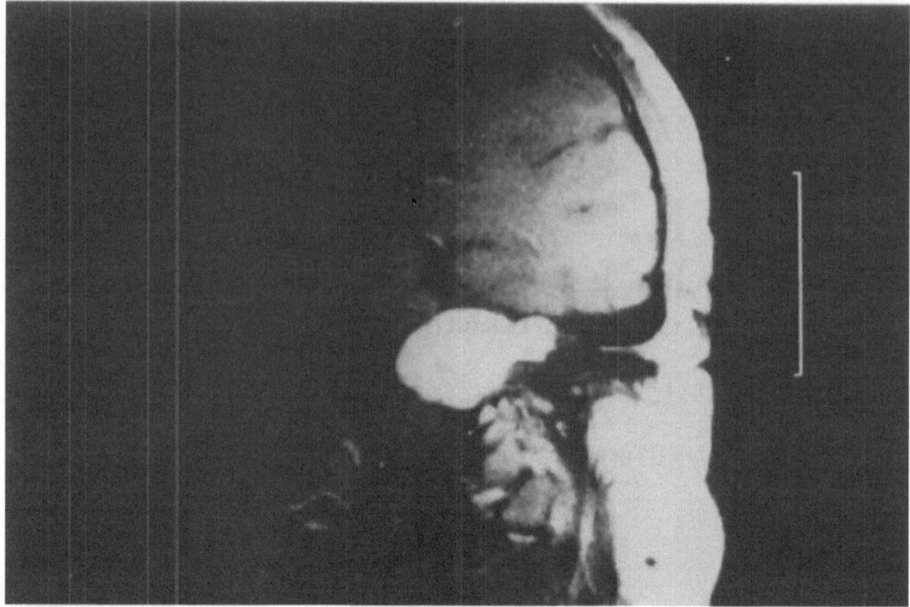

Abb.1. Intra-extrameatales Akustikusneurinom nach Kontrastmittelgabe (Gd-DTPA), Oberflächenspule. Sehr schön ist die kolbige Auftreibung des Tumors nach Austritt aus dem inneren Gehörgang im Kleinhirnbrückenwinkel sichtbar

Mittelohr

Für die Mittelohrdiagnostik gilt hingegen, daß die hochauflösende Computertomographie bislang am besten geeignet ist, die anatomischen Strukturen abzubilden.

Nasopharynx

Bei der Diagnostik von Raumforderungen des Nasopharynx ist die Computertomographie als diagnostisches Verfahren ausreichend. Eine weitere Verbesserung der Nasopharynxdiagnostik ist jedoch durch die Kernspintomographie möglich. Mit dieser Methode kann die Fascia pharyngobasilaris, die den parapharyngealen Raum von den intrapharyngealen Strukturen und somit auch den Nasopharynx von der Schädelbasis trennt, gut dargestellt werden. Eine Infiltration dieser Faszie ist stets ein sicheres Zeichen für ein invasives Tumorwachstum. Die Infiltration dieser Faszie kann bereits sehr früh kernspintomographisch dargestellt werden. Mit der Kernspintomographie können zudem bereits Rückschlüsse auf feingewebliche Strukturen gezogen werden. Das juvenile Nasenrachenfibrom kann von Nasopharynxkarzinomen gut abgegrenzt werden, da die gut durchbluteten Nasenrachenfibrome nach intravenöser Kontrastmittelverstärkung eine sehr starke Erhöhung der Signalintensität aufweisen. Ebenso können Chordome aufgrund ihrer Lokalisation und ihres typischen Signalverhaltens in über 80% der Fälle ebenfalls klar erkannt werden.

Bei der Rezidivdiagnostik treten die Vorteile der Kernspintomographie noch deutlicher hervor.

Oropharynx

Während mit der Computertomographie Unterkiefer und Zähne sehr gut dargestellt werden können, bereitet die Weichteildiagnostik der Tonsillenloge, des paratonsillären Gewebes und des Zungengrundes erhebliche Schwierigkeiten. Zum einen sind Zahnartefakte eine Ursache für eine eingeschränkte Beurteilbarkeit, zum andern ermöglicht selbst die Applikation des jodhaltigen Kontrastmittels keine exakte Differenzierung, ferner ist eine dreidimensionale Abbildung mit der Computertomographie nicht möglich.

Für die exakte Erfassung von Karzinomen des Zungengrundes ist sowohl die Beurteilung einer Infiltration über die Mittellinie hinaus, als auch die Ausbreitung zur Vallecula, in den präepiglottischen Raum und die Parapharyngealstrukturen erforderlich. Bei 70% der Patienten ist bereits mit der nativen kernspintomographischen Diagnostik eine dreidimensionale Darstellung dieser Tumoren möglich (Abb. 2). Eine Verbesserung des

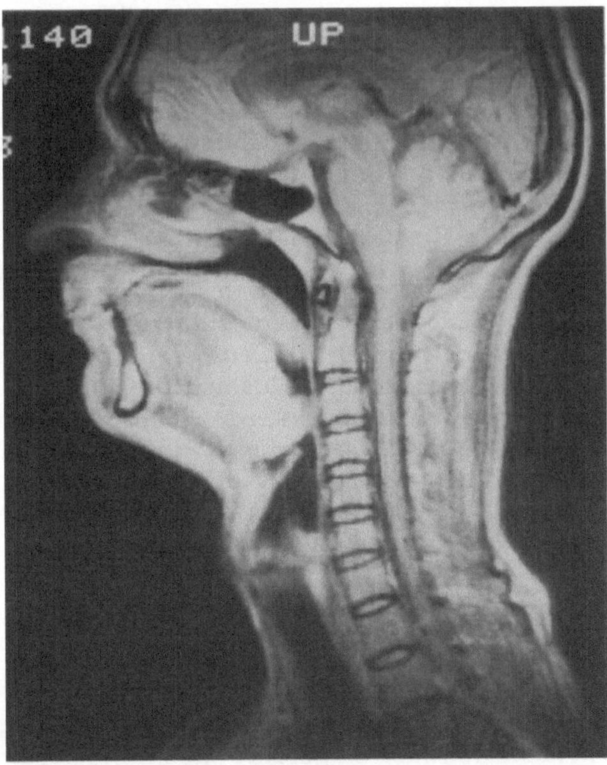

Abb. 2. Zungengrundkarzinom. In der Nativdarstellung (Protonendichtebild) läßt sich das Karzinom auf Grund seiner erhöhten Signalintensität im Zungengrund sehr gut erkennen. Die Zungenbinnenmuskulatur ventral ist infiltriert, ebenso die Mundbodenmuskulatur. Der Tumor hat die Epiglottis nach kaudal verlagert und engt das pharyngeale Lumen ein

Weichteilkontrastes zur Abgrenzung des Tumors von den Nachbarstrukturen gelingt nach Gabe von Kontrastmitteln (Gadolinium-DTPA). Auch die Sonographie (5-MHz-Schallkopf) ermöglicht eine übersichtliche Darstellung umschriebener Zungen- und Zungengrundtumoren.

Beim Tonsillenmalignom verbessert die Kernspintomographie die radiologische Diagnostik, sie ist jedoch nur bei speziellen Fragestellungen zwingend erforderlich, insbesondere bei der Rezidivdiagnostik sowie bei der differentialdiagnostischen Abklärung großer benigner Raumforderungen.

Nasennebenhöhlen und Gesichtsschädel

Bei der Diagnostik der Nasennebenhöhlen und des Gesichtsschädels ist die Computertomographie gegenwärtig am besten in der Lage, die knöchernen Strukturen abzubilden. Die teilweise dünnen Knochenlamellen können mit der Kernspintomographie nicht dargestellt werden. Indikationen zur kerspintomographischen Diagnostik können sich in Einzelfällen ergeben, insbesondere bei der Abklärung von großen Tumoren, die über mehrere Gesichtsetagen reichen. In solchen Fällen kann insbesondere eine frontale Schichtebene hilfreich sein (maligne Fibromatose, Aesthesioneuroblastome etc.).

Indikationen für eine sonographische Diagnostik der NNH sind Untersuchungen bei Kindern und Schwangeren und insbesondere Verlaufskontrollen. In der Regel ist das A-Bild ausreichend. Sehr gut gelingt auch der sonographische Nachweis von orbitalen Raumforderungen im B-Bild.

Kopfspeicheldrüsen

Bei der Abklärung von Raumforderungen der großen Kopfspeicheldrüsen ist in der Regel keine bildgebende Diagnostik erforderlich. Wichtig bzw. unentbehrlich ist sie jedoch in vielen Fällen bei der Beurteilung von Residualtumoren, wenn Begleitödeme und lokale Hämatome die Abgrenzung zu gesunden Nachbarstrukturen erschweren, ebenso bei der Abgrenzung von großen Tumoren (Schädelbasis, Gefäßscheide, prävertebrale Faszie).

In der Primär- und Rezidivdiagnostik oberflächlicher Parotistumoren ist die Sonographie mit hochauflösenden Schallköpfen (10 MHz) bereits ein fester Bestandteil der Routineuntersuchung.

Larynx und Hypopharynx

Raumforderungen des Larynx und des Hypopharynx können in der Regel endoskopisch abgeklärt werden. Indikationen für die bildgebende Diagnostik ergeben sich gelegentlich bei fortgeschrittenen Tumoren, die zu einer Infiltration der Nachbarstrukturen geführt haben. Bei der Abklärung von Karzinomrezidiven im Hypopharynx kann die Kernspintomographie vorteilhaft sein. Auch die genaue endoskopische Abklärung, die in der Regel eine Intubationsnarkose erforderlich macht, ist nicht in der Lage, ein submuköses Rezidiv nachzuweisen.

Halsweichteile

Sonographisch gelingt die Darstellung der großen Halsgefäße und sehr gut benachbarter Lymphknoten. Normal große Lymphknoten sind allerdings nur unter optimalen Bedingungen erkennbar. In der Regel sind sie, wenn sie bei der Routinediagnostik sichtbar werden, eher als pathologisch zu werten. Kehlkopf, Pharynx und Trachea sind mit Ultraschall nur eingeschränkt beurteilbar, da diese Strukturen luftüberlagert und teilweise verknöchert sind.

Halszysten lassen sich sonographisch sehr spezifisch darstellen, wenn sis nicht superinfiziert sind. Der hypervaskularisierte Glomus caroticum Tumor kann gelegentlich mit Lymphknotenmetastasen verwechselt werden. Mit der Einblendung eines Doppler bzw. eines Farbdoppler kann die differentialdiagnostische Abklärung weiter spezifiziert werden.

Bezüglich der Lymphknotendiagnostik hat die Kernspintomographie eine der Sonographie vergleichbare Sensitivität und auch Spezifität. Die Abklärung von größeren Raumforderungen, insbesondere die Darstellung der Beziehungen zu den Nachbarstrukturen gelingt hingegen nur mit der Computertomographie oder der Kernspintomographie. Während bei der Computertomographie die Applikation von jodhaltigem Kontrastmittel zur Darstellung der Gefäße zwingend notwendig ist, ermöglicht die Kernspintomographie bereits nativ die exakte Darstellung der Gefäßscheide und sämtlicher Lymphknotenstationen.

(Literatur beim Verfasser)

Bedeutung der Sonographie beim cervicalen Lymphknotenstaging

N. Gritzmann[1] und **M. Ch. Grasl**[2]

[1] Röntgenabteilung und Nuklearmedizin, Krankenhaus der Barmherzigen Brüder, Salzburg, und [2] Hals-Nasen-Ohren-Universitätsklinik, Wien, Österreich

Die Einführung hochauflösender Real-Time-Schallköpfe führte zu einer signifikanten Verbesserung der Weichteildiagnostik. Mit Ausnahme der retropharyngealen bzw. retrolaryngealen Strukturen können die cervicalen Weichteile überlagerungsfrei sonographisch dargestellt werden [4]. Sämtliche cervicalen Muskeln wie auch die großen Gefäße (A. carotis, V. jugularis interna, A. vertebralis) können analysiert werden. Von den cervicalen Nerven läßt sich derzeit lediglich der Plexus brachialis routinemäßig mit hochauflösenden Linear Transducer darstellen.

Bei Routinebedingungen können pathologisch vergrößerte Lymphknoten ab einer Größe von 5 mm mit höchster Treffsicherheit nachgewiesen werden [10]. Wir führen die hochauflösende cervicale Sonographie seit 7 Jahren routinemäßig bei allen Kopf-Hals-Malignompatienten durch. Insgesamt wurden in diesen Jahren über 10.000 Untersuchungen der cervicalen Lymphknoten bei Patienten mit Kopf-Hals-Malignomen durchgeführt.

Ziel dieser Studie war, die Möglichkeiten und Grenzen der Sonographie beim Lymphknotenstaging von Kopf-Hals-Malignomen anhand eines histologisch gesicherten Krankengutes darzulegen.

Material und Methode

Bei insgesamt 118 Patienten mit Karzinomen im HNO-Bereich wurde präoperativ eine sonographische Beurteilung der cervicalen Lymphknoten durchgeführt. Die Untersuchung erfolgte mit einem 7,5 MHz real-time-Scanner (Fa. SMS Ultramark 8). Fakultativ wurde ein 7,5 MHz linear Transducer verwendet, wobei stets beide Halsseiten vergleichend untersucht wurden. Vergrößerte cervicale Lymphknoten stellen sich als umschriebene, relativ echoarme Raumforderungen dar. Als Lymphknotenmetastasen wurden alle rundlichen Raumforderungen gewertet. Ovaläre Lymphknoten mit einem Quer-DM bis zu 8 mm wurden als reaktiv hyperplastisch interpretiert, längliche Lymphknoten mit einem exzentrisch echoreichen

Hilus wurden ebenfalls als reaktiv bezeichnet. Eine unscharfe Begrenzung hingegen bzw. zystoide Areale wurden als Malignitätszeichen gewertet.

Da eine genaue Korrelation (Lymphknoten für Lymphknoten) zwischen Sonographie und Histologie praktisch nicht möglich war, wurde stets nur eine Halsseite als positiv bzw. negativ bezeichnet und mit dem histologischen Befund des neck dissection-Präparates verglichen.

Ergebnisse

Bei 75 Patienten wurden histologisch metastatische Lymphknoten nachgewiesen. Bei 43 Patienten waren histologisch keine cervicalen Lymphknotenmetastasen vorhanden, wobei bei 6 Patienten jedoch eindeutig vergrößerte reaktive Lymphknoten nachweisbar waren. Bei 69 Patienten wurden sonographisch die Metastasen richtig erkannt. 36 Patienten waren richtig negativ. Bei 6 Patienten war der sonographische Befund falsch negativ, wobei bei 3 Patienten die Lymphknoten zwar darstellbar waren, jedoch als reaktiv hyperplastisch interpretiert wurden. Bei weiteren 3 Patienten wurden die Metastasen nicht erkannt, wobei sie stets unter 1 cm im DM aufwiesen. Bei 7 Patienten war der sonographische Befund falsch positiv, indem vergrößerte Lymphknoten nachweisbar waren, die als Metastasen interpretiert wurden, histologisch jedoch nur reaktiv hyperplastisch bzw. entzündlich verändert waren.

Die Treffsicherheit der Sonographie im Metastasennachweis lag bei 89%, die Sensitivität wies 92% auf, die Spezifität 87%.

Eine Infiltration der A. carotis wurde bei 15 Patienten sonographisch vermutet, 11mal operativ bzw. histologisch bestätigt. Die Sonographie war somit 4mal falsch positiv, einmal konnte eine Infiltration der A. carotis unmittelbar unterhalb der Schädelbasis sonographisch nicht erkannt werden.

Diskussion

Mit Ausnahme der retropharyngealen Lymphknotengruppe können alle cervicalen Lymphknotenstationen sonographisch beurteilt werden. Im Vergleich zur Palpation weist die Ultraschalluntersuchung eine deutlich höhere Sensitivität auf [2, 5, 9]. Da die Bewertung aller sonographisch darstellbaren Lymphknoten als Metastasen allerdings eine hohe Rate falsch positiver Befunde ergeben würde (bedingt durch reaktiv hyperplastische Lymphknoten) mußten wir sonographisch die Kriterien für Lymphknoten erarbeiten [7]. Voraussetzung für ein möglichst spezifisches cervicales Lymphknotenstaging ist, das der Patient zum Untersuchungszeitpunkt keine klinisch signifikante Infektion im Kopf-Hals-Bereich aufweist.

Die Konfiguration erwies sich als wichtigstes Kriterium. Rundlich konfigurierte Lymphknoten sind wesentlich häufiger metastatisch besiedelt als längliche. Spindelig konfigurierte Lymphknoten mit exzentrisch echoreichem Hilus erwiesen sich in keinem Fall als komplett metastatisch besiedelt. Mikrometastasen sind jedoch keineswegs auszuschließen. Die Bewertung der rundlichen Konfiguration als Metastasenkriterium führte zwangsläufig dazu, das der Quer-DM von Lymphknoten wichtiger als der Längs-DM wurde. Der

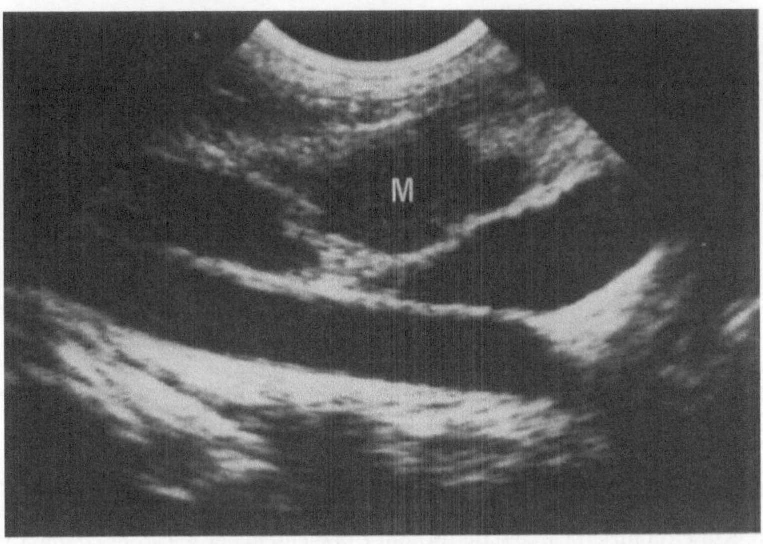

Abb. 1. Längsschnitt A. carotis communis, V. jugularis interna. Unscharf begrenzte Metastase (M) mit Kompression der V. jug. int.

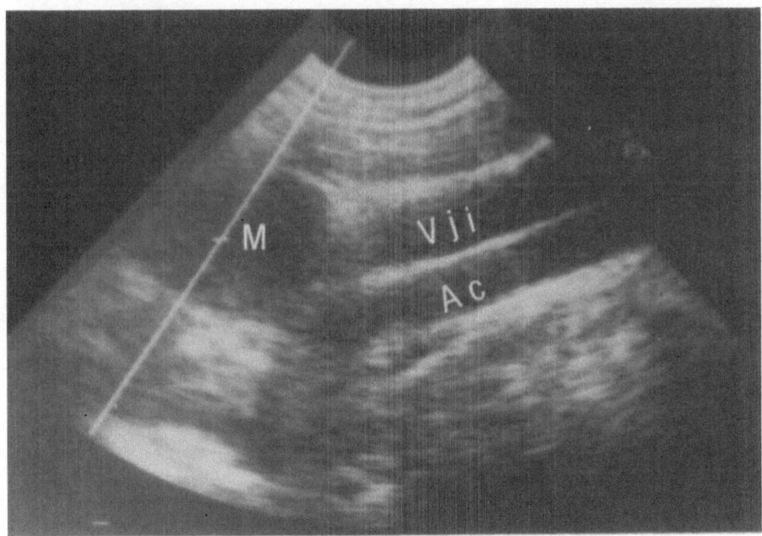

Abb. 2. Metastase im Bereich der Gefäßscheide

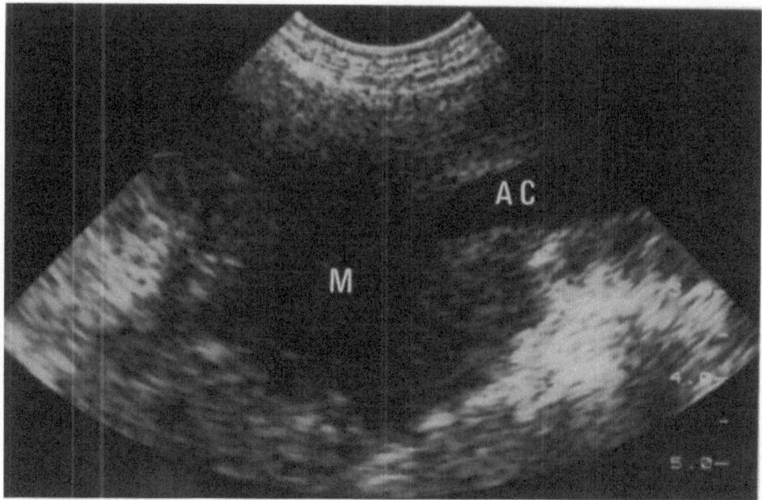

Abb. 3. Kapselrupturierte Metastase (M) mit Umwachsem der A. carotis comm. (AC)

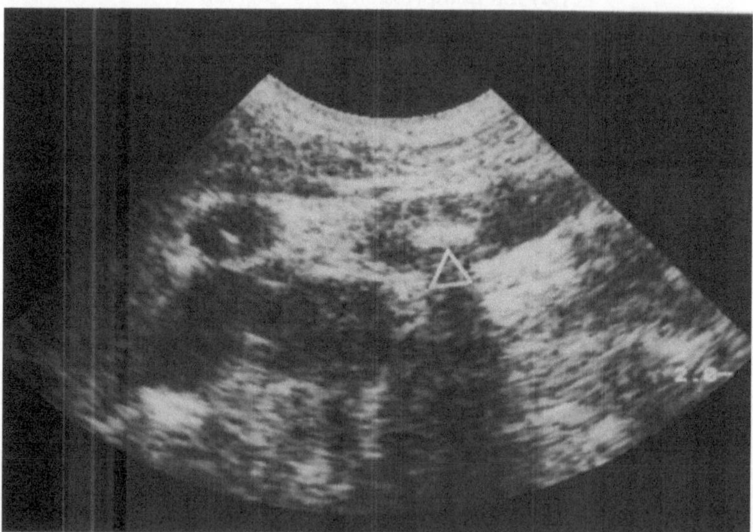

Abb. 4. Länglicher Lymphknoten mit zentraler Verkalkung; △: postspezifischer Lymphknoten

maximal tolerierbare Quer-DM eines Lymphknotens muß eindeutig lokalisationsabhängig betrachtet werden. Während in der oberen Jugularis interna-Gruppe Quer-DM bis zu 8 mm häufig durch reaktive Lymphknoten bedingt waren, müssen z. B. supraclaviculäre bzw. Accessorius Lymphknoten ab 5 mm als suspekt auf Metastasen gewertet werden. Eine unscharfe Begrenzung eines cervicalen Lymphknotens, bei fehlender Entzündungssymptomatik ist stets dringend suspekt auf eine Kapselruptur und verschlechtert die Prognose des Patienten signifikant. Über 90% der Kopf-Hals-Malignome sind Plattenepithelkarzinome. Diese Metastasen sind sehr häufig inhomogen strukturiert, zum Teil weisen sie schollige echoreiche Komplexe auf. Zum Teil sind die Lymphknotenmetastasen auch echoreicher als umgebende Muskulatur. Auch umschriebene zystische bzw. zystoide Areale sind suspekt auf Nekrosezonen, die bei Plattenepithelkarzinomen häufig nachgewiesen werden können.

Insgesamt zeigt die Sonographie eine Treffsicherheit von 89% und ist der Palpation damit eindeutig überlegen. Es muß jedoch festgestellt werden, daß sonographisch oft keine spezifische histologische Diagnose geliefert werden kann und ein sicherer Ausschluß einer Metastasierung nicht erfolgen kann. Mikrometastasen sind keineswegs sicher auszuschließen. Neben dem Nachweis von klinisch occulten Lymphknotenmetastasen ist die Sonographie auch bei palpablen Lymphknoten indiziert, um die Relation von den Lymphknoten zu den cervicalen Gefäßen zu klären, insbes. die Beziehung zur A. carotis interna und communis ist von großen klinischem Interesse [1, 3, 6, 15]. Eine echoarme Transformation der echoreichen Gefäßwand spricht bei fehlender Verschieblichkeit der Lymphknoten unter real-time-Sicht (Sonopalpation) für eine arterielle Gefäßwandinfiltration. Diese kann sonographisch mit relativ hoher Treffsicherheit nachgewiesen bzw. ausgeschlossen werden. Zur Beurteilung dieser klinisch relevanten Fragestellung ist allerdings eine mehrjährige sonographische Erfahrung sowie eine subtile Untersuchungstechnik erforderlich. Zahlreiche Artefakte müssen berücksichtigt werden [6]. Die Beurteilung der Tumorgefäßwandrelation knapp unterhalb der Schädelbasis ist sonographisch nicht möglich, in dieser Region sind CT und/oder MR indiziert. Die Beurteilung der V. jugularis interna ist vorwiegend bei bilateralen Lymphknotenmetastasen entscheidend. Sonographisch kann mit hoher Treffsicherheit beurteilt werden, ob oder auf welcher Seite die V. jugularis interna im Rahmen einer neck dissection erhalten werden kann. Für die Beurteilung der Venen sind dynamische Verfahren wie Valsalvamanöver erforderlich.

Klinische Bedeutung

Zwar kann sonographisch eine Lymphknotenmetastasierung nicht gänzlich ausgeschlossen werden, eine signifikante Makrometastasierung ist allerdings bei negativem sonographischem Befund sehr unwahrscheinlich. Die Sonographie kann wertvolle Hinweise auf Lokalisation von histologisch abzuklärenden Lymphknoten geben. Häufig führte der sonographische Befund zu einer Modifizierung einer geplanten Neck dissection.

Zum Teil sind Explorationen des lateralen Halsdreiecks bei negativem sonographischen Befund nicht mehr indiziert. In vielen Fällen führte aber die Ultraschalluntersuchung auch zu einer Erweiterung der Neck dissection, indem Lymphknotenmetastasen in atypischen Lokalisationen nachgewiesen werden konnten.

Zur Beurteilung der Metastasen-Gefäßwandrelation im Halsbereich ist die Sonographie aufgrund der guten Ortsauflösung sowie des real-time-Verfahrens als Methode der Wahl anzusehen. Bei ausgedehnten, weit nach cranial reichenden Lymphknotenpaketen bzw. bei suspekter Osteodestruktion ist die CT zur weiteren Abklärung indiziert. Zudem können computertomographisch auch die retropharyngealen Lymphknotenstationen erfaßt werden [11, 12, 13, 14, 16, 17, 18, 19]. Diese Lymphknoten sind vorwiegend bei Epipharynxkarzinomen bzw. bei sehr fortgeschrittenen Tumoren betroffen. Mit Ausnahme der Region knapp unterhalb der Schädelbasis bzw. in der Beurteilung des parapharyngealen Raumes liefert die MRT im cervicalen Lymphknotenstaging derzeit keine signifikanten Zusatzinformationen. Aufgrund der multiplanaren Schichtungsmöglichkeit ist jedoch eine sehr übersichtliche Darstellung der Lymphknoten kernspintomographisch möglich.

Literatur

1. Batsakis JG (1979) Tumors of the head and neck: clinical and pathologic considerations, 2nd edn. Williams & Wilkins, Baltimore, pp 144–176
2. Bruneton JN, Roux P, Caramella E, Demard F, Vallicioni F, Caurel P (1984) Ear, nose and throat cancer: ultrasound diagnosis of metastases to cervical lymph nodes. Radiology 152: 771–773
3. Gooding GAW, Langman AW, Dillon WP, Kaplan MJ (1989) Malignant carotid artery invasion: sonographic detection. Radiology 171: 435–438
4. Gritzmann N, Czembirek H, Hajek P, Karnel F, Frühwald F (1987) Sonographische Halsanatomie und ihre Bedeutung beim sonographischen Lymphknotenstaging von malignen Kopf-Halstumoren. ROFO 147: 1–7
5. Gritzmann N, Traxler M, Grasl M, Pavelka R (1989) Advanced laryngeal cancer: sonographic assessment. Radiology 171: 171–175
6. Gritzmann N, Grasl MC (1988) Sonographische Beurteilung der Gefäßwandinfiltration der extracraniellen A. carotis. ROFO 149: 22–26
7. Gritzmann N (1987) Pathologie der vorderen und seitlichen Halsweichteile. In: Czembirek H, Frühwald F, Gritzmann N (Hrsg) Kopf-Hals-Sonographie. Springer, Wien New York, S 130–162
8. Gritzmann N, Grasl M Ch, Helmer M, Steiner E (1990) Invasion of the carotid artery and jugular vein by lymph node metastases: detection using sonography. AJR 154: 411–414
9. Gritzmann N, Czembirek H, Hajek P, Karnel F, Türk R, Frühwald F (1987) Sonographie bei cervicalen Lymphknotenmetastasen. Radiologe 27: 118–122
10. Hajek PC, Salomonowitz E, Türk R, Tscholakoff D, Kumpan W, Czembirek H (1986) Lymph nodes of the neck: evaluation with US. Radiology 158: 737–742
11. Mancuso AA, Maceri D, Rice D, Hanfee WN (1981) CT of cervical lymph node cancer. AJR 136: 381–385
12. Mancuso AA, Harnsberger HR, Muraki AS, Stevens MH (1983) Computed tomography of cervical and retropharyngeal lymph nodes: normal anatomy, variants of normal, and application in staging head and neck cancer. I. Normal anatomy. Radiology 148: 709–714
13. Mancuso AA, Harnsberger HR, Muraki AS, Stevens MA (1983) Computed tomography of cervical and retropharyngeal lymph nodes: normal anatomy, variants of normal and application in staging head and neck cancer. II. Pathology. Radiology 148: 715–723

14. Muraki AS, Mancuso AA, Harnsberger HR (1984) Metastatic cervical adenopathy from tumors of unknown origin: the role of CT. Radiology 152: 749–753
15. Rothstein SG , Persky MS , Horii S(1988) Evaluation of malignant invasion of the carotid artery by CT scan and ultrasound. Laryngoscope 98: 321–324
16. Sakai F, Kiyono K, Sone S, et al (1988) Ultrasonic evaluation of cervical metastatic lymphadenopathy. J Ultrasound Med 7: 305–310
17. Som PM (1987) Lymph nodes of the neck. Radiology 165: 593–600
18. Som PM, Biller HF (1983) Computed tomography of the neck in the postoperative patient: radical neck dissection and the myocutaneous flap. Radiology 148: 157–160
19. Zaunbauer W, Haertel M (1984) Computertomographie bei zervikaler Lymphadenopathie. ROFO 140: 656

Nuklearmedizinische Diagnostik von Kopf-Halskarzinomen*

H. Porteder[1], G. Kment[2], M. Matejka[3] und H. Sinzinger[4]

[1]Abteilung für Kiefer- und Gesichtschirurgie, A. ö. KH St. Pölten, [2]II. Hals-Nasen-Ohren-Klinik, [3]Klinik für Zahn-, Mund- und Kieferheilkunde und [4]für Nuklearmedizin, Wien, Österreich

Einleitung

In den letzten Jahren konnten die nuklearmedizinischen bildgebenden Systeme verbessert und erweitert werden. Neben den bekannten Methoden (Szintigraphie mit 99 Tc-Pyrophosphat zur Darstellung der knöchernen Affektionen im Rahmen maligner Prozesse [4]; Tumordarstellung mittels 67 Gallium-Zitrat [2] oder Untersuchungen mittels 169 Ytterbium-Zitrat [1]) wurden neue Untersuchungsmethoden mit radioaktiv markierten Tracersubstanzen entwickelt. So z. B. die Immunszintigraphie zur Darstellung klinisch stummer Lymphknoten-Metastasen beim Mamma-Karzinom [8] oder der [111]-In-A-Bleomycin-Scan zur Darstellung oromaxillo-facialer Malignome und deren Metastasen. Erste Versuche zur Koppelung von Bleomycin mit radioaktivem 57 Kobalt gehen auf Woolfenden et al. [10] zurück. Soimakallio und Kiuru [7] versuchten mittels [111]-In-Kobalt-Bleomycin maligne Veränderungen in der Brustdrüse festzustellen.

Seit über drei Jahren wenden wir den [111]-In-A-Bleomycin-Scan zur Darstellung maligner Veränderungen im maxillo-facialen Bereich sowohl zur präoperativen Diagnostik als auch zur Metastasensuche an [3, 5, 6, 9].

Material und Methode

Bei 78 Patienten (67 m, 11 w) im Alter von 48 bis 81 Jahren mit einem Plattenepithel-Karzinom im maxillo-facialen Bereich führten wir die Untersuchung mit [111]-In-A-Bleomycin durch (Abb. 1). Es wurden jeweils 500 µCi Indium-A-Bleomycin intravenös verabreicht. Nach 1, 2, 6, 18, 24, 48 und 72 Stunden wurden Aufnahmen des Gesichtsschädels sowie des Gesamtkörpers in verschiedenen Projektionen mit einer Doppelkopf-Gammakamera angefertigt. Weiters wurden Ganzkörperretentionsmessungen durchgeführt (Abb. 2).

---

* Dieses Forschungsvorhaben wurde unterstützt vom Jubiläumsfonds der Oesterreichischen Nationalbank Nr. 3774

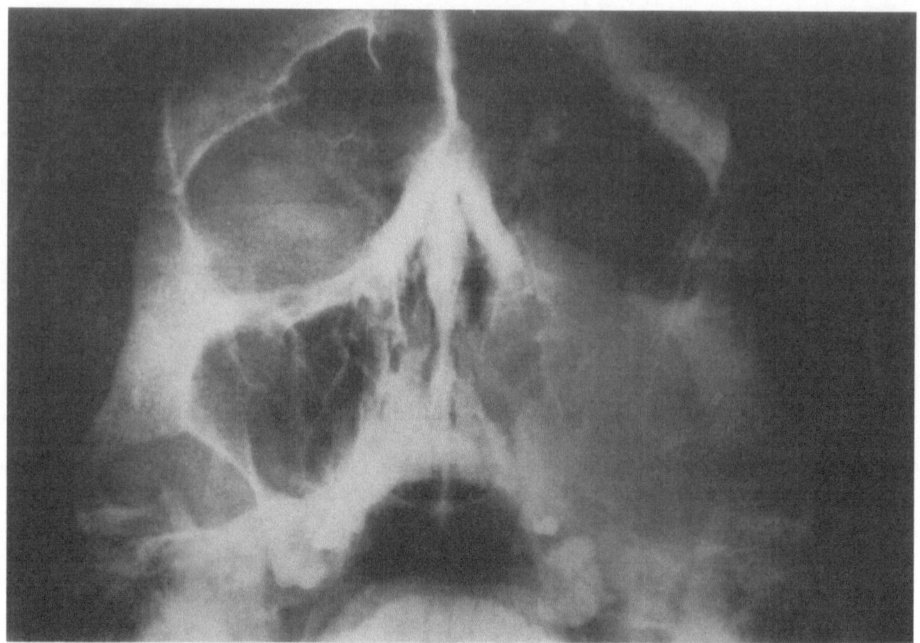

Abb. 1. Kieferhöhlenschleimhaut-CA mit Osteodestruktion

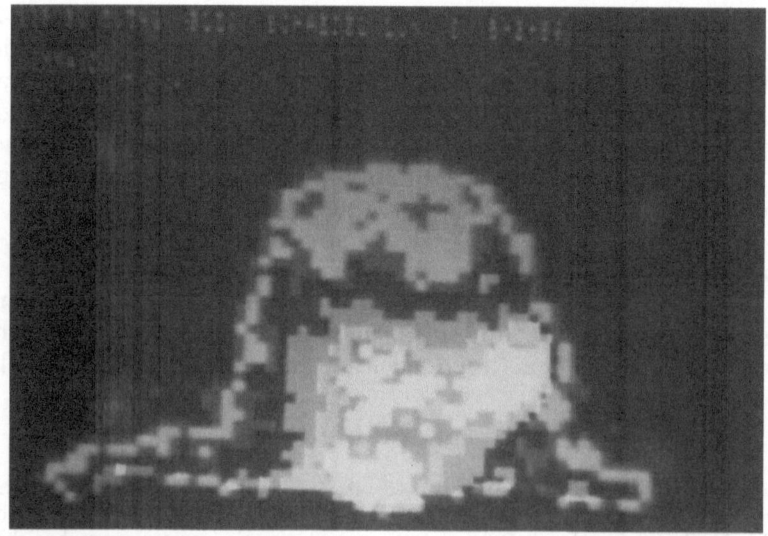

Abb. 2. [111]-In-A-Bleomycin Darstellung eines Oberkiefer-CA

Ergebnisse

Bei 74 Patienten war eine genaue Übereinstimmung mit anderen klinischen und histologischen Untersuchungen festzustellen. Bei 12 Patienten lag eine deutlich herabgesetzte Ausscheidung vor. Bei 10 Patienten mit einer erhöhten Ganzkörperretention waren Fernmetastasen die Ursache, 2 Patienten hatten eine gestörte Nierenfunktion. Bei 4 Patienten war keine sichere Befundkorrelation zu erkennen. In 2 Fällen konnte auf Grund von Interpretationsschwierigkeiten des Scan-Befundes keine sichere Aussage gemacht werden. Bei 2 weiteren Patienten fand sich kein histologisch-pathologisch korrelierendes Substrat.

Diskussion

Wie die Resultate zeigen, können mit diesem bildgebenden System nicht nur Primärtumoren oder Rezidive im maxillo-facialen Bereich dargestellt, sondern auch Fernmetastasen lokalisiert werden. Dafür spricht besonders die hohe Spezifität (100%) und Sensitivität (96%) der Methode. Eine weitere Ergänzung der Untersuchung stellt die Messung der Ganzkörperretention dar, insbesondere bei der Abklärung von Fernmetastasen. Ist die Tumormasse kleiner als 1 cm im Durchmesser, so scheint auch bei dieser Methode die Grenze des Auflösungsvermögens im Scan-Bild erreicht, wodurch keine sichere Interpretation möglich ist. Damit sind 2 unsichere Befundungen des Scans im Rahmen unseres Patientengutes erklärbar. In einem Fall war die Tumormasse im Bereiche der Tonsillarbucht kleiner als 1 cm im Durchmesser. Beim zweiten Patienten wurde schon bei der PE soviel Tumorgewebe entfernt, daß die Speicherung im Restgewebe nicht ausreichend und daher diagnostisch nicht verwertbar war.

Die beschriebene Methode mittels [111]-In-A-Bleomycin Plattenepithelkarzinome im maxillo-facialen Bereich zu diagnostizieren, erscheint dennoch vielversprechend. Bei relativ geringer Strahlenbelastung gelingt es, durch Beobachtung der Tracerkinetik im Gesamtorganismus pathologische Retentionen festzustellen und Metastasen nachzuweisen. Ob sich in Zukunft das Auflösungsvermögen der Methode bis auf wenige mm Tumorgröße steigern läßt, kann nur vermutet werden. Weiters soll prospektiv die Möglichkeit geprüft werden, über eine längerfristige Speicherung des Radiopharmakons und des Zytostatikum im Tumorgewebe, dieses von innen selektiv zu zerstören.

Zusammenfassung

Seit über drei Jahren wird der [111]-Indium-A-Bleomycin-Scan zur Darstellung von maxillo-facialen Malignomen eingesetzt. Es handelt sich um eine Tracer-Zytostatikumverbindung, welche sich in Karzinomen und Metastasen anreichert. Auf Grund der hohen Sensitivität (96%) und Spezifität (100%) der Methode ist es möglich, sowohl den Tumor als auch Metastasen mit der Doppelkopf-γ-Kamera darzustellen. Durch die Ganzkörperretentionsmessung beim negativen szintigraphischen Befund und Ausschluß einer Störung der Nierenfunktion (verzögerte Ausscheidung), können ebenfalls Hinweise für einen bestehenden Tumor erhalten werden. Bisher wurden 88 Patienten mit dieser Methode untersucht, wobei das Ergebnis mit dem klinischen Befund und anderen Untersuchungsmethoden korrellierte.

Nach Modifizierung der Methode soll es in Zukunft möglich sein, unter Verwendung eines anderen Indiumisotopes, Tumorgewebe von innen lokal zu bestrahlen, ohne die Nebenwirkung einer Bestrahlung von außen, welche im Bereich der durchstrahlten Gewebeformationen auftreten können, in Kauf nehmen zu müssen.

Literatur

1. Hisada K, Tonami M, Hiraki T, Ando A (1974) Tumor scanning with 169 Yb-citrate. J Nucl Med 15: 210–212
2. Johnston GS (1981) Clinical applications of gallium in oncology. Int J Nucl Med Biol 8: 249–255
3. Kment G, Matejka M, Porteder H, Sinzinger H (1988) Indium 111-A-Bleomycin – a new tracer for imaging orofacial neoplasms. J Oral Maxillofac Surg 46: 742–745
4. Luyk NH, Laird EE, Ward-Booth P, Rankin D, Williams ED (1986) The use of radionuclide bone scintigraphy to determine local spread of oral squamous cell carcinoma to mandible. J Max Fac Surg 2: 69–118
5. Porteder H, Wunderer S, Kment G, Matejka M, Watzek G, Bergmann H, Sinzinger H (1986) Szintigraphische Darstellung von oralen Malignomen mittels 111-Iridium-Cobalt-Bleomycin. Acta Chir Austriaca 258 (3)
6. Sinzinger H, Porteder H, Bergmann H, Angelberger P, Kment G, Matejka M, Watzek G (1986) 111-In-Bleomycin (A) for diagnosis of tumors in the maxillofacial region. Nucl Med 25: 125–156
7. Soimakallio S, Kiuru A (1980) 111-In-Bleomycin imaging of breast tumours. Eur J Nucl Med 5: 369–371
8. Thompson CH, et al (1984) Immuniszintigraphie erfaßt auch stumme Lymphknotenmetastasen. Lancet 8414: 1245–1247
9. Watzek G, Wunderer S, Porteder H, Bergmann H, Matejka M, Sinzinger H (1987) 111-Indium-Bleomycin-Szintigraphie zur Kameradarstellung von Plattenepithelkarzinomen im Mund-Kiefer-Gesichtsbereich. In: Schwenzer N, Pfeiffer G (Hrsg) Fortschritte der Kiefer- und Gesichtschirurgie, Bd 32. G Thieme, Stuttgart New York, S 184–185
10. Woolfenden JM, Alberts DS, Hall JN, et al (1979) Cobalt-57-bleomycin for imaging head and neck tumours. Cancer 43: 1652–1657

Die chirurgische Therapie
von Kopf-Hals-Karzinomen

Die chirurgische Therapie des Lippenkarzinoms

E. Machtens

Klinik für Mund-, Kiefer- und Gesichtschirurgie, Ruhr-Universität, Bochum,
Bundesrepublik Deutschland

Einleitung

Die chirurgische Therapie des Lippenkarzinoms ist hinsichtlich der operativen lokalen Lösung der Defektrekonstrukion weniger kontrovers, dafür aber variabler diskutiert worden. Wenn Brusati [2] etwa 200 chirurgische Variationen bezüglich der Defektdeckung angab, so ist dies nur Ausdruck der Ideenvielfalt und des Einfallsreichtums verschiedener Operateure und des ständigen Bemühens, Verbesserungen anzustreben.

Widersprüchlich ist dagegen immer die Einstellung der verschiedenen Chirurgen zu der Strategie im Hinblick auf die Behandlung der regionären Lymphknotengebiete gewesen. Dabei liegt die Amplitude des Vorgehens in dem einen Extrem der reinen Exzision des Lippenkarzinoms oder sogar des „Shaving" bei sehr oberflächlichen Karzinomen und der obligaten, zumindest suprahyoidalen Blockausräumung und auch der fakultativen Neck dissection bei entsprechendem Nachweis des Lymphknotenbefalls [4, 9, 10].

Mit einigen Anmerkungen zu diesem Fragenkomplexen ist die Diskussion festzulegen.

Rekonstruktive Aspekte der Lippenkarzinom-Behandlung

Alle Grundüberlegungen der Lippenkonstruktion werden durch den Wunsch, den Lippenschleimhautersatz mit einer möglichst funktionellen optimalen muskulären Rehabilitation zu verbinden, bestimmt. Die Dreischichtigkeit der Gewebeanlagerung und Gewebenaht ist damit vorgegeben.

Das Grundverfahren und das Basiskonzept gehen im wesentlichen auf Bernard [1] zurück. Sein fundamentales Prinzip wurde vor fast 20 Jahren von Fries [6] modifiziert. Dabei wurden insbesondere die funktionellen Aspekte besser berücksichtigt, die auch gleichermaßen die Ästhetik optimierten. Die Einseitigkeit der Exzision von Entlastungsgewebe oder Entlastungsdreiecken bzw. deren Doppelanlage gehören zum Standard einer jeden chirurgischen Therapie.

Ohne Anspruch auf Vollständigkeit sei lediglich der Hinweis auf die alten und bekannten Verfahrensangaben nach Dieffenbach, auf Lexer und auf Estlander gemacht. Auch neuere Publikationen mit interessanten Varianten von Grimm [7], Johannson et al. [8] sowie von Domarus [3] sind verfolgenswert und müssen im Einzelfalle vom Operateur einbezogen werden.

Die chirurgische Strategie und die Behandlung der regionären Lymphknoten

Die Basis der folgenden Ausführungen ist eine Untersuchung über 115 Patienten in den Jahren von 1973 bis 1988. Die Männer stellten mit 100 Patienten (87%) das auch in der Literatur bekannte Hauptkontingent der Betroffenen dar, während 15 (13%) weiblichen Geschlechts war. Die entsprechende Altersklassifizierung ist aus der Tabelle 1 zu ersehen. Die Lokalisation der Karzinome betraf in 92 Fällen (80%) die Unterlippe, bei 16 Patienten (14%) die Oberlippe, und der Mundwinkel war bei 7 (6%) der Patienten befallen. Schließlich waren in die T-1-Kategorie 60 Patienten (77%), in die T-2-Gruppe 16 (20%) und in die T-3-Gruppe 2 (3%) einzuordnen (Tabelle 2). Auf Grund der Dokumentationsproblematik war eine exakte Zuordnung zum T-N-M-System nur bei 78 Patienten möglich.

Das primäre Grundkonzept der Therapiestrategie war eine obligate, prophylaktische oder bei klinisch tastbarem Lymphknotenbefund, therapeutische Lymphknotenausräumung der 1. Station im suprahyoidalen Blockbereich.

In Tabelle 3 kann die Zahl der mit einer suprahyoidalen Blockausräumung behandelten Patienten mit 60 angegeben werden; 32 dieser Pati-

Tabelle 1. Altersverteilung von 115 Lippenkarzinomen, behandelt in der Zeit von 1973 bis 1988

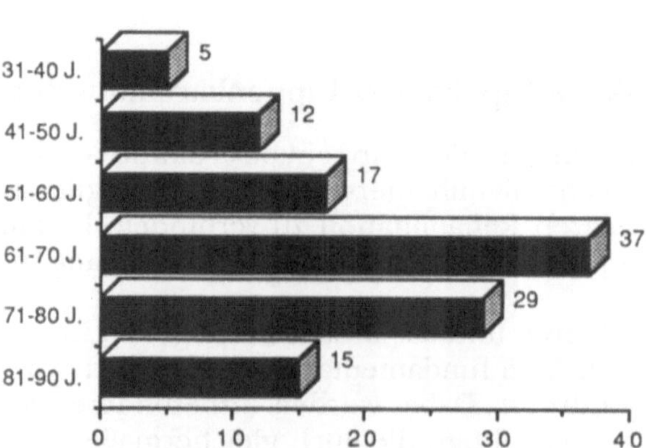

Tabelle 2. T-N-M-Klassifizierung von 78 Lippenkarzinomen

TN-Aufteilung von 78 der 115 Lippenkarzinome

T1N0	37	T2N0	8	T3N0	1
T1N1	12	T2N1	5	T3N1	0
T1N2	11	T2N2	3	T3N2	1
T1 gesamt	60 (77%)	T2 gesamt	16 (20%)	T3 gesamt	2 (3%)

Tabelle 3. Von 88 suprahyoidalen Blockausräumungen konnten die histomorphologischen Aufarbeitungen ausgewertet werden

	Suprahyoidale Ausräumungen bei 60 Patienten	
	Einseitig	Beidseitig
Männliche P.	30	26 (52)
Weibliche P.	2	2 (4)
n	32	28 (56)

enten wurden einseitig nach diesem Therapieschema versorgt und 28 beiderseitig der regionären Lymphknotenausräumung zugeführt. Die letztere Maßnahme ist aus der Mittelständigkeit des Karzinoms zu erklären gewesen.

82 Aufarbeitungen und histologische Untersuchungen der Gewebeblöcke aus der Suprahyoidalregion konnten den entsprechenden klinischen Befunden zugeordnet werden. Danach wurden bei 36 klinisch positiven Tastbefunden 7 (19,4%) Karzinomabsiedlungen in den Lymphknoten nachgewiesen. Bei 46 klinisch negativen Tastbefunden konnten in 2 Fällen (4,3%) ein histomorphologischer Nachweis von Metastasen, resp. Mikrometastasen in den Lymphknoten erbracht werden.

Aus der Klientel konnten besonders und isoliert 30 Patienten mit Lippenkarzinom-Rezidiven bewertet werden. Aus der eigenen Primärtherapie stammten 5 (17%) der Patienten und nach auswärtiger Vortherapie wiesen 25 (83%) ein lokales Rezidiv aus. In Tabelle 4 sind die vorausgegangenen therapeutischen Maßnahmen erkennbar.

Die Aufarbeitung des gewonnenen histologischen Materials dieser Patienten mit Karzinomrezidiven nach suprahyoidaler Blockausräumung in Relation zu dem histologischen Befund ergab bei klinisch positivem Tastbefund in 13 Fällen immerhin bei 9 Patienten (69%) einen histomorphologischen Nachweis des Karzinoms. Bei 17 klinisch negativen Tastbefunden wurde nach der suprahyoidalen Blockausräumung in keinem Fall eine Me-

Tabelle 4. Vorbehandlungsart von 30 Lippenkarzinom-Rezidiven, von denen 25 nach andernorts vorgenommener Primärtherapie zugewiesen wurden

Lippenkarzinom-Rezidive	n
Patienten	30
Vorausgegangene Therapie	
Bestrahlung	5
Zweimalige Bestrahlung	1
Einmalige Operation	13
Zweimalige Operation	3
Dreimalige Operation	1
Operation + Bestrahlung	7

tastase nachgewiesen. Eine aussagefähige Angabe über den Zeitpunkt der Primärtherapie sowie die Art der Erstbehandlung in Relation zum Auftreten des Rezidivs konnte wegen der kleinen Zahl und der hohen Variabilität der Erstbehandlung nicht gemacht werden.

Das Ergebnis der Langzeitkontrolle verlangt unabhängig davon, wie die Vorbehandlung jeweils gestaltet wurde, eine differenzierte Bewertung der Patienten. Im folgenden soll darauf noch im Detail eingegangen werden, soweit es die verstorbenen Patienten betrifft.

Ein 64jähriger Patient, der nicht aus der eigenen Klientel mit dem vorgestellten Therapieprogramm stammte, wurde mit einem ersten Rezidiv ein Jahr nach seiner Strahlentherapie überwiesen. Es erfolgte die Neck dissection und eine zusätzliche Strahlentherapie in voller Tumordosis. Ein zweites regionales Rezidiv trat kontralateral nach 2 Jahren auf. Es wurde eine suprahyoidale Ausräumung zusätzlich betrieben und eine weitere strahlentherapeutische Maßnahme auch in der Region angeschlossen. An einer allgemeinen Metastasierung starb der Patient nach weiteren 2 1/2 Jahren.

Zwei weitere Patienten mit regionalen Absiedlungen und Fernmetastasen starben 7 Monate bzw. 2 1/2 Jahre nach dem Auftreten eines lokalen und regionalen Rezidivs. Ihnen konnten keine weiteren therapeutischen Maßnahmen wegen des reduzierten Allgemeinzustandes angeboten werden.

Zusammenfassung

In der Gesamtwertung der Erhebungen sind folgende grundsätzliche Feststellungen zu treffen:

Das Verhältnis von Oberlippen- zu Unterlippen-Karzinomen bewegt sich in der eigenen Klientel ebenso wie die Geschlechts- und Altersverteilung im Rahmen dessen, was die Literatur über die karzinomatöse Erkrankung des Lippenbereiches darstellt.

Unabhängig von der ebenso im Schrifttum deckungsgleichen T-N-M-Klassifizierung der Lippenkarzinome wird der Exzision mit Randschnittbestimmung und der prophylaktischen bzw. therapeutischen suprahyoidalen Ausräumung das Wort geredet. In Verbindungen mit einer regelmäßigen Tumornachsorge, gemäß DÖSAK-Angabe, erscheint die suprahyoidale Ausräumung auch bei nicht verdächtigem tastbarem Lymphknotenbefund gerechtfertigt zu sein. Dieses wird insbesondere angesichts der Tatsache gefordert, als der Eingriff zur Ausräumung der regionären Lymphknotenstation im Bereiche der suprahyoidalen Region für die Patienten wenig belastend ist, keine größeren Blutverluste bedeutet und auch keine verlängerte stationäre Behandlung im Regelfalle nach sich zieht. Von der kosmetischen Seite sind die gewöhnlich diskreten Narben durch den operativen Zugang tolerabel. Dies gilt insbesondere deshalb, weil die Patienten im allgemeinen einer höheren Altersgruppe zuzuordnen sind, die bei der faltigen Hauttextur kaum auffallende Narbenbildungen erkennen läßt. Wesentliches Argument für die Forderung nach einer suprahyoidalen Ausräumung ist vor allem dadurch gegeben, als Mikrometastasen klinisch in keiner Form erkennbar werden. Dieses erscheint trotz der verbesserten prätherapeutischen Maßnahmen durch moderne sonographische Untersuchungen zu gelten. Andererseits wird aber die Forderung aufgestellt, bei der prophylaktischen und therapeutischen Lymphknotenausräumung der suprahyoidalen Region vom Pathologen die subtile Aufarbeitung des gewonnenen Materials zu erhalten, um mögliche Mikrometastasen zu erkennen, um dann wiederum bei positivem Befund die nächst weitergeführte Lymphknotenstation durch eine Neck dissection anzugehen.

Andere als die hier beschriebenen chirurgischen Maßnahmen sind unsicher und können nur dem Patienten vorbehalten bleiben, der von seiner allgemeinen Situation einer chirurgischen Maßnahme oder größeren Interventionen nicht zugeführt werden kann. Angesichts der positiven, vorstehend beschriebenen Erfahrungswerte, scheint diese Forderung, wie sie auch in jüngerer Literatur gefordert wird [4, 10], gerechtfertigt zu sein.

Literatur

1. Bernard C (1851–1853) Cancer de la levre inferieure, restauration a l'aide delambeaux quadilatires-lateraux querison. Scalpel (Liege) 5: 162–165
2. Brusati R (1979) Reconstruction of the labial commisure by a sliding U-shaped cheek flap. J Max Fac Surg 7: 11–14
3. Domarus H v (1982) Möglichkeiten enoraler Rekonstruktion mit Zungenlappen. In: Domarus H v (Hrsg) Plastische und Wiederherstellungschirurgie bei bösartigen Tumoren. Springer, Berlin Heidelberg New York, S 245–252
4. Eggert H, Dumbach J, Steinhäuser EW (1986) Vergleichende Untersuchungen zur prätherapeutischen und histologischen N-Klassifikation bei Unterlippenkarzinomen. Dtsch Z Mund Kiefer Gesichtschir 10: 72–77
5. Fries R (1962) Über eine neue Methode der primären Wiederherstellung des Mundwinkels nach Karzinomexstirpation. Öst Z Stomatol 59: 366–369
6. Fries R (1973) Advantages of a basis concept in lip reconstruction after tumor resection. J Max Fac Surg 1: 13–18

7. Grimm G (1966) Eine neue Methode der Nahlappenplastik zum Ersatz tumorbedingter totaler Unterlippendefekte. Zentralbl Chir 91: 1621
8. Johanson B, Aspelund E, Breine U (1974) Surgical treatment of non traumatic lower lip lesions with special reference to the step technique. Scand J Plast Reconstr Surg 8: 232
9. Schubert J, Grimm G (1984) Lippenkarzinome I und II. Dtsch Z Mund Kiefer Gesichtschir 8: 387–392 und 393–397
10. Schwenzer N (1983) Surgical treatment of squamous carcinomas of the lip. Verh Dtsch Krebs Ges 4: 363

Die chirurgische Therapie der Karzinome im Bereich der kaudalen Mundhöhle

J. Reuther

Klinik und Poliklinik für Mund-, Kiefer- und Gesichtschirurgie, Universität Würzburg,
Bundesrepublik Deutschland

Die Prinzipien der chirurgischen Behandlung von Karzinomen im Bereich
des Unterkiefers, des Mundbodens und der vorderen zwei Drittel der Zunge: „Weite Resektion im Gesunden und radikale Blockausräumung der regionalen Lymphknoten" wurden von Crile [2] aufgestellt. Bis heute hat
sich an diesen therapeutischen Grundsätzen nichts Wesentliches geändert,
auch wenn seit Einführung von Strahlen- und Chemotherapie Diskussio-
nen über Indikation und Effektivität der verschiedenen Behandlungsmethoden entstanden sind.

Nach meiner Auffassung resultieren die unterschiedlichen Auffassung-
en häufig aus Mißverständnissen und auch aus Unkenntnis, z.B. sieht der
Strahlentherapeut nur selten die guten Resultate nach operativer Tumortherapie, meist sind es Rezidive oder andere Problempatienten, die ihm
vom Chirurgen vorgestellt werden. Andererseits haben Patienten, die wir
nach Strahlentherapie sehen, meistens lokale Rezidive und Lymphknotenmetastasen, oder bei Tumorfreiheit starke Schmerzen, große Weichteil-
probleme oder Knochennekrosen.

Für die Präferenz der chirurgischen Intervention sprechen jedoch einige
Gesichtspunkte:

1. Trotz radikaler Tumorausräumung ist der betroffene Bezirk meist kleiner bzw. die Grenzen der zu behandelnden Region können exakter
   definiert werden.
2. Die Behandlungszeit bei operativen Maßnahmen ist in aller Regel
   kürzer als bei Strahlentherapie und Spätfolgen sind besser einzuschätzen.
3. Nach Abschluß der operativen Therapie ist eine Strahlenbehandlung
   möglich, während umgekehrt meist erhebliche Probleme bestehen.

4. Die Frage nach einer klinisch radikalen Tumorentfernung ist nach operativer Behandlung besser einzuschätzen, da das Resektat pathohistologisch exakt aufgearbeitet werden kann.

Für die chirurgische Therapie hat sich in den letzten Jahren bei der Einschätzung der Tumorausdehnung und damit der Festlegung der Resektionsgrenzen durch die Einführung der Ultraschallsonographie, der Computertomographie und der Kernspintomographie eine Verbesserung ergeben, so daß nicht mehr der klinische Palpationsbefund alleine ausschlaggebend ist, sondern daß objektivierbare und reproduzierbare Kriterien zur Verfügung stehen.

Ein Problem stellt dabei jedoch nach wie vor die Einschätzung des Ausmaßes der Knochenbeteiligung beim Mundhöhlen-Karzinom dar. Nach den Ergebnissen der retrospektiven DÖSAK-Studie (1982) ist bei ca. 50% der Patienten mit einem Oropharynxkarzinom der Unterkiefer beteiligt. Für eine Entscheidung, ob eine Teilresektion noch ausreichend ist oder ob eine Kontinuitätsresektion unumgänglich wird, ist immer die individuelle Situation ausschlaggebend, wobei neben der Lokalisation und dem Fixationsgrad auch die Tiefenausdehnung des Tumors berücksichtigt werden muß.

Ein weiteres Problem für die chirurgische Therapie stellt die Frage der Beteiligung der regionären Lymphknoten dar. Generell gilt zwar, daß eine Korrelation zwischen Tumorausdehnung und Lymphknotenbefall besteht, die neueren Ergebnisse von Lindberg [8] und Fries et al. [5] bestätigen aber auch die Aussage von Butlin [1] aus dem Jahre 1885, daß positive Lymphknoten auch bei kleinstem Tumor auftreten können.

In unserer Klinik wird daher bei allen Mundhöhlen-Karzinomen eine systematische Lymphknotenausräumung durchgeführt. Bei negativem klinischen Befund erfolgt als Staging-Methode die suprahyoidale Lymphknotenausräumung mit Entfernung der submentalen, submandibulären und jugulodigastrischen Lymphknoten oder eine elektive Neck dissection. Bei positiven Lymphknoten führen wir die klassische radikale Neck dissection durch, wobei wir die Schnittführung nach Mc Fee bevorzugen.

Obwohl sich wie eingangs erwähnt an den Grundsätzen der chirurgischen Therapie in diesem Jahrhundert sehr wenig geändert hat, so haben doch die Weiterentwicklungen der rekonstruktiven Maßnahmen in den letzten Jahrzehnten die Indikation zu einer radikalen Tumorausräumung erweitert und nach unseren Erfahrungen auch die Radikalität der Eingriffe günstig beeinflußt. Die Auswahl des Rekonstruktionsverfahrens ist heute in aller Regel wesentlich schwieriger als die Ausführung der radikalen Tumorausräumung selbst, wobei immer wieder der Zeitpunkt ihrer Durchführung diskutiert wird. Für eine frühzeitige bzw. Primärrekonstruktion sprechen:

1. Die frühe Rekonstruktion verhindert bzw. minimiert die Morbidität und die funktionelle Beeinträchtigung durch die radikale Tumorausräumung.

2. Durch die Primärrekonstruktion können vitale Funktionen erhalten bzw. wiederhergestellt werden, die bei Sekundärmaßnahmen nur schwierig oder unvollständig gelingen.
3. Für den Patienten ist die Primärrekonstruktion ein Zeichen dafür, daß die Tumorresektion als kurativer Eingriff intendiert ist.
4. Die Rekonstruktion hilft dem Patienten sowohl körperlich als auch psychologisch den Eingriff zu akzeptieren.
5. Die sofortige Rekonstruktion reduziert die Zahl der notwendigen Operationen, um eine ausreichende Rehabilitation zu erreichen.
6. Selbst bei Auftreten eines Rezidives ist durch die primäre Rekonstruktion eine akzeptable Palliativmaßnahme gegeben.

Gegen eine Primärrekonstruktion spricht:

1. daß durch die häufig sehr dicken Transplantate die Früherkennung eines Rezidives erschwert wird;
2. die Dauer des Eingriffs erheblich verlängert wird;
3. primäre Rekonstruktionen im Bereich der Mundhöhle häufig fehlschlagen.

Nach unserer Auffassung überwiegen die Argumente für eine Primärrekonstruktion nicht nur rein numerisch. Als objektiv falsch sind nach unseren Untersuchungen die hohen Mißerfolge der Primärrekonstruktionen, was vor allem für die mikrochirurgischen Eingriffe zutrifft [12].

Nach unserer Meinung stellt daher die radikale Tumorausräumung alleine kein ausreichendes Therapiekonzept mehr für die Behandlung von Tumoren im Mund-Kiefer-Gesichtsbereich dar. Andererseits hat die Entwicklung neuer plastischer und wiederherstellender Operationen zu wesentlichen Fortschritten in der Tumorchirurgie geführt, da erst mit diesen Maßnahmen umfangreiche radikale Tumorausräumungen ohne die unerträgliche Verstümmelung möglich wurden.

Wie bereits erwähnt, ist bei ca. 50% unserer Patienten mit Tumoren im Bereich der caudalen Mundhöhle mit einer Unterkieferresektion zu rechnen. Der Unterkiefer ist bei der Mundöffnungsbewegung, bei Kau- und Schluckakt, beim Sprechen und Atmen funktionell integriert. Der Verlust der Unterkieferkontinuität führt daher in Abhängigkeit von der Ausdehnung und der Lokalisation des Knochenverlustes neben erheblichen ästhetischen vor allem zu entscheidenden funktionellen Störungen. Zur Erhaltung der vitalen Funktionen ist daher heute die sofortige Rekonstruktion des Unterkiefers, vor allem nach Entfernung des Kinnmittelteiles angezeigt.

Für die primäre Unterkieferrekonstruktion nach Tumorentfernungen wurden in den letzten Jahren unterschiedliche Überbrückungssysteme angegeben. Wir selbst haben 1972 ein eigenes Plattensystem entwickelt [13], mit dem wir zwischenzeitlich bei über 300 Patienten Erfahrungen sammeln konnten. Vor drei Jahren wurde das System modifiziert (Abb. 1), wobei der grundlegende Unterschied in der Verwendung von Titan als Implantatmaterial besteht. Prinzipiell gelingt es mit diesem System auch nach ausgedehnten Unterkieferresektionen in unterschiedlicher Lokalisation und Ausdehnung, Unterkieferstümpfe in ihrer anatomischen Position sicher zu fixieren und eine normale Bißlage einzuhalten. Damit lassen sich die ästhetischen und vor allem die funktionellen Störungen auf ein unumgängliches Minimum reduzieren. Bei Primärrekonstruktionen kombinieren wir das Plattensystem mit einem Refobacin-Palacosimplantat, um die Weichteile optimal abzustützen und durch die Fixierung der Zungenmuskulatur die Atmung zu sichern (Abb. 2a,b). Bei der endgültigen Wiederherstellung der Unterkieferkontinuität kann das Plattensystem mit einem freien kortikospongiösen Beckenkammspan oder einem mikrochirurgisch revaskularisierten Knochentransplantat vom Beckenkamm oder der Scapula kombiniert werden (Abb. 3a–g).

Die Wiederherstellung ausgedehnter Gewebsverluste im Mund-, Kiefer- und Gesichtsbereich ist in diesem Jahrhundert durch drei wesentliche Entwicklungen geprägt. Die Einführung des Rundstiellappens durch Filatov [4] 1917 und seine spezielle Anwendung im Kopf-Halsbereich durch Ganzer [6] und Schuchardt [15] ermöglichte erstmals, zwar nur als Sekundärmaßnahme, die Wiederherstellung großer, besonders perforierender Defekte. Ein wesentlicher Fortschritt bedeutete die Beschreibung und klinische Anwendung der arterialisierten Haut-Fett-Lappen von Stirn, Brustregion und Rücken anfangs der sechziger Jahre. Damit wurde erstmals die Voraussetzung für eine Primärrekonstruktion geschaffen. Die Möglichkei-

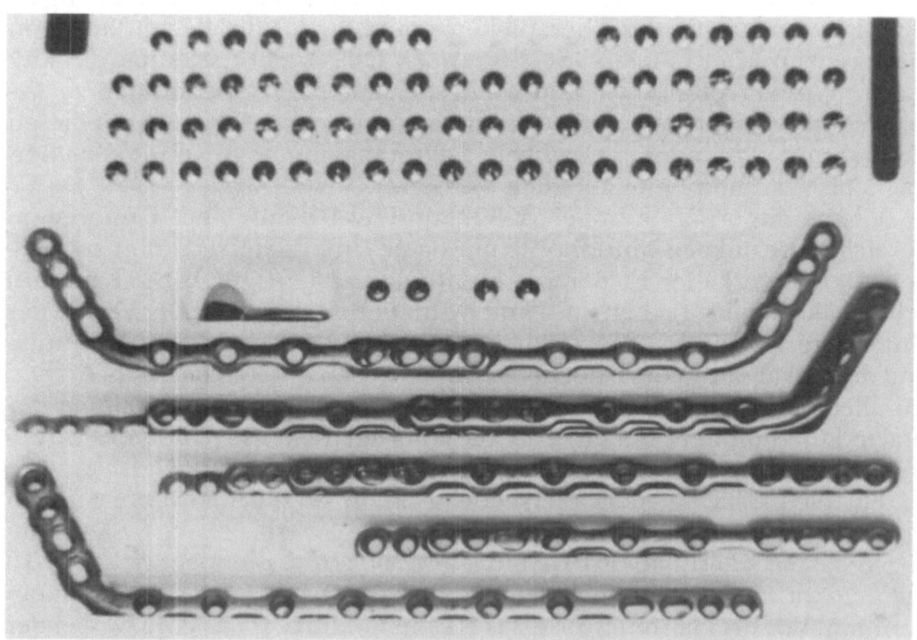

Abb. 1. Würzburg-Titan-Plattensystem zur Unterkieferrekonstruktion

ten der gestielten Transplantate wurden mit der Einführung der Myocutanlappen aus den gleichen Regionen beachtlich erweitert [9]. Die dritte wichtige Entwicklung stellt die klinische Anwendung der mikrovaskulären Chirurgie im Jahre 1973 dar [3, 7, 10]. Mit dieser Technik steht uns heute eine Vielfalt unterschiedlich zusammengesetzter Transplantate zur Verfügung, die die primäre einzeitige Wiederherstellung der Mund-Kiefer-Gesichtsregion unter Erhalt ihrer vitalen Funktionen ermöglicht.

Aus der Vielfalt der Rekonstruktionsmaßnahmen mit regionalen Lappen oder mit Fernlappen möchte ich Ihnen aus unserer klinischen Erfahrung einige Indikationen und Ergebnisse vorstellen, wobei wir die Defekte außer acht lassen, bei denen ohne wesentliche funktionelle Beeinträchtigung die Rekonstruktion durch Mobilisation der Wundränder bzw. durch Verwendung oraler Lappen gelingt.

Für die Anwendung von regionalen Hautlappen von der Stirn oder aus der Nasolabialfalte sehen wir für die Rekonstruktion der caudalen Mundhöhle heute keine, oder nur in Extremsituationen noch eine Indikation. Dabei steht für uns im Vordergrund, daß durch die Transplantatentnahme einerseits zusätzliche Narben im Gesicht unumgänglich sind, andererseits unterschiedliche funktionelle Beeinträchtigungen im Gesichtsbereich auftreten. Die Anwendung von Myocutanlappen aus der Halsregion, wie der Platysma-flap oder der Myocutanlappen vom M. sternocleido mastoideus besitzen nach unserer eigenen Erfahrung ebenfalls nur eine begrenzte Anwen-

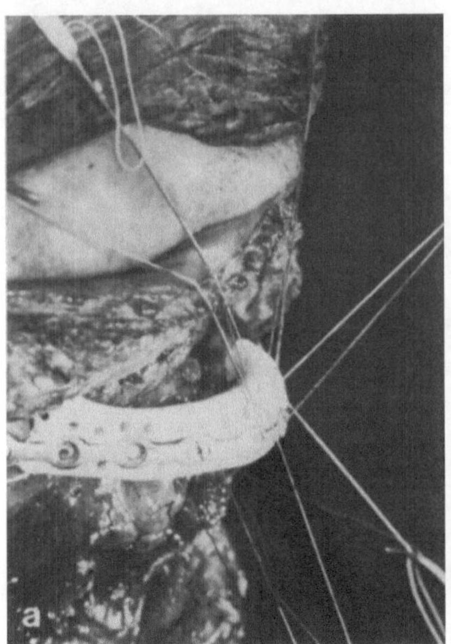
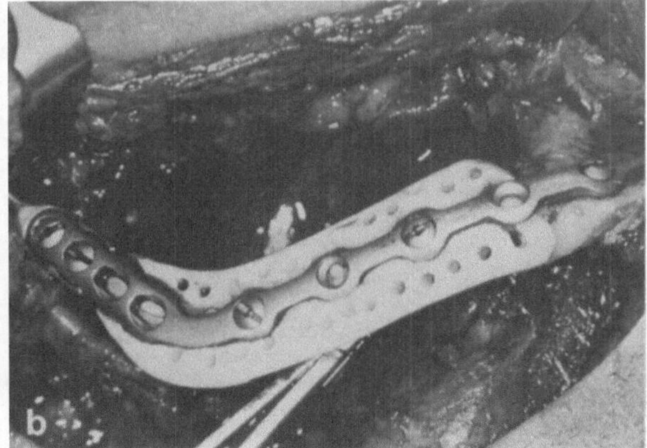

Abb. 2. Primäre Unterkieferrekonstruktion mit Titanplatte und Refobacin-Palacos-Implantat. **a** In der Kinnregion Fixierung der Zungen-Mundbodenmuskulatur am Implantat über Bohrlöcher. **b** Im Kieferwinkelbereich mit Gelenkkopfersatz

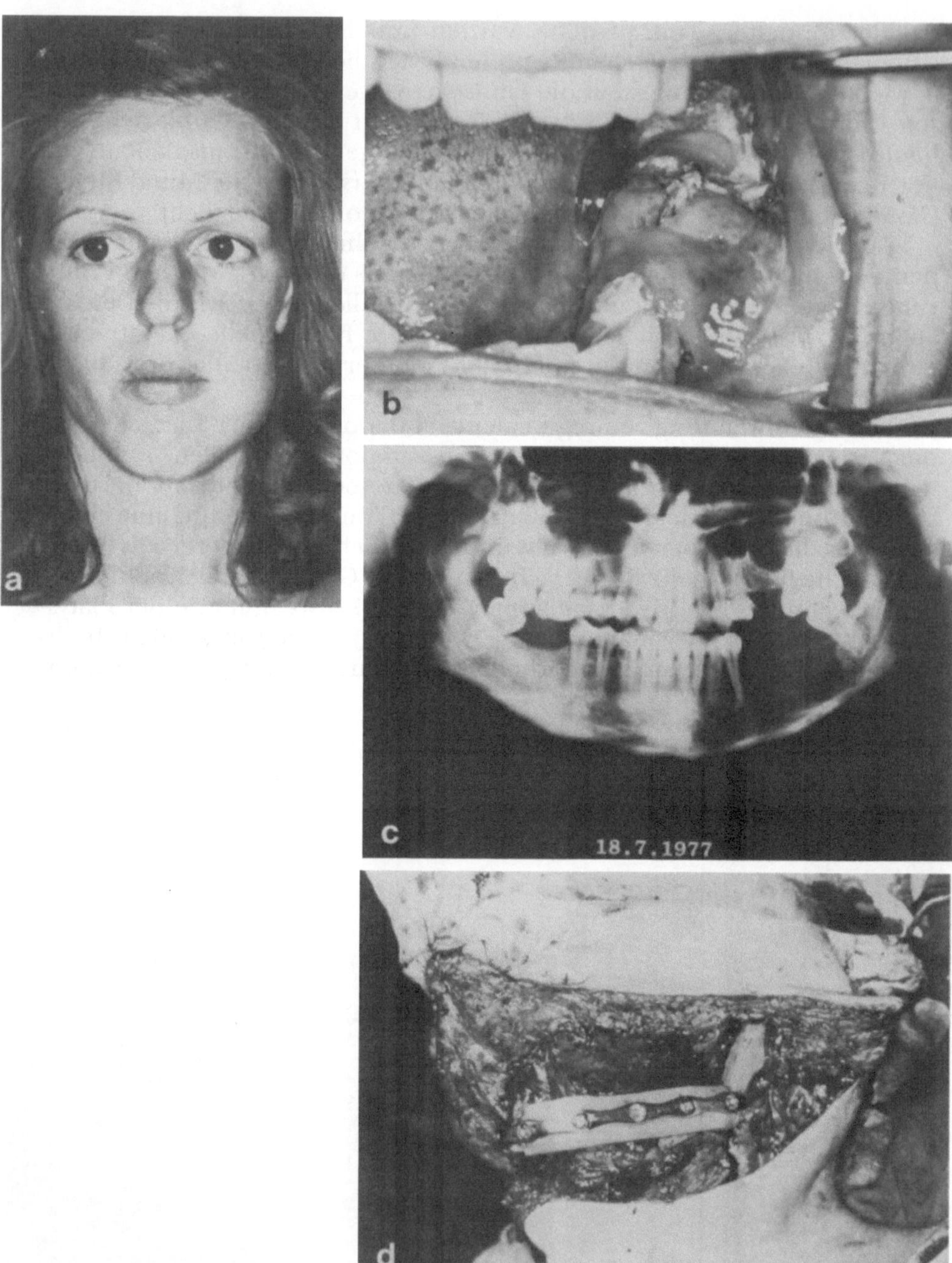

Abb. 3. a–c 21jährige Patientin mit einem ausgedehnten Rhabdomyosarkom im Unterkiefer.
d OP-Situs mit Unterkieferresektion von der rechten Eckzahnregion mit Exartikulation des
linken Kiefergelenkes; Rekonstruktion mit Platte und Silastic

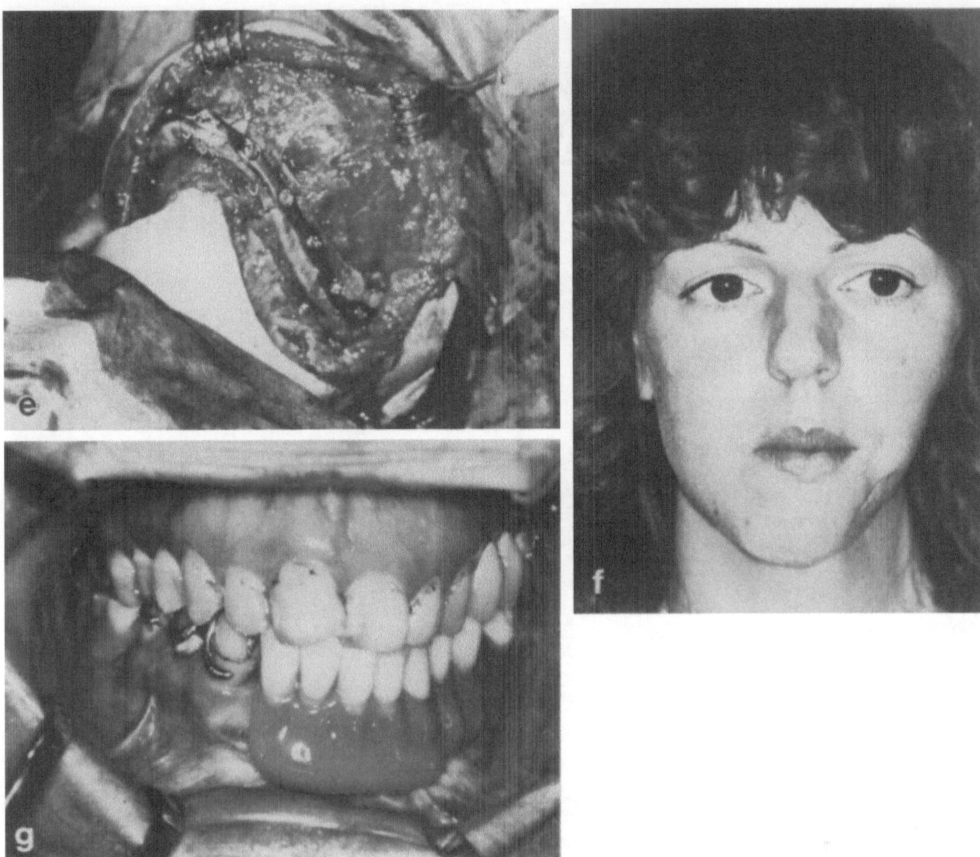

Abb. 3. e Endgültiger Unterkieferersatz mit einem corticospongiösen Beckenkammspan unter Verwendung der primären Osteosyntheseplatte. **f, g** Zustand der Patientin 10 Jahre nach der Tumorentfernung

dungsindikation. Diese Lappen eignen sich nur für kleinere, meist oberflächlich gelegene Defekte. Die funktionelle und ästhetische Beeinträchtigung durch die Lappenentnahme erscheint tolerabel (Abb.4a–c).

Größere und ausgedehntere Weichteildefekte in der Mundhöhle lassen sich vor allem mit dem Pectoralis-major-Myocutanlappen recht günstig rekonstruieren. Ein entscheidender Vorteil dieser Technik ist die Tatsache, daß der Hebedefekt meist durch Mobilisation der Umgebung gedeckt werden kann (Abb.5a,b). Es ist jedoch zu berücksichtigen, daß die Nachteile der Anwendung äußerer Haut in der Mundhöhle nach wie vor bestehen. Es tritt keine Adaptation der transplantierten äußeren Epithelschicht an die Funktionen der Mundhöhle ein und es kann zu erheblichen narbigen Strikturen kommen. Wir setzen den Pectoralis major-Myocutanlappen daher bei den Fällen ein, bei denen sich aus unterschiedlicher Sicht ein mikrochirurgisches Transplantat verbietet.

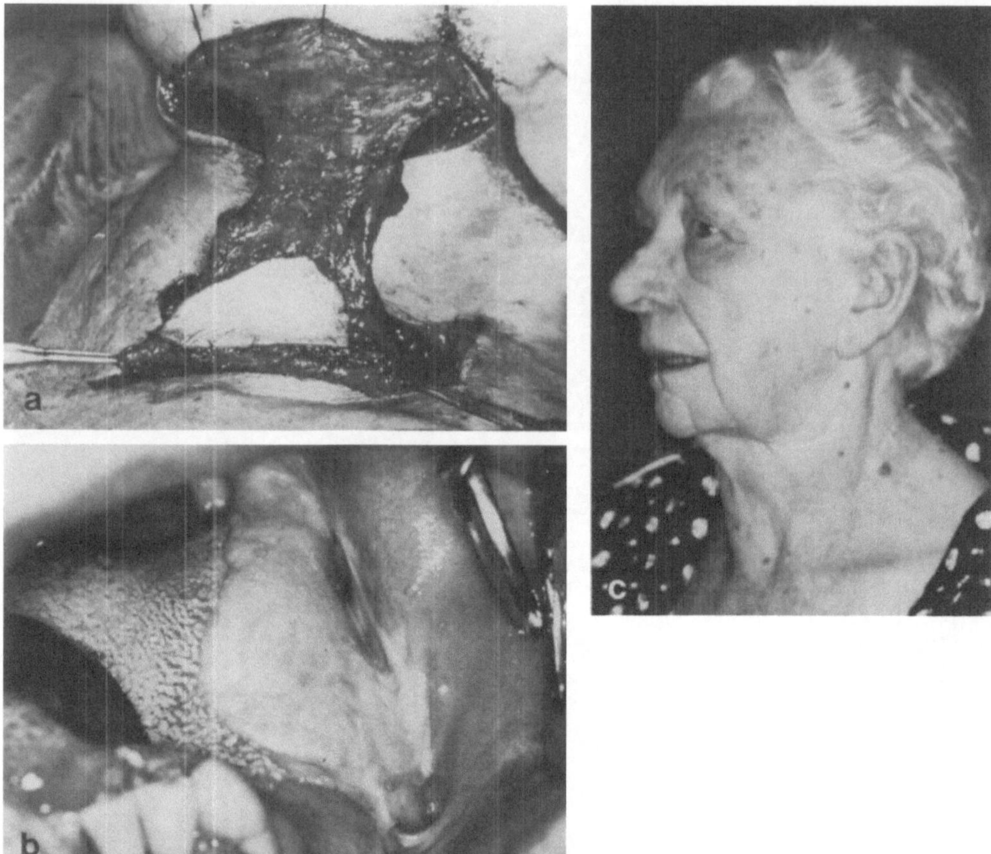

Abb. 4. a, b Platysmamyocutanlappen zum Ersatz der seitlichen Zungen- und Unterkieferregion nach Entfernung eines Leukoplakiekarzinoms. **c** Unauffällige Narbensituation zwei Jahre nach Platysmalappentransplantation

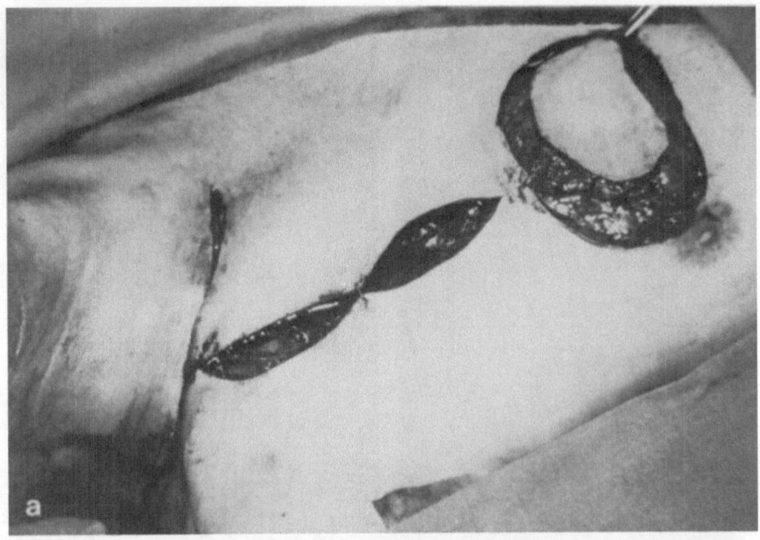

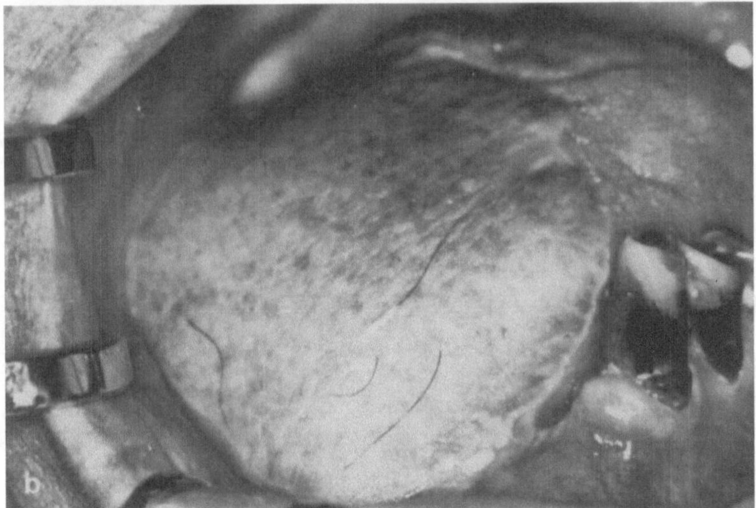

Abb. 5. a, b Myocutanlappen von m. pectoralis major zum Weichteilersatz nach Unterkieferteilresektion und Hemiglossectomie

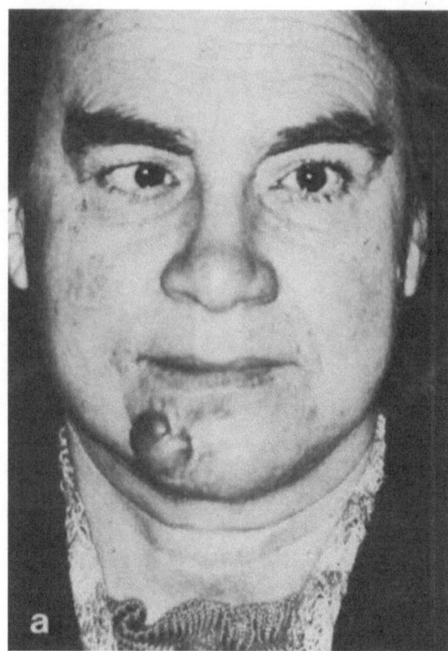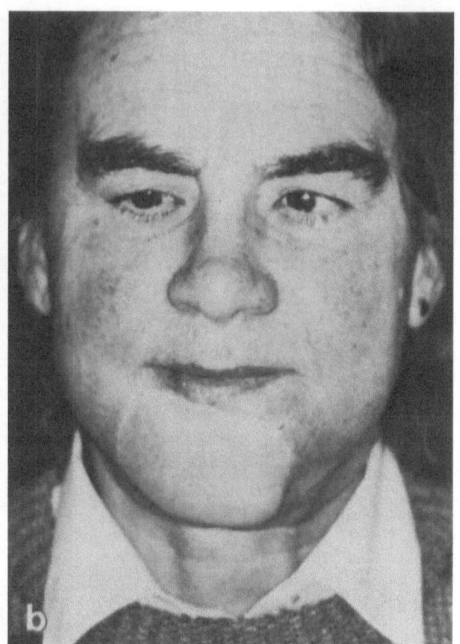

Abb. 6. a, b Weichteilersatz der Kinnregion bei Kinnresektion wegen eines Fibrosarkoms prae- und vier Jahre postoperativ mit einem Acromiopectorallappen

Für die Rekonstruktion der Halsweichteile bzw. der Submandibularregion konkurrieren der Acromio-Pectoral-Lappen vor allem mit dem gestielten oder freien Latissimus-dorsi-Myocutanlappen. Für die Kinnregion bevorzugen wir den Acromio-Pectoral-Lappen, sofern keine ausgedehnten Muskeldefekte im Mundbereich oder Mundbodenbereich vorliegen (Abb. 6a,b). Der Lappen ist rasch zu umschneiden, besitzt eine hohe Erfolgsquote und ist von seiner Anpassungsfähigkeit sehr variabel. Bei tiefer gelegenen oder durchgehenden Defekten bevorzugen wir dagegen den gestielten oder mikrochirurgisch transplantierten Myocutanlappen vom M. latissimus dorsi. Hier besteht der Vorzug, neben der guten Heilungstendenz ein sehr dickes, gut vaskularisiertes Transplantat mit einer fast unlimitierten Größe zur Verfügung zu haben, bei dem der Entnahmedefekt in aller Regel durch eine End-zu-End-Mobilisation der Wundränder erfolgen kann (Abb. 7a–d).

Für Unterkieferrekonstruktionen bei schlechtem Weichteillager, besonders nach Bestrahlung, hat sich in den letzten Jahren der mikrochirurgisch revaskularisierte Osteomyocutanlappen aus der Leistenregion [17, 18] oder von der Scapula [16] durchgesetzt. Das mikrochirurgische Beckenkammtransplantat wird dabei heute an der A. circumflexa ilium profunda gestielt. Es kann mit oder ohne den sog. „groin-flap" transplantiert werden (Abb. 8). Nach unserer Erfahrung eignet sich das Beckenkamm-

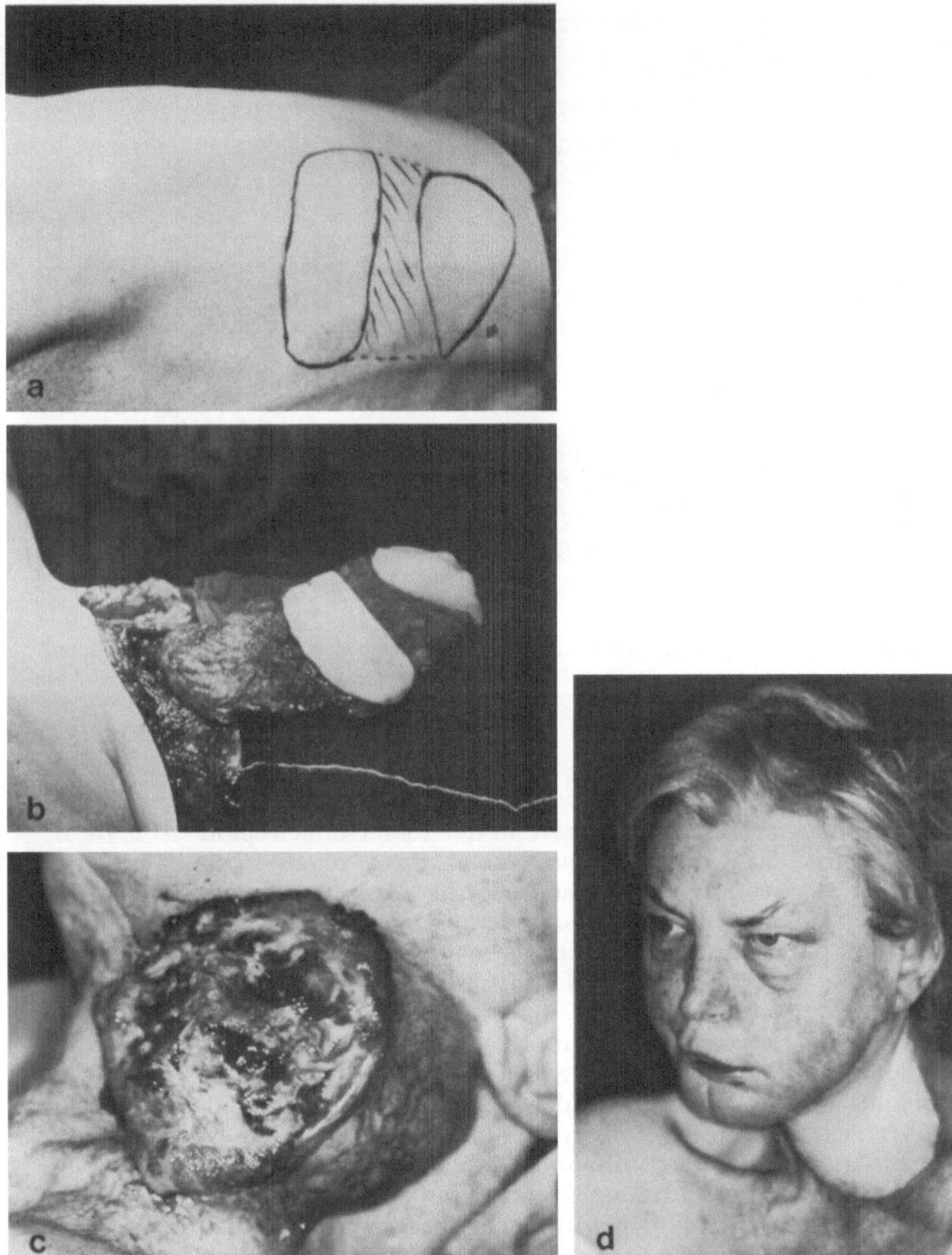

Abb. 7. a–d Gestielter Myocutanlappen vom M. latissimus dorsi mit Doppelung des Haut-
anteils zum intra- und extraoralen Weichteilersatz nach Entfernung einer ausgedehnten
Tumormetastase am Hals

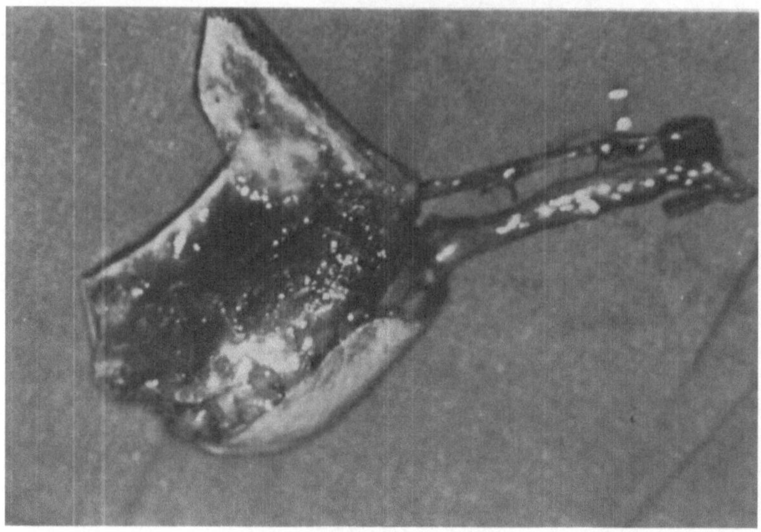

Abb. 8. Beckenkammspan mit „groin flap" mit Ernährung über a. u. v. circumflexa ilium
profunda

transplantat vor allem für Defekte in der Kieferwinkelregion (Abb.9a,b).
Für Verluste der Kinnregion bis zu einer Länge von 13–15 cm hat sich das
von der A. circumflexa scapulae versorgte Scapulatransplantat besonders
bewährt (Abb.10a,b). Neben der deutlich geringeren Morbidität durch
die Transplantatentnahme besitzt diese Region den großen Vorteil, daß an
einem Gefäß gestielt neben dem Knochen bis zu drei, unabhängig vonein-
ander bewegliche Hautlappen, der Scapula- und der Parascapula-Lappen
sowie der Myocutanlappen vom M. latissimus dorsi transplantiert und re-
vaskularisiert werden können (Abb.11a–c).
Die intraorale Rekonstruktion der caudalen Mundhöhle mit äußerer Haut
führt nach unseren Ergebnissen zu funktionellen Problemen durch narbige Strikturen, Haarwachstum und Epithelabstoßungen. Dies kann funktionelle Störungen von Atmung, Sprache und Schluckakt bedingen. Deshalb
haben wir seit 1979 [14] bei nunmehr insgesamt 187 Patienten die freie
Dünndarmtransplantation zur Wiederherstellung des Oropharynx durchgeführt. Die kontramesenterial eröffneten Dünndarmtransplantate können durch unterschiedliche Verfahren, wie z.B. Doppelung oder hufeisen-
förmige Vernähung der Mundhöhle universell angepaßt werden
(Abb. 12a,b). In unterschiedlichen Regionen, so z. B. an Zunge oder
Mundboden, im Hypopharynx und am Gaumen, sowie an Wange und Sul-

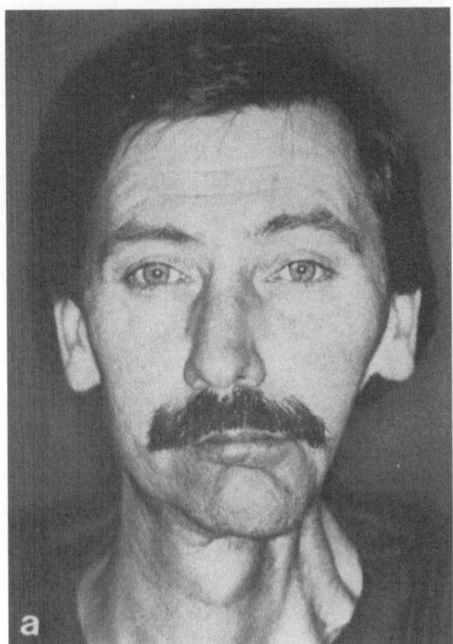
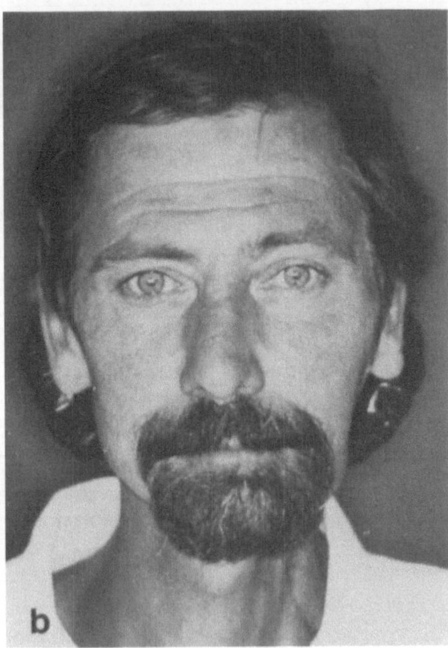

Abb. 9. Patient nach Unterkieferteilresektion und postoperativer Strahlentherapie (**a**) und nach Unterkieferrekonstruktion mit einem mikrochirurgisch revaskularisierten Beckenkammspan (**b**)

cus circumlingualis (Abb. 13a–d) haben wir mit diesem Verfahren gute funktionelle Ergebnisse erzielen können. Obwohl histologisch die transplantierte Schleimhaut auch nach fünf Jahren weitgehend Dünndarmepithel erkennen läßt, ist dieses jedoch funktionell an die Gegebenheiten angepaßt. Insbesondere werden keine narbigen Strikturen oder traumatischen Läsionen beobachtet. Auch eine postoperative Strahlentherapie wird von dem Dünndarmtransplantat erstaunlich gut vertragen. Besonders bei der Wiederherstellung von Zungengrund- und Hypopharynxregion ergeben sich durch diese Operationstechnik besondere Vorteile für unsere Patienten, da Atmung und Schluckakt auch ohne Tracheotomie erhalten bleiben (Abb. 14a–d).

Nach unseren Erfahrungen halten wir die primäre Rekonstruktion der caudalen Mundhöhle nach radikaler Tumorausräumung mit oder ohne Unterkieferrekonstruktion heute für eine Conditio sine qua non. Auch wenn wir davon ausgehen müssen, daß wir bei einem Teil unserer Patienten die Eingriffe nur als eine Palliativmaßnahme durchführen können, so erscheinen uns gerade in diesen Fällen die Eingriffe als durchaus sinnvoll, wenn eine primäre Rekonstruktion erfolgen kann, da eine Verbesserung der Lebensqualität durch Erhaltung bzw. Wiederherstellung der vitalen Funktionen hiermit ermöglicht wird.

J. Reuther

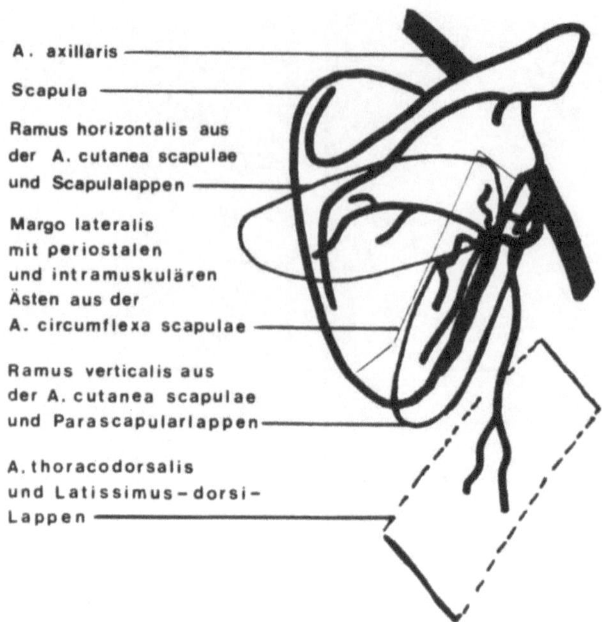

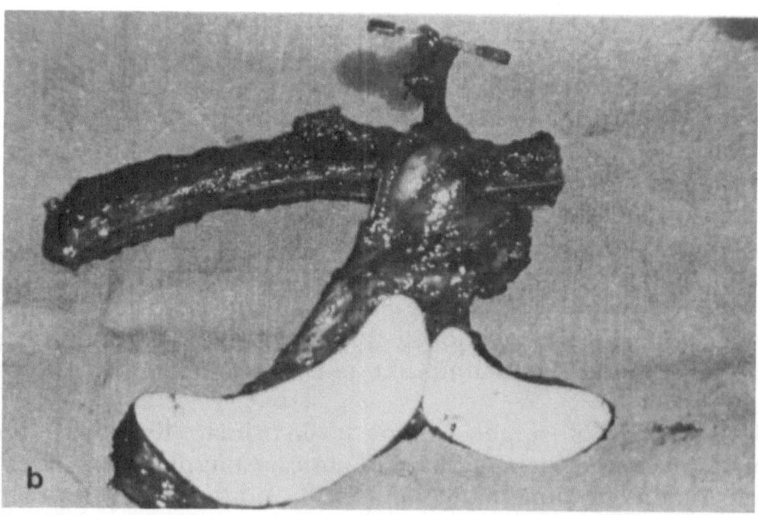

Abb. 10. Schematische Darstellung der anatomischen Situation der Scapularegion (**a**); seitliche Scapula mit Scapula- und Parascapulalappen mit Gefäßstiel (**b**)

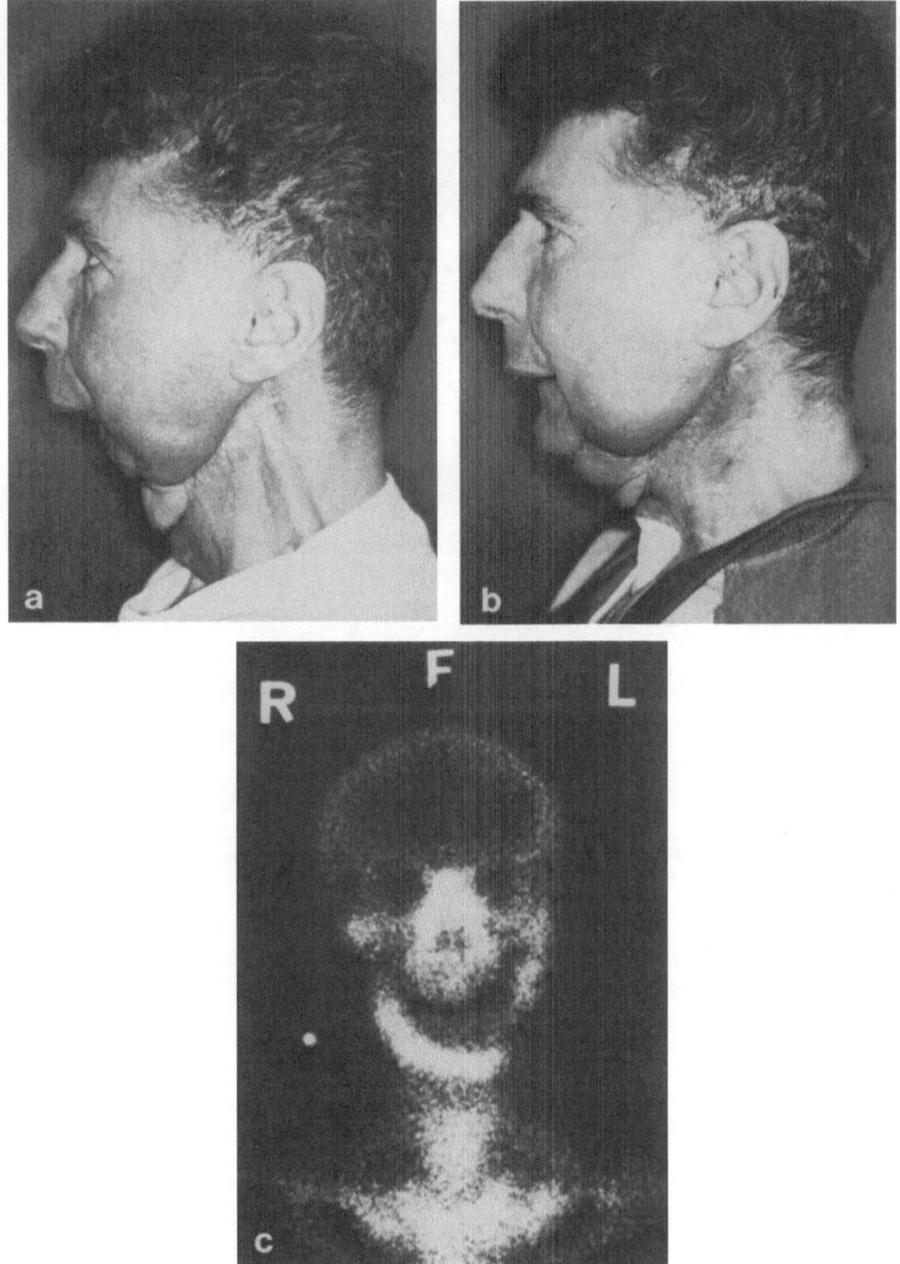

Abb. 11. Patient mit Kinnverlust (**a**) und Rekonstruktion mit einem mikrochirurgischen Transplantat aus Scapula mit Scapula- und Parascapulalappen (**b**); szintigraphische Darstellung der Knochendurchblutung zehn Tage p. op. (**c**)

J. Reuther

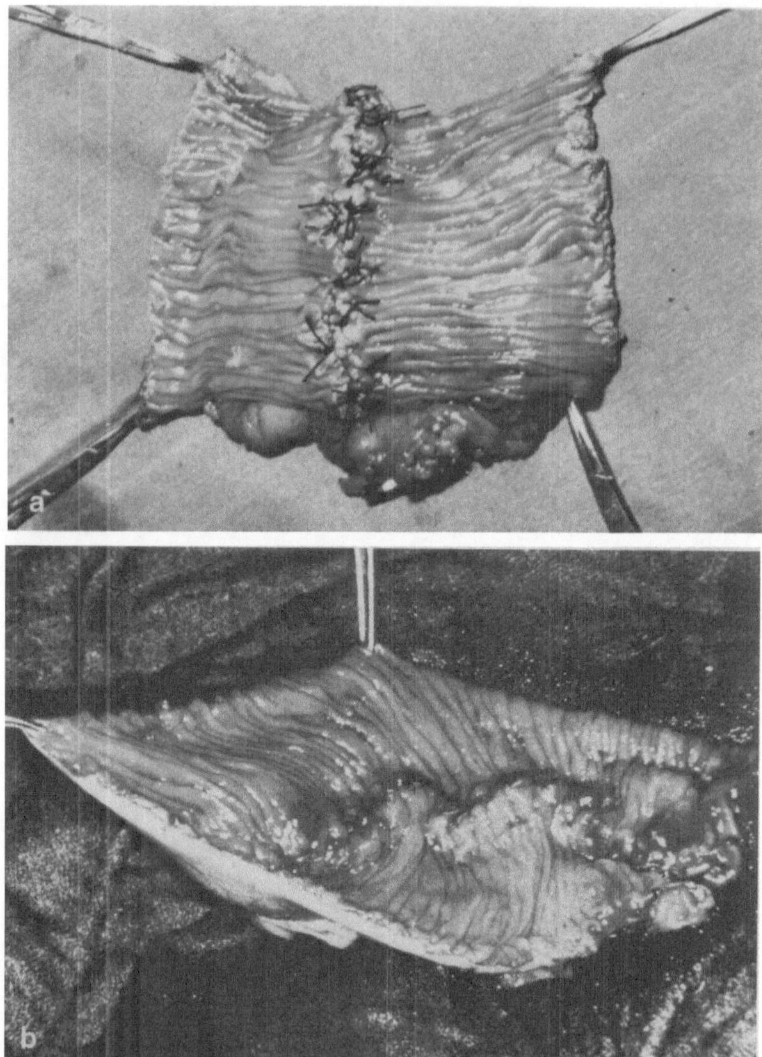

Abb. 12. Doppelung eines antimesenteriell eröffneten Dünndarmtransplantates (**a**); hufeisenartige Formung eines Dünndarmtransplantates zum Zungenersatz (**b**)

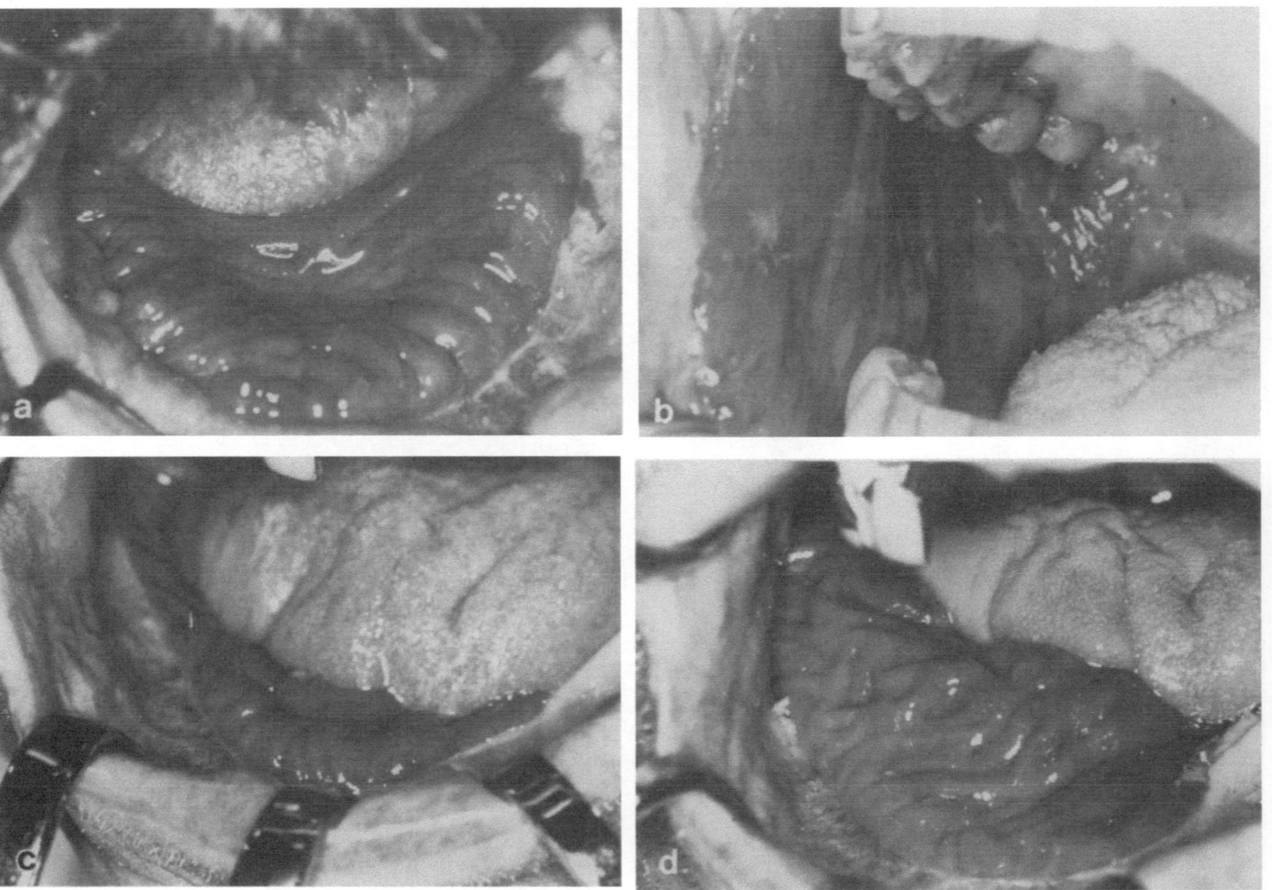

Abb. 13. Weichteilersatz im Bereich der kaudalen Mundhöhle mit einem antimesenteriell eröffneten, mikrochirurgisch revaskularisierten Dünndarmtransplantat. **a** Zungen-Mundboden **b** Wange **c, d** freie Beweglichkeit der Zunge nach Ersatz des Sulcus circum-lingualis

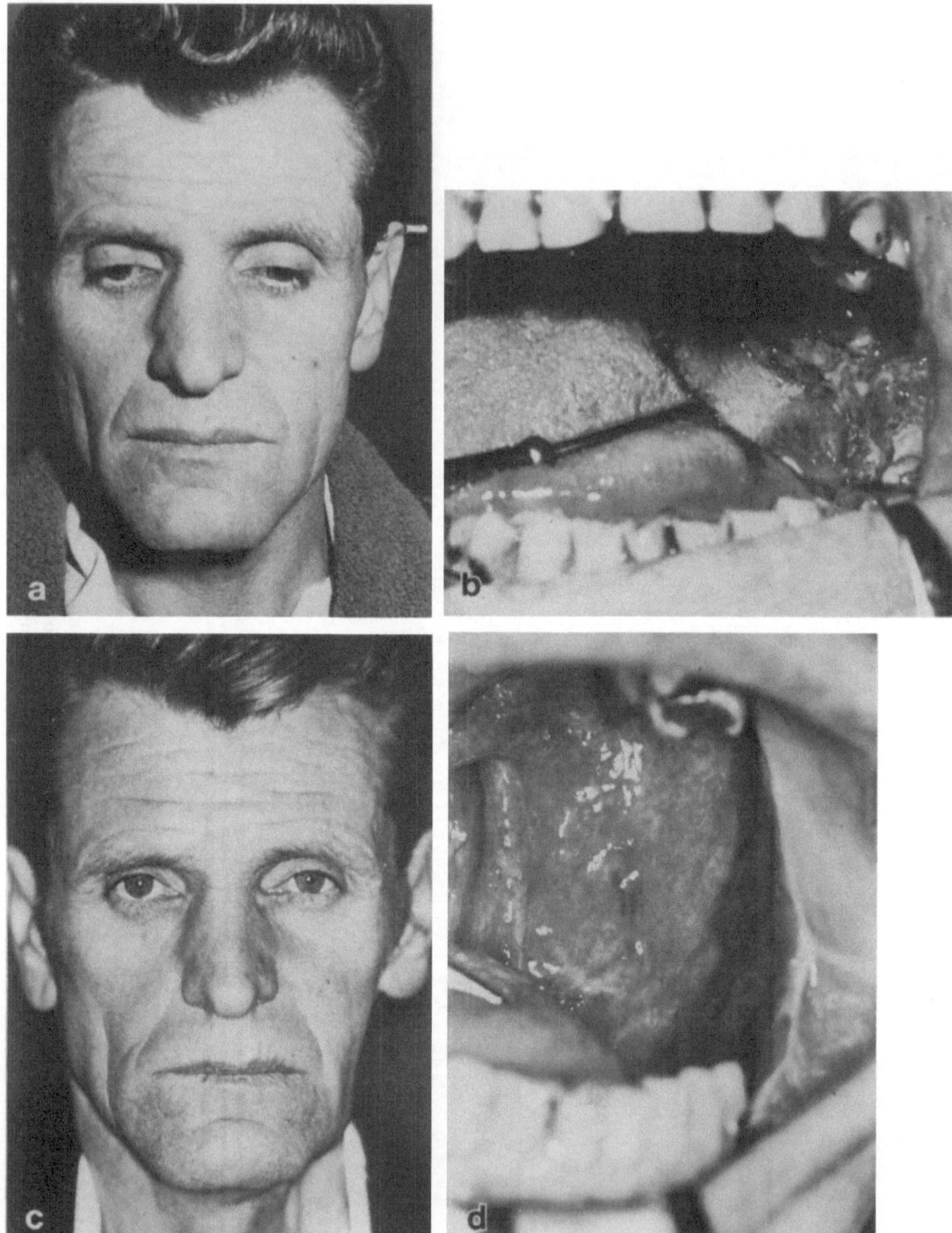

Abb. 14. Ausgedehntes Plattenepithelkarzinom in der linken Hypopharynxregion (a) bei einem 47jährigen Mann (b); Zustand nach radikaler Tumoroperation mit Unterkieferexartikulation, Neck dissection und primärer Rekonstruktion des Unterkiefers mit Platte und Palacosimplantat sowie mikrochirurgischem Dünndarmtransfer zwei Jahre postoperativ (c, d)

Zusammenfassung

Für die Behandlung der Karzinome im Bereich der kaudalen Mundhöhle steht nach wie vor die chirurgische Therapie im Vordergrund. Dabei haben die Grundsätze von Crile [2] aus dem Jahre 1906 „Weite Resektion im Gesunden und radikale Blockausräumung der regionalen Lymphknoten" ihre Geltung. Ein Wandel ist prinzipiell nur bei den Rekonstruktionsmaßnahmen zu verzeichnen. Es werden die unterschiedlichen Lappentechniken, insbesondere die modernen Verfahren mit mikrochirurgischer Revaskularisierung diskutiert.

Literatur

1. Butlin HT (1885) Diseases of the tongue. Lea Brothers and Company, Philadelphia
2. Crile J (1906) Excision of cancer of head and neck; with special reference to plan of dissection based on one hundred and thirty-two operations. JAMA 47: 1780
3. Daniel RK, Taylor GJ (1973) Distant transfer of an island flap by microvascular anastomosis. Plast Reconstr Surg 52: 111
4. Filatow WP (1917) Plastika na kruglom stebl (Plastik auf rundem Stiel) (russisch). Vestn Oftalm 4/5: 149
5. Fries R, Platz H, Wagner R, Strickler A (1979) Carcinoma of the oral cavity: on the prognostic significance of the primary tumour site (by levels and areas). J Max Fac Surg 7: 15–31
6. Ganzer H (1917) Die Bildung von langgestielten Stranglappen bei Gesichtsplastik. Berl Klin Wochenschr 54: 1095
7. Harii K, Ohmori K, Ohmori S (1974) Successful clinical transfer of ten free flaps by microvascular anastomosis. Plast Reconstr Surg 53: 259
8. Lindberg RD (1972) Distribution of cervical lymph node metastases from squamous cell carcinoma of the upper respiratory and digestive tracts. Cancer 29: 1446–1449
9. McGraw JB, Dibbell DG, Carraway JH (1977) Clinical definition of independent myocutaneous vascular territories. Plast Reconstr Surg 60(3): 341–352
10. O'Brien BM, McLeod AM, Hayhurst JW, Morrison WA (1973) Successful transfer of a large island flap from the groin to the foot by microvascular anastomosis. Plast Reconstr Surg 52: 271
11. Platz H, Fries R, Hudec M, Tjoa AM, Wagner RR (1982) Retrospektive DÖSAK-Studie über Karzinome der Mundhöhle. Die prognostische Relevanz verschiedener Faktoren zum Zeitpunkt der Erstaufnahme des Patienten. Dtsch Z Mund Kiefer GesichtsChir 6: 185–196
12. Reuther J, Mühling J, Michel Ch (1986) Zur Indikation mikrochirurgischer Transplantate in der Wiederherstellungschirurgie des Mund-, Kiefer-Gesichtsbereiches. In: Kastenbauer E, Wilmes E, Mees K (Hrsg) Das Transplantat in der Plastischen Chirurgie. Veröffentlichung der 24. Jahrestagung der Deutschen Gesellschaft für Plasische und Wiederherstellungschirurgie in Berlin
13. Reuther J (1979) Druckplattenosteosynthese und freie Knochentransplantation zur Unterkieferrekonstruktion. Quintessenz, Berlin
14. Reuther JF, Steinau HU (1980) Mikrochirurgische Dünndarmtransplantation zur Rekonstruktion großer Tumordefekte der Mundhöhle. Dtsch Z Mund Kiefer GesichtsChir 4: 131
15. Schuchardt K (1944) Der Rundstiellappen in der Wiederherstellungschirurgie des Gesichts-Kiefer-Bereiches. Thieme, Leipzig
16. Swartz WM, Banis JC, Newton ED, Ramasastry SS, Jones NF, Acland R (1986) The osteocutaneous scapular flap for mandibular and maxillary reconstruction. Plast Reconstr Surg 77: 530

17. Taylor GJ, Watson N (1978) One stage repair of compound leg defects with free, revascularized flaps of groin skin and iliac bone. Plast Reconstr Surg 61: 494
18. Taylor GJ, Townsend P, Gorlett R (1979) Superiority of the deep circumflex iliac vessels as the supply for free groin flaps. Plast Reconstr Surg 64: 595

Chirurgische Therapie der Oberkieferkarzinome – Entwicklung und derzeitiger Stand

R. Fries

Linz, Oberösterreich

Einleitung

Unter dem historischen Begriff „Oberkieferkarzinom" werden jene Malignome heute verstanden, die ihren Entstehungsort primär in der Oberkieferregion haben, bzw. von angrenzenden Strukturen sekundär diesen Bereich infiltrieren.

Zur historischen Entwicklung der chirurgischen Therapie der Kieferhöhlenmalignome

Im deutschen Sprachraum beginnt die gezielte chirurgische Behandlung mit v. Dieffenbach. Er berichtet 1848 [3], daß partielle Oberkieferresektionen bereits 1693 von Acoluthus chirurgisch und mit dem Glüheisen durchgeführt wurden. Desault verwendete ein sichelförmiges Messer und Diefenbach schreibt weiter: „In neuester Zeit ist die Operation von Dupuytren, welcher deshalb oft für den Erfinder derselben gilt, in einem größeren Ausmaß ausgeführt worden." Weiters werden erwähnt: von Wattmann, von Graefe, Gensoul (1829), Lizars, Guthrie, Jäger, wozu sich die zahlreichen Fälle v. Dieffenbachs gesellen.

Er schreibt weiter: „Die Operation ist eine der größten, blutigsten, welche am menschlichen Körper vorgenommen werden und nimmt das ganze Talent des Chirurgen in Anspruch und der Kranke sinkt wohl erschöpft unter der Operation zusammen und wird nur mit Mühe ins Leben zurückgebracht."

Im Kapitel „Oberkiefer-Resektion" beschreibt v. Dieffenbach:

1. Partielle Oberkiefer-Resektion: Nach Durchtrennung der Lippe und der Wange wird im Gesunden der Oberkieferknochen keilförmig oder rechteckig umschnitten und reseziert.

2. Totalresektion des Oberkiefers: Hautschnitt entlang des Nasenrückens nach unten bis zur Nasenspitze „neben der Nasenscheidewand abwärts" und Durchtrennung der Oberlippe.

Der Querschnitt führt zum medialen Augenwinkel und durchtrennt die innere Kommissur.

Der Weichteillappen enthält also die halbe Nase, die halbe Oberlippe, Unterlid und Wange, womit eine gute Übersicht des Operationsgebietes hergestellt wird.

Kann der Orbitaboden erhalten werden, so wird der Querschnitt unterhalb des Unterlides bis zur Schläfe geführt.

- Die Osteotomie erfolgt umfassend im Gesunden mit Sägemesser, Knochenschere und Meißel.
- Zähne im Bereich der Osteotomie werden vorher extrahiert. Schon v. Dieffenbach berichtete, daß Anteile des Oberkiefers bisweilen erhalten werden könnten, wie Augenhöhlenboden, Proc. alveolaris, etc. In anderen Fällen mußte er die „untere Augenhöhlenwand mitaussägen".

Die Blutstillung erfolgte im Bereich des Knochens mit dem Glüheisen, im Bereich der Weichteile mit Unterbindungen. Die Resektionshöhle wurde tamponiert.

Als Vorteile, gegenüber schon damals geübten, anderen Schnittführungen im Bereich der Gesichtsweichteile (L-förmig, U-förmig und vom Mundwinkel ausgehend), führt er an:

- gute Übersicht des Operationsgebietes, bis Schädelbasis und Choanen,
- erleichterte Blutstillung,
- keine Paresen des N. facialis,
- keine Speichelfisteln,
- zarte Narben und
- gutes ästhetisches Ergebnis.

Zurückbleibende Tumorreste reseziert er im gleichen Operationsgang nach. Bei inoperablen Tumorresten verwendet v. Dieffenbach ein kugelförmiges Glüheisen, desgleichen bei inoperablen Rezidiven.

Nachfolgende Chirurgen und Kiefer-Gesichtschirurgen folgten diesem Prinzip, so auch die österreichische Schule Pichlers [16], gefolgt von Hofer [6], Trauner [17], Ullik und vielen anderen. Auch Pichler und seine Schule haben von Beginn an getrachtet, erhaltbare Teile des Oberkiefers (z.B. Orbitaboden) zu belassen. Es war aber auch verständlich, daß man bei den Risken dieser operativen Eingriffe eine rasch durchführbare, standardisierte Methode, heute als „klassische Oberkieferresektion" bezeichnet, suchte.

Sie bestand in der Abtragung des Oberkiefers (mit Orbitaboden und hartem Gaumen) in toto, wobei damit in einer Reihe von Fällen die umfassende, radikale Tumorentfernung relativ rasch ermöglicht wurde.

Der Nachteil bestand darin, daß nicht selten auch erhaltbare Strukturen mitentfernt wurden, z.B. der Orbitaboden bei Tumoren der Infrastruktur oder umgekehrt die Gaumenplatte und Alveolarfortsatz bei Tumoren der Meso- und Suprastruktur.

Doch auch schon vor der Jahrhundertwende wurde versucht, ohne äußere Hautschnitte transorale, partielle Oberkieferresektionen durchzuführen, wie z. B. 1893 beim amerikanischen Präsidenten Grover Cleveland [12].

In diesem Sinne wurde ab der Jahrhundertwende, beginnend mit Sebileau [22] besonders von HNO-Chirurgen der transorale Zugang forciert. In neuerer Zeit haben Cassan et al. [2] diesen Zugang erweitert mit Hilfe der „Midfacial Degloving Incision".

Aus heutiger Sicht sind diese Methoden auf Tumoren der unteren Etage zu beschränken, soferne eine optimale Übersicht gewährleistet ist. Auch die frühere Indikation zur Exploration der Tumorausdehnung wurde durch die Antroskopie und die Computertomographie verdrängt.

Einen grundsätzlichen Wandel in der therapeutischen Strategie brachte die Holmgren'sche Methode [8]. Dies weniger wegen des transoralen und transpalatinalen Zuganges zu den Nebenhöhlentumoren, sondern dadurch, daß Holmgren grundsätzlich der Elektrochirurgie bei der Entfernung von Oberkiefertumoren den Vorzug gab und die Malignome vom „Kern zur Schale" elektrochirurgisch entfernte und die Knochenteile mit Stanzen abtrug. Diese massive Tumorverkochung hatte ihre Grenzen in sensiblen Bereichen wie der Orbita, der Schädelbasis und der Carotis interna.

Weitere Nachteile, neben der schwierigen intraoperativen Beurteilung der Tumorgrenzen, waren Nachblutungen, die lange Nachbehandlung verbunden mit der Abstoßung fötider, nekrotischer Massen, die äußere Entstellung durch Narbenbildung, die Knochennekrosen, Fistelbildungen, Sequestrierungen etc. Zange [27] hingegen bevorzugte wieder den äußeren Zugang und entfernte ausgedehnte Tumoren (vom Kern zur Schale) – aber auch Tumorreste nach primär chirurgischer Entfernung – schrittweise elektrochirurgisch – in dem Bestreben, erhaltbare Strukturen möglichst zu schonen.

In neuerer Zeit streben nun auch HNO-Chirurgen [15, 26] wiederum – so wie Allgemeinchirurgen und Kiefer-Gesichtschirurgen seit eh und je – primär die umfassende Entfernung dieser Tumoren im Gesunden an und beschränken den Einsatz der Elektrochirurgie auf die Verkochung inoperabler Tumorreste und die Blutstillung.

Somit scheint das Holmgren'sche Prinzip der Tumorverkochung weitgehend endgültig verlassen zu sein.

Derzeitiges operatives Vorgehen

Mit der zunehmenden Exaktheit der präoperativen Bestimmung der Lokalisation und Ausdehnung der Tumoren wurde es möglich, das Ausmaß der Resektion im Bereich des Oberkiefers gezielter zu planen. Einen wesentlichen Fortschritt brachte die Röntgen-Tomographie, womit die Tumorausdehnung indirekt anhand des Ausmaßes der Knochendestruktion besser dargestellt werden konnte.

Der Nachteil der fehlenden, exakten Darstellung der Grenzen des Weichteiltumors konnte mit Hilfe der Computertomographie weitgehend eliminiert werden. Über die verbesserte präoperative Diagnostik hinaus, ermöglichte erst die Weiterentwicklung der perioperativen Medizin, des Blutersatzes, die endotracheale Narkose, Antibiotika etc. die umfassende, im Gesunden durchzuführende Tumorresektion *so radikal wie notwendig, so schonend wie möglich und ohne Zeitdruck durchzuführen,* wodurch die klassische Oberkieferresektion heute nur mehr bei entsprechender Tumorlokalisation und Ausdehnung indiziert ist. Heute stehen drei operative Vorgangsweisen zur Verfügung:

1. Transoral.
2. Am Wege fazialer Eröffnungsschnitte.
3. Neurochirurgische Zugänge zur vorderen und mittleren Schädelgrube.

Ad 1: Transoraler Zugang

Dieser Zugang bleibt – wie schon erwähnt – auf wenig ausgedehnte Karzinome des Alveolarfortsatzes und harten Gaumens beschränkt. Sollte sich intra operationem ergeben, daß die präoperative Beurteilung der Tumorausdehnung unterschätzt wurde, darf man nicht zögern, mit äußeren Eröffnungsschnitten die notwendige Übersicht herzustellen. Es muß daher der Patient vor der Operation diesbezüglich entsprechend aufgeklärt werden.

Ad 2: Faziale Zugänge

Zahlreiche Eröffnungsschnitte wurden für spezielle Lokalisationen und Ausdehnungen des Primärtumors im Gesichtsbereich angegeben. Darauf aufbauend verwenden wir derzeit Abschnitte bewährter und bekannter Schnittführungen (siehe Abb. 1) bei folgender Grundkonzeption:

– Durchtrennung der Oberlippe aus kosmetischen Gründen nicht median, sondern paramedian entlang der Philtrumkante (Schuchardt [26]). Zur Vermeidung einer eingezogenen Lippenrotnarbe wird im Bereich des Lippenrotes beim Verschluß eine Z-Plastik durchgeführt.

– Fortsetzung an der Oberlippenbasis, den Nasenflügel umkreisend und paranasal aufsteigend (Dieffenbach-Weber).

– Bei Bedarf Fortsetzung nach oben und supraorbital in die Augenbraue reichend zur Darstellung der Siebbeinzellen [13].

– Oder median in der Stirnhaut aufsteigend und gegebenenfalls nach lateral verlängert (S-Schnitt nach Zange [27]) zur Darstellung der Stirnhöhle.

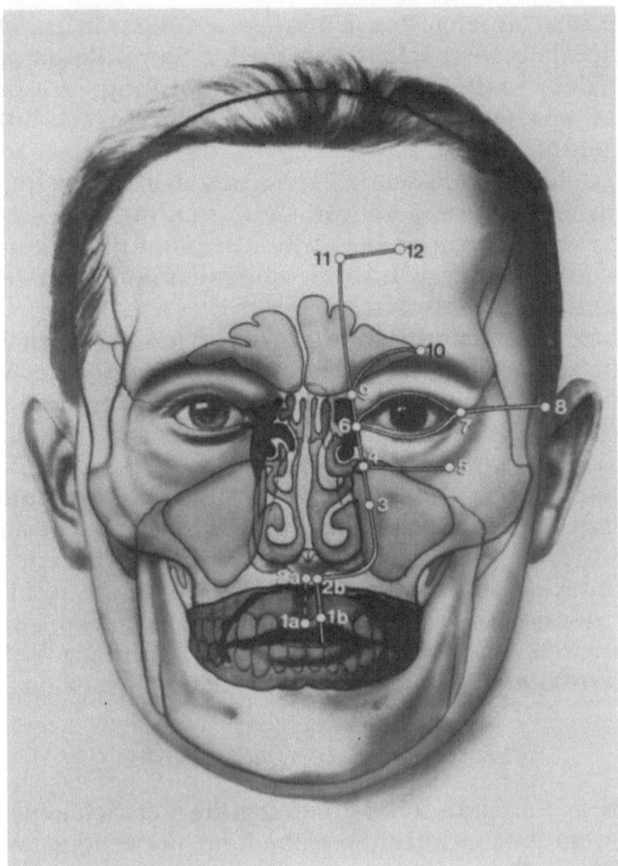

Abb. 1. Derzeitiges Grundkonzept für äußere Eröffnungsschnitte im Bereich des Mittelgesichtes, wobei deren Ausmaß jeweils abhängt von Lokalisation und Ausdehnung des Primärtumors. Darin sind folgende publizierte und bewährte Schnittführungen enthalten: Dieffenbach-Weber (1a, 2a, 3, 4, 5): heute erfolgt die Schnittführung entlang der Philtrumkante (1b, 2b, Schuchardt); Moure (3, 4, 6, 9, 10); Zange (1a, 2a, 3, 4, 6, 7); Zange – Erweiterung nach frontal (6, 9, 11, 12), siehe Text; Mündnich – Erweiterung nach lateral (6, 7); Küster – Subciliarschnitt an beiden Lidern bei Exenteratio orbitae

Laterale Inzision:

Im Gegensatz zu Dieffenbach-Weber (Hautschnitt infraorbital) führt Zange [27] den lateralen Schnitt subciliar im Bereich des Unterlides. Diese Schnittführung wurde von Zöllner [29] modifiziert, indem er den M. orbicularis im Bereich der Tränenwege beläßt. Das Ausmaß der Schnittführung ist vom jeweiligen Tumorsitz abhängig. Abweichungen von diesem bewährten Grundkonzept ergeben sich besonders dann, wenn der zu erwartende Weichteilverschluß über einen Knochendefekt zu liegen käme. Es empfiehlt sich in derartigen Fällen, den Eröffnungsschnitt so zu verlegen (gegebenenfalls z. B. auf den Nasenrücken), daß der Verschluß der

Weichteilwunde über einer festen Unterlage erfolgen kann. Die Abtrennung der Weichteile erfolgt scharf (Skalpell, Schere, Raspatorium). Die dem Ausmaß der umfassenden Tumorentfernung entsprechenden Knochenschnitte werden heute mit oszillierenden Sägen, Bohrern und Meißeln durchgeführt.

Verbleiben nach der umfassenden Exstirpation Tumorreste, so werden diese chirurgisch unter intraoperativen Gefrierschnittkontrollen entfernt. Der Einsatz der Elektrochirurgie beschränkt sich auf Blutstillung bzw. der oberflächlichen Verkochung von inoperablen Tumorresten (Region der A. carotis communis, Schädelbasis).

Wenig ausgedehnte Wundflächen werden der spontanen Epithelisierung überlassen. Ausgedehntere, insbesonders im Bereich der Wange, der Kaumuskulatur und retromaxillär, werden mit frei transplantierten Hautlappen [16] abgedeckt. Wir verwenden dazu unbehaarte Spalthautlappen vom Oberschenkel, Bauch oder Oberarm.

Zur Problematik der prothetischen Versorgung bei Gaumendefekten sei auf die einschlägige Literatur verwiesen [6, 16, 25]. Bei intakter Gaumenplatte muß für eine ausreichende und übersichtliche Nachkontrolle vorgesorgt werden. Sei es mit Hilfe eines ausgedehnten Fensters zur Nasenhaupthöhle (Endoskopie), oder bei Wangendefekten durch direkte Inspektion.

Mit dem gezielten Anlegen einer breiten Verbindung zwischen Mundhöhle und Kieferhöhle [11] haben wir keine eigene Erfahrung.

Ad 3: Neurochirurgischer Zugang

Bei präoperativem Verdacht auf Mitbeteiligung der Schädelbasis ist ein Konzilium mit dem Neurochirurgen unbedingt notwendig, um folgende Fragen abzuklären:

- Ist eine umfassende, radikale Tumorentfernung unter Einbeziehung der Schädelbasis und/oder der Dura technisch möglich?
- Ist ein ein- oder zweizeitiges Vorgehen extra- und intrakraniell sinnvoll?
- Mitwirkung bei der Tumorentfernung, soferne unerwartet die Schädelbasis und die Dura mitbetroffen ist.

Erfahrungsgemäß hat sich jedoch gezeigt, daß die Prognose hinsichtlich eines Tumorrezidivs bei Befall der Schädelbasis äußerst schlecht ist.

Obgleich heute die postoperativen Komplikationen einer Meningitis oder eines basalen Hirnabszesses unter antibiotischer Abschirmung seltener sind, sind wir bei Befall der Schädelbasis, insbesonders im Bereich der mittleren Schädelgrube (großer Keilbeinflügel), mit der operativen Indikation eher zurückhaltend.

Tumorwachstum in die Umgebung der Kieferhöhle

Auch bei eingehender, präoperativer Diagnostik (Computertomographie) kann es schwer fallen, im Bereich der Siebbeinzellen und der Keilbeinhöhle zwischen Sekretstauung und Tumorbefall zu differenzieren. Aber auch Fehleinschätzungen der Tumorausdehnung im Bereich der Orbita, der Schädelbasis (vordere und mittlere Schädelgrube), oder retromaxillär (Flügelgaumengrube, infratemporal) sind gelegentlich möglich.

1. Mitbeteiligung der Orbita

Nicht immer kann vor dem Eingriff eindeutig vorhergesagt werden, ob eine Exenteration des Orbitainhaltes notwendig werden wird. Vom Patienten ist ein entsprechendes Einverständnis einzuholen. Indikation der Exenteratio orbitae:

- Tumorinfiltration der knöchernen Orbitawände und/oder der Periorbita (auch bei funktionstüchtigem Auge).
- Verdacht auf Tumoreinbruch in die hinteren Anteile der Orbita im Sinne der umfassenden, übersichtlichen Tumorentfernung.

Kontraindikation

Ist von der Exenteration das einzige, sehtüchtige Auge betroffen, so hat man im Einzelfall nach Abwägung aller Umstände zu entscheiden, den Tumor z. B. im Bereich des Orbitafettes abzusetzen. Diese „knapp radikale" Tumorabsetzung verschlechtert erfahrungsgemäß die Prognose.

Operationstechnisch ergeben sich zwei Varianten:

1. Die anzustrebende Exenteration im Block mit dem Tumor.
2. Die isolierte Exenteration ergibt an sich eine bessere Übersicht bei der Knochenschnittführung im Bereich der Orbita. Dieses Vorgehen durchbricht jedoch das gewichtigere Prinzip der Radikalität (umfassende Resektion im Gesunden ohne Eröffnung bzw. Zerteilung des Malignoms).

Die Darstellung der Orbita erfolgte mit Hilfe des

- Subciliarschnittes im Ober- und Unterlid (nach Küster [10]), wobei – abhängig vom Tumorsitz – die Lidhaut zur Deckung des Orbitadefektes verwendet werden kann.
- Gelegentlich kann es sich anbieten, den Konjunktivalsack zu erhalten. Unserer Meinung nach ergeben sich dabei keine wesentlichen Vorteile, weil bei den meist älteren Patienten – soferne sie rezidivfrei bleiben – aufwendige plastische Rekonstruktionen wegen des höheren Alters kaum zumutbar erscheinen. Darüberhinaus ist das kosmetische Ergebnis – auch nach Augmentation der Orbita und Einbringen einer Augenprothese – meist nicht befriedigend, so daß in diesen Fällen eine epithetische Versorgung vorzuziehen ist. Für die rasche Epithelisierung der Orbitahöhle ist es von Vorteil, wenn Anteile des Periostes (Periorbita) erhalten werden können.

Absinken des Bulbus oculi nach Resektion des knöchernen Orbitabodens:

- Bei Defekten im Bereich des Orbitabodens wird mit Hilfe der Resektionsprothese das Absinken des Bulbus, sowie das Einsinken der Wangenweichteile verhindert. Darüberhinaus wird damit die Abdichtung der Mundhöhle zur Nasenhöhle ermöglicht.
- Rehrmann [19] verhindert das Absinken des Bulbus mit Drahtnähten und Kunststoffplättchen (letztere können auch isoliert eingebracht werden).
- Wustrow [26] berichtet über erfolgreiche Raffung der kaudalen Periorbita mit transversalen Nähten.

Bei Verlust der Periorbita (selten, da bei Tumorinfiltration der Periorbita die Exenteratio indiziert ist) kann diese erfolgreich durch Spalthaut ersetzt werden. Die narbige Schrumpfung hebt nach etwa zwei Monaten den Bulbus wiederum an.

2. Flügelgaumengrube

Fehleinschätzungen der Tumorausdehnung waren in dieser Region relativ häufig, gelegentlich auch heute noch trotz Anwendung der Computertomographie. Früher galt ein Malignom als nicht operabel, soferne im Röntgen-Tomogramm der Proc. pterygoideus destruiert war, da erfahrungsgemäß die Weichteilinfiltration der Fossa pterygopalatina viel weiter nach dorsal reichte. Bei nur palliativ operablen Tumoren ist daher unserer Meinung nach die Verstümmelung des Patienten nicht vertretbar. Als Therapie der Wahl verbleiben Strahlentherapie und Chemotherapie.

Ähnliche Überlegungen gelten bei Kieferhöhlenmalignomen, soferne eine Mitbeteiligung des Epipharynx oder der Infratemporalregion besteht. Für den übersichtlichen, operativen Zugang zur Flügelgaumengrube und der Infratemporalregion hat Mündnich [14] angegeben, den Subciliarschnitt nach lateral zu erweitern, sowie die laterale Orbitawand und das Os zygomaticum abzutragen. Wustrow [26] berichtet über die temporäre Resektion des Os zygomaticum.

3. Mitbeteiligung des Unterkiefers

Betroffen wird in jenen Fällen, wo sich der Tumor in Richtung Unterkiefer ausbreitet, häufig die enorale Kieferwinkelregion („Angulus internus" nach Pichler [16]) und der aufsteigende Unterkieferast. Knochenresektionen entsprechenden Ausmaßes bis zur Kontinuitätsresektion und Exartikulation können aus therapeutischen Gründen, oder zur Herstellung einer genügenden Übersicht, im Bereich der Flügelgaumengrube notwendig werden.

Bewegungseinschränkungen des Unterkiefers – auch bei Abdeckung der Wundfläche mit Spalthautlappen – sind nicht vermeidbar.

4. Wangenregion

Bleibt bei der umfassenden Tumorentfernung lediglich die Wangenhaut erhalten, so soll man sich aus folgenden Gründen nicht scheuen, primär einen durchgehenden Wangendefekt in Kauf zu nehmen:

– Erfahrungsgemäß kommt es auch bei Abdeckung des Wangendefektes mit Spalthaut zu narbigen Kontraktionen (Mundöffnungshemmung, Schrumpfungen und Einziehungen der Wangenregion).
– Bei Erhaltung des Mundhöhlendaches (Gaumen und Alveolarfortsatz) wird eine exakte Rezidivkontrolle mit Hilfe des Wangendefektes ermöglicht.
– Die sekundäre, plastische Defektdeckung (nach mindestens 1 bis 1,5 Jahren Rezidivfreiheit und interimistischer epithetischer Abdeckung) brachte wesentlich bessere funktionelle und ästhetische Ergebnisse.

Rezidive

Soferne möglich, sollten Rezidive chirurgisch angegangen werden. Heilungen, auch nach mehrfachen Rezidivoperationen, werden beobachtet und in der Literatur berichtet.

Unserer Erfahrung nach ist das Auftreten eines Rezidives nach einem vorher rezidivfreien Intervall jedoch meist ein Signum mali ominis.

Definition der Radikalität der Tumorentfernung (DÖSAK)

1. Radikaloperation: Das Malignom wurde umfassend im Gesunden entfernt (Mindestabstand vom Tumorrand 1 cm, intraoperative Gefrierschnittkontrollen und histologische Kontrolle des Operationspräparates).

2. Unradikale Operation:

– Absetzung weniger als 1 cm im Gesunden.
– Entfernung von zurückgebliebenen Tumorresten, auch wenn dies 1 cm im Gesunden möglich war.
– Zerteilung des Tumors.

3. Palliative Operation: Tumorreste, unabhängig von derem Ausmaß, werden zurückgelassen.

Therapie der regionären Lymphknotenmetastasen

Tastbare Lymphknoten am Hals werden in 25% der Fälle – meist submandibulär – beobachtet. Bei Verdacht auf N-Metastasen erfolgt die Biopsie mit intraoperativer Gefrierschnittbeurteilung. Bei positivem Befund wird sogleich die Neck dissection durchgeführt.

Probleme bietet die Diagnose retropharyngealer N-Metastasen.

Derzeitige onkologische Nachbehandlung
nach unserer Auffassung

1. Nach radikaler Operation: intensive, klinisch-röntgenologische Nachkontrolle im 1. Jahr monatlich, im 2. Jahr alle zwei Monate und im 3. Jahr alle drei Monate (DÖSAK).

2. Unradikale oder palliative Operation:

- Kurative Chemotherapie, soferne aus interner Sicht möglich (derzeit Bitter-Schema: Bleomycin, Methotrexate, Vincristin).
- Nachfolgend Strahlentherapie in Zusammenarbeit mit dem Strahlentherapeuten. Wesentlich dabei sind exakte Hinweise auf „suspekte" Areale.

Perioperative Mortalität und „Heilungen"
(siehe Tabellen 1 und 2)

Früher häufige Ursachen der perioperativen Mortalität wie massiver Blutverlust, Sekundärinfektionen (insbesonders Meningen und Cerebrum), Aspiration und Aspirationspneumonie, sind dank der Intubation, der perioperativen Intensivmedizin, den heutigen Möglichkeiten des Blutersatzes und des Einsatzes von Antibioticis, weitgehend eliminierbar, was zu einer deutlichen Senkung der perioperativen Mortalität führte.

Tabelle 1

Ergebnisse	„Fünf-Jahres-Heilungen"	Postoperative Mortalität
Holmgren (1925)	17,3% (drei Jahre)	14–37,5% (Literaturzusammenfassung)
Pichler (1916–1931)	20,8%	18,0%
Trauner (1930–1940)	37,0%	
Trauner (1946–1957)	46,0%	10,0%
Zange und Scholtz (Kieferhöhle) (1931–1955)	35,0% (behandelte)	8,4% (Menning)
Fries (DÖSAK)	32,06%	–
Spiessl (1968)	33,0% (St. I + II) 18,0% (St. III)	4,0 %

Tabelle 2

Mundhöhlendach, Oberkiefer	Ü	†	Gesamt	%
T1 (0–2 cm)	10 (64)	11 (14)	21	11,41
T2 (2–3 cm)	32 (49)	33 (16)	65	35,33
T3 (3–4 cm)	17 (55)	51 (12)	68	36,96
T4 (> 4 cm)	3 (11)	27 (8)	30	16,30
Gesamt	62 (51)	122 (13)	184	100,00

Ü überlebend kontrolliert (Durchschnittswert in Monaten)
† verstorben (Durchschnittszeit in Monaten)

Prognose (siehe Tabellen 3 und 4)

Kollektive Prognosen sprechen von Fünf-Jahres-Heilungen zwischen 30 und 35%. Frühere, statistische Berechnungen sind meist nicht miteinander vergleichbar. Biostatistisch gesicherte, prognostische Aussagen – nicht nur kollektiv, sondern auch individuell – gestattet der „therapieabhängige Prognoseindex" des DÖSAK [18]. Als prognostisch relevant erweisen sich folgende *präoperative Sachverhalte:*

- Größe des Primärtumors,
- Infiltrationstiefe des Tumors,
- Intensität des Lymphknotenbefalles,
- Fernmetastasen und
- Alter.

Zusätzliche, prognostisch relevante *therapeutische Faktoren:*

- Art der Therapie (Radikaloperation zeigt gesichert die besten Ergebnisse),
- Therapieerfolg („Evidence" oder „no evidence" of disease) am Ende der Erstbehandlung.

Demnach ergibt sich die günstigste Prognose (TPI, E 1) mit einer geschätzten Fünf-Jahres-Überlebensrate von 79% (siehe Tabelle 3):

- T 0–4 cm,
- Infiltration < 0,5 cm,
- nicht tastbare oder bewegliche negative oder positive N,
- keine Fernmetastasen,
- Alter 0–50 Jahre und
- Radikaloperation, sowie
- „no evidence of disease" am Ende der Erstbehandlung (Treatment group A).

Tabelle 3. Geschätzte Prognose nach dem therapieabhängigen Prognoseindex. Günstigste Prognose (TPI - E1), siehe Text

Tumor size:	0–4 cm
Tumor infiltration:	0–0,5 cm
Lymph nodes:	Non palpable or clinical negative or clinical positive, movable
Distant metastases:	no
Age:	0–50 years

0 factors with increased risk

No evidence of disease

Treatment group: A

Prognostic-index: –1,44
No. of patients: 34 (3,6%)

Estimated survival rates
 1-year survival-rate = 0,93
 2-year survival-rate = 0,86
 3-year survival-rate = 0,83
 4-year survival-rate = 0,81
 5-year survival-rate = 0,79

Estimated median-survival-time
 17 years, 4 months

Treatment group: B

Prognostic-index: –0,80
No. of patients: 3 (0,3%)

Estimated survival rates
 1-year survival-rate = 0,86
 2-year survival-rate = 0,76
 3-year survival-rate = 0,70
 4-year survival-rate = 0,66
 5-year survival-rate = 0,64

Estimated median-survival-time
 9 years, 10 months

Evidence of disease

Treatment group: A

Prognostic-index: –0,64
No. of patients: 0 (0,0%)

Estimated survival rates
 1-year survival-rate = 0,84
 2-year survival-rate = 0,72
 3-year survival-rate = 0,65
 4-year survival-rate = 0,62
 5-year survival-rate = 0,59

Estimated median-survival-time
 7 years, 6 months

Treatment group: B

Prognostic-index: –0,00
No. of patients: 0 (0,0%)

Estimated survival rates
 1-year survival-rate = 0,72
 2-year survival-rate = 0,54
 3-year survival-rate = 0,45
 4-year survival-rate = 0,40
 5-year survival-rate = 0,36

Estimated median-survival-time
 2 years, 5 months

Demgegenüber die schlechteste Prognose nach Radikaloperaion mit repräsentativer Fallzahl (DÖSAK TPI, E 38) eine Fünf-Jahres-Überlebensrate von 4% (siehe Tabelle 4):

- T > 4 cm,
- Infiltration > 0,5 cm,
- nicht tastbare oder bewegliche negative oder positive N,
- keine Fernmetastasen,
- Alter > 50–70 Jahre und
- nicht radikale Operation, sowie
- „Evidence of disease" am Ende der Erstbehandlung (Treatment group B).

Tabelle 4. Geschätzte ungünstigste Prognose (TPI - E 38)

Tumor size:	> 4 cm
Tumor infiltration:	> 0,5 cm
Lymph nodes:	Non palpable or clinical negative or clinical positive, movable
Distant metastases:	no
Age:	> 50–70 years

3 factors with increased risk

No evidence of disease

Treatment group: A	*Treatment group: B*
Prognostic-index: –0,26	Prognostic-index: - 0,37
No. of patients: 24 (2,6%)	No. of patients: 20 (2,1%)
Estimated survival rates	Estimated survival rates
1-year survival-rate = 0,78	1-year survival-rate = 0,62
2-year survival-rate = 0,62	2-year survival-rate = 0,41
3-year survival-rate = 0,54	3-year survival-rate = 0,31
4-year survival-rate = 0,50	4-year survival-rate = 0,27
5-year survival-rate = 0,46	5-year survival-rate = 0,23
Estimated median-survival-time	Estimated median-survival-time
4 years, 0 months	1 year, 6 months

Evidence of disease

Treatment group: A	*Treatment group: B*
Prognostic-index: 0,54	Prognostic-index: 1,18
No. of patients: 0 (0,0%)	No. of patients: 17 (1,8%)
Estimated survival rates	Estimated survival rates
1-year survival-rate = 0,57	1-year survival-rate = 0,35
2-year survival-rate = 0,35	2-year survival-rate = 0,14
3-year survival-rate = 0,25	3-year survival-rate = 0,07
4-year survival-rate = 0,21	4-year survival-rate = 0,05
5-year survival-rate = 0,18	5-year survival-rate = 0,04
Estimated median-survival-time	Estimated median-survival-time
1 year, 3 months	0 years, 9 months

Zusammenfassung

Nach einem kurzen historischen Abriß der Entwicklung der chirurgischen Behandlung dieser Tumoren wird das derzeitige chirurgische Behandlungskonzept erörtert. Es zeigt sich, daß unser derzeitiges chirurgisch-therapeutisches Konzept weitgehend dem von J. F. Dieffenbach [3] 1848 schon festgesetzten Vorgehen entspricht. Abschließend wird auf die perioperative Mortalität und Prognose eingegangen.

Die Fortschritte in den letzten 140 Jahren sind in der Verbesserung der präoperativen Diagnostik und des OP-Instrumentariums, vor allen Dingen

in der gesamten Medizin (Blutersatz, Intubation, perioperative Intensivmedizin) erzielt worden.

Literatur

1. Bitter K (1973) Relations between histology, TNM-category and results of treatment with
   methotrexate-bleomycin-combination in squamous cell carcinomas of the oral cavity.
   J Max Fac Surg 1: 113
2. Casson PR, Bonanno PC, Converse JM (1974) The midface degloving procedure. Plast
   Reconstr Surg 53: 102
3. Dieffenbach JF (1848) Operative Chirurgie, Bd 2. Brockhaus, Leipzig, S 38
4. Freis R (1968) Zur Frage der Abhängigkeit der Prognose von der Lokalisation des Primärtumors bei Karzinomen des Viscerocraniums. Österr Z Stomatol 65:202
5. Fries R, Platz H, Wagner R, et al (1977) Karzinome der Mundhöhle. Zur Frage der Abhängigkeit der Prognose von der Lokalisation (Etagen und Bezirke) des Primärtumors.
   Dtsch Z Mund Kiefer Gesichtschir 1: 127
6. Hofer O (1953) Die vereinfachte Herstellung der zweigeteilten Oberkieferresektionspro-
   these aus Kunststoff. Dtsch Zahnärztl Z 8: 82
7. Holmgren G (1925) Erfahrungen über chirurgische Behandlung von malignen Oberkiefertumoren. Acta Otolaryngol (Stockh) 7: 511
8. Holmgren G (1928) Die Diathermiebehandlung der bösartigen Tumoren der Nasennebenhöhlentumoren. Acta Otolaryngol (Stockh) [Suppl 7]: 301
9. Hommerich KW (1964) In: Berendes J, Link R, Zöllner F (Hrsg) Hals-Nasen-Ohrenheilkunde, Bd 1. G Thieme, Stuttgart, S 461
10. Küster E (1890) Die Deckung der Augenhöhle und Ausräumung derselben. Zentralbl
    Chir 2: 25
11. Lehnhardt E (1968) Zur Chirurgie der Nasennebenhöhlen-Karzinome. In: Schuchardt K
    (Hrsg) Fortschritte der Kiefer-Gesichts-Chirurgie, Bd 13. G Thieme, Stuttgart, S 45–49
12. McCarty OJ, Million RR (1984) In: Million RR et al (eds) Management of head and neck
    cancer. Lippincott, Philadelphia, p12
13. Moure P (zitiert bei Hommerich)
14. Mündnich K (1953) Diagnose und therapeutische Technik. Eine Oberkieferresektions-
    prothese. HNO 54: 222
15. Naumann HH (1974) Kopf- und Hals-Chirurgie, Bd 2. Gesicht und Gesichtsschädel,
    Teil 1. G Thieme, Stuttgart
16. Pichler H (1931) Zur Behandlung bösartiger Oberkiefergeschwülste. Langenbecks Arch
    Klin Chir 167: 769
17. Pichler H, Trauner R (1948) Mund- und Kieferchirurgie. Urban und Schwarzenberg,
    Wien
18. Platz H, Fries R, Hudec M (1983) Retrospektive DÖSAK-Studie über Karzinome der
    Mundhöhle. Therapieabhängiger Prognoseindex TPI. Dtsch Z Mund Kiefer Gesichtschir
    7: 287
19. Rehrmann A (1952) Zur Operationstechnik ausgedehnter Kiefertumoren. Dtsch Zahn
    Mund Kieferheilk 16: 259
20. Rehrmann A (1954) Resektionen an den Kiefern. In: Bier A, Braun H, Kümmel H (Hrsg)
    Chirurgische Operationslehre, Bd 2. Barth, Leipzig
21. Schuchardt K (zitiert bei Spiessl)
22. Sebileau P (1906) Les forms cliniques du carcinoma du sinus maxillaire. Ann Mal Oreil
    Larynx 32: 517
23. Spiessl B (1968) Die Chirurgie des Oberkieferkarzinoms. In: Fortschritte der Kiefer- und
    Gesichts-Chirurgie, Bd 13. G Thieme, Stuttgart, S 50
24. Trauner R (1957) Die Behandlung der malignen Tumoren des Oberkiefers. In: Fort-
    schritte der Kiefer- und Gesichts-Chirurgie, Bd 3. G Thieme, Stuttgart, S 153
25. Ullik R (1957) Über ein abgekürztes technisches Verfahren bei der Herstellung von
    Oberkieferresektionsprothesen. In: Fortschritte der Kiefer- und Gesichts-Chirurgie,
    Bd 3. G Thieme, Stuttgart, S 165

26. Wustrow F (1965) Die Tumoren des Gesichtsschädels. Urban und Schwarzenberg, München Berlin
27. Zange J (1950) Die Operationen im Bereich der Nase und ihrer Nebenhöhlen: Eingriffe bei Geschwülsten der Nase und ihrer Nebenhöhlen. In: Opthalmologische Operationslehre. G Thieme, Leipzig
28. Zange J, Scholtz HJ (1963) 25 Jahre Behandlung bösartiger Geschwülste der Nase und Nebenhöhlen in Jena und ihre Ergebnisse. Z Laryngol Rhinol 42: 613
29. Zöllner F (1956) Der Lidrandschnitt nach Zange. Acta Otolaryngol (Stockh) 46: 463

Orbitachirurgie bei malignen Prozessen im Gesichtsschädelbereich

F. J. Steinkogler[1], K. Vinzenz[2], H. Porteder[3], P. Till[1] und E. Moser[1]

[1] 2. Universitäts-Augenklinik, [2] Abteilung für Kiefer- und Gesichtschirurgie,
Evangelisches Krankenhaus Wien–Währing und
[3] Abteilung für Kiefer- und Gesichtschirurgie, A. ö. Krankenhaus St. Pölten, Österreich

Einleitung

Die Orbitachirurgie stellt sowohl für den im Kieferhöhlenbereich tätigen Chirurgen als auch für den ophthalmologischen Chirurgen eine delikate Problematik dar. Die als Sitz- und Schutzhöhle für das so wertvolle Sehorgan, als Adnexe des Bulbus definierte Augenhöhle, ist wesentlicher und unzertrennlicher Teil der Einheit Lider, Tränenapparat, Orbita, Bulbus. Die Bedrohung der orbitalen Integrität läßt daher keine Anstrengung zu groß erscheinen, wenn es um die Erhaltung des binokularen Sehvermögens geht.

Das Fehlen des schützenden und befeuchtenden Lid- und Tränenapparates ist mit einer physiologischen Funktion des Bulbus ebensowenig vereinbar, wie das Fehlen der knöchernen und der Weichteilorbita. Von Malignomen im Gesichtsschädelbereich wird die Augenhöhle im wesentlichen aus zwei Richtungen gefährdet: einerseits von den innerlich wachsenden, bösartigen Tumoren, deren häufigste das Schleimhautkarzinom der Mundhöhle und das Zylindrom der Nasennebenhöhlen darstellen [1, 5]; andererseits die äußerlich wachsenden Tumoren der periorbitalen Hautregion, von denen besonders das Basaliom und das Plattenepithelkarzinom des medialen Lidwinkels zu erwähnen sind. All diese Tumoren wachsen sowohl flächenhaft als auch in die Tiefe; besonders letzteres führt zum Überschreiten von Organ- und Knochengrenzen und Schädelhöhlen.

Jeder Tumoreinbruch in die Orbita bedeutet eine intensive Gefährdung des Bulbus und bedarf der operativen Versorgung. Die Erhaltung des Bulbus ist abhängig von der Größenausdehnung des Tumorgewebes und bedarf exakter präoperativer Diagnostik.

Die ultima ratio bei weitgehender Tumorinfiltration der Orbita stellt die vollständige Ausräumung des orbitalen Inhaltes, die Exenteratio or-

bitae dar. Bereits in der präoperativen Diagnostik hat sich die interdisziplinäre Zusammenarbeit äußerst bewährt und stellt einen beschleunigenden
Faktor dar.

Ziel aller Untersuchungen ist die Indikationsstellung zur Operation im
Gesunden, bei ausgedehntem Befall auch zur Exenteratio orbitae, die den
Bulbusverlust bedeutet, aber wegen der Lebensbedrohung in Kauf genom-
men werden muß.

Patienten

Weniger als 16% der Patienten mit Nasennebenhöhlenkarzinomen weisen
eine Infiltration des Tumors in die Orbita auf. Wesentlich geringer ist der
Anteil der periorbitalen Hauttumoren, welche in Orbita und Nasennebenhöhlen infiltrieren, sie liegt unter 3% und betrifft häufig Tumorrezidive,
welche subcutan unter dem Narbengewebe in die Tiefe wachsen und somit
lange Zeit unentdeckt bleiben können (Abb. 1). Nicht immer werden neue
Patienten mit Nasennebenhöhlenkarzinomen primär beim Hals-, Nasen-
Ohrenarzt oder Kieferchirurg vorstellig, vor allem direkt in die Orbita infil-
trierende Siebbeinzellkarzinome verursachen oculäre Probleme und führen daher den Patienten zum Augenarzt. Es ist daher für den Ophthalmo-
logen wichtig, an diese Möglichkeit und Komplikation zu denken und die
entsprechenden diagnostischen Maßnahmen zu ergreifen.

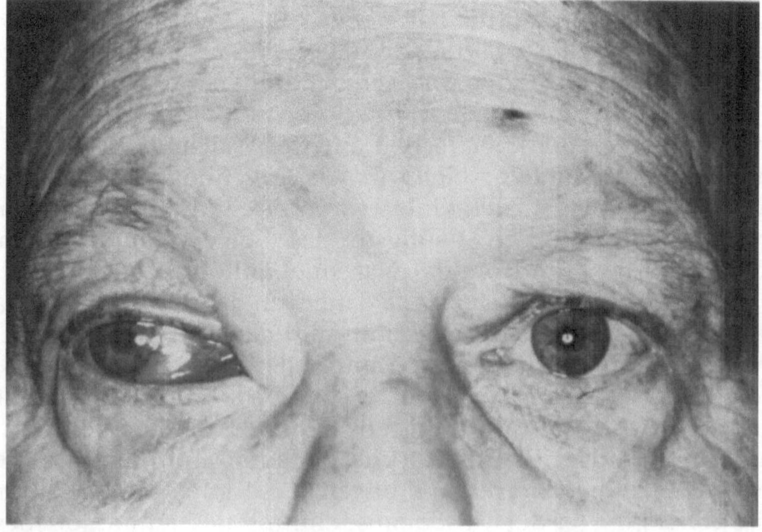

Abb. 1. Basaliomrezidiv des gesamten medialen Augenwinkels und der medialen Orbita
rechts mit Einmauerung des Bulbus bei einem 76jährigen Patienten (unter dem dicken
Stirnlappen konnte sich das Tumorrezidiv lange Zeit unbemerkt in die Orbita ausbreiten

Diagnostik

Klinische Untersuchung durch den Kieferchirurgen: exakte Inspektion der Mundhöhle, Endoskopie der Nasennebenhöhlen, wenn notwendig Probeexcision suspekten Gewebes und histologische Aufarbeitung.

Ophthalmologische Untersuchung: klinische Untersuchung der periorbitalen Region, Seitenvergleich, Exophthalometrie, Motilitätsprüfung (Lees screen), Spaltlampenuntersuchung, Tonometrie, Fundusuntersuchung, Prüfung der Sehleistung, und standardisierte Echographie der Orbita.

Standardisierte Echographie der Orbita

Die aus A-Bild, B-Bild und Dopplersonographie bestehende Untersuchungsmethode ermöglicht nicht nur das Auffinden von Knochendestruktionen bei beginnendem Tumoreinbruch in die Orbita, sondern bestimmt auch exakt die Ausdehnung des in die Orbita eingebrochenen Tumoranteils (Abb. 2). Dieser kann mit Hilfe des A-Bildes auch gewebsdifferentialdiagnostisch abgeklärt werden und die Infiltration der Muskel- und des

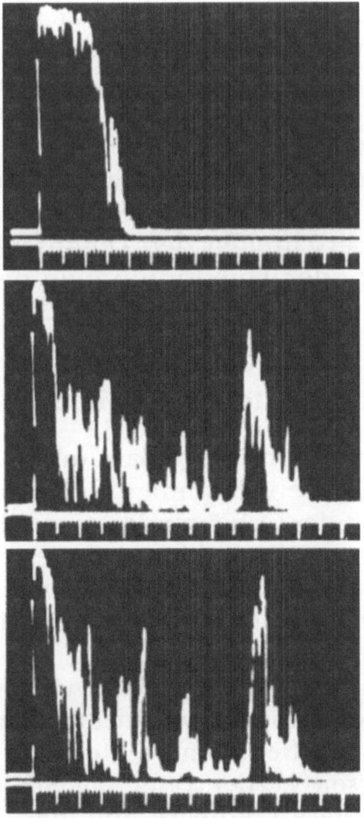

Abb. 2. Dopplersonographie bei Patienten von Abb. 1

Sehnerven exakt darstellen. Das B-Bild hilft die Lokalisation und die Ausdehnung des orbitalen Tumoranteils zu bestimmen, die Dopplersonographie die Tumorvascularisation.

Der extraorbitale Tumoranteil ist nur bei großen Knochendefekten echographisch abzugrenzen und bedarf bei den meist unregelmäßigen Knochendefekten der zusätzlichen Abklärung mit Hilfe des Nativröntgens und des CT [4].

Röntgen

- Konventionelles Schädelröntgen
- Tomographie
- Computertomographie und NMR sind zur Darstellung der Tumorausdehnung außerhalb der Orbita unabdingbar, eine Gewebsdifferenzierung im Sinn der Orbitaechographie ist jedoch nicht möglich
- Knochenscan des Gesichtsschädels

Von allen beteiligten Fachkollegen sollte in direkter Kooperation die Indikation zur interdisziplinären operativen Versorgung gestellt werden. Bei partieller, noch abgrenzbarer Tumorinfiltration der Orbita sollte in jedem Fall der Versuch der Bulbuserhaltung unternommen werden, wobei die oberste Prämisse die Entfernung des Tumors im Gesunden sein muß. Dies ist nur durch exakte Gefrierschnittechnik möglich.

Primär wird versucht, den Tumor en block zu resezieren, was bei partieller Infiltration der Orbita schwierig ist [3]. Letztere erfordert häufig ein schrittweises Vorgehen mit mehrfacher Entnahme von Gefrierschnittmaterial, um die Entfernung im Gesunden zu sichern. Bei weitgehender Tumorinfiltration der Orbita, insbesondere bei Infiltration von Augenmuskeln, welche ein Überschreiten der Tenonschen Kapsel voraussetzt, sowie bei Tumorkontakt oder Tumorinfiltration der Bulbuswand ist eine Exenteratio orbitae nicht zu vermeiden, um letztlich das Leben des Patienten zu retten.

Exenteratio orbitae

Die Exenteratio orbitae muß primär geplant und in Vollnarkose durchgeführt werden. Sie umfaßt die vollständige Entfernung des Lidapparates, welcher scharf im Bereich des Orbitarandes gegen den Knochen hin abgesetzt wird. Nach Incision der Periorbita wird die gesamte Periorbita vom Knochen gelöst und damit der komplette Orbitainhalt mobilisiert. Nach Präparation möglichst weit in die Orbitaspitze wird der Orbitasspitzeninhalt incl. Nervus opticus scharf abgesetzt.

Nach exakter Blutstillung wird der Hautwundrand circulär möglichst exakt an den Orbitarand adaptiert, um ideale Voraussetzungen für eine Epithesenanpassung zu schaffen. Der freiliegende Orbitaknochen kann der Granulation überlassen werden oder mit Spalthaut gedeckt werden (Abb. 3), was eine schnellere Epithelisierung der knöchernen Orbita ermöglicht [2].

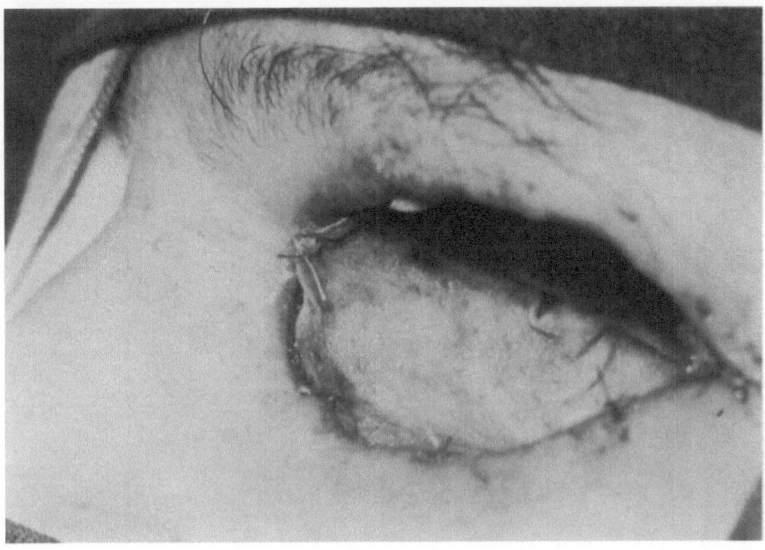

Abb. 3. Linke Orbita: Zustand nach Exenteratio orbitae und Deckung mit Spalthaut

Kieferchirurgie

Stellt die Exenteratio orbitae nur einen Teilschritt des gesamten Operationsverfahren dar, wird von der exenterierten Orbita aus nach eventueller Schnitterweiterung der Tumor möglichst in toto aus dem Nasennebenhöhlenbereich entfernt.

En bloc Tumorresektion mit Exenteratio orbitae umfaßt meist den gesamten Oberkiefer-Nasennebenhöhlenbereich mit Anteilen der Siebbeinzellen (Abb. 4), die betroffene Hälfte der Nasenhöhle und der Stirnhöhle (hier ist eine Kooperation mit dem Neurochirurgen am cranio-facialen Übergang oftmals notwendig). Dazu kommen individuelle Schnittführungen und Knochentrepanationen mit Wegklappen von Gesichtsschädelanteilen, wie etwa der knöchernen Nase und deren osteoplastische Rekonstruktion zur Vermeidung größerer Weichteil- und Knochendefekte nach außen.

Ein möglichst breiter chirurgischer Zugang zur Tumorregion ist im Sinne der Radikaloperation günstig.

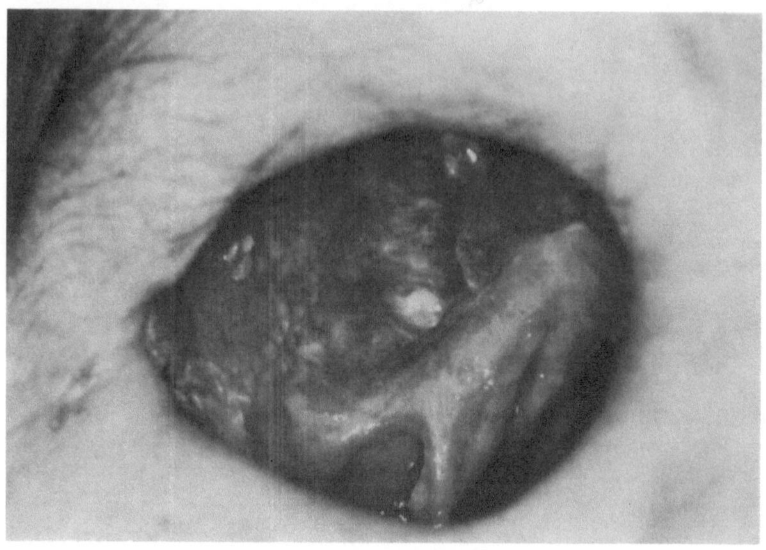

Abb. 4. Patient von Abb. 1: rechte Orbita; Zustand nach Exenteratio orbitae und erweiterter Oberkieferresektion mit Entfernung der NNH (gibt den Blick durch die Augenhöhle auf die Nasennebenhöhle frei)

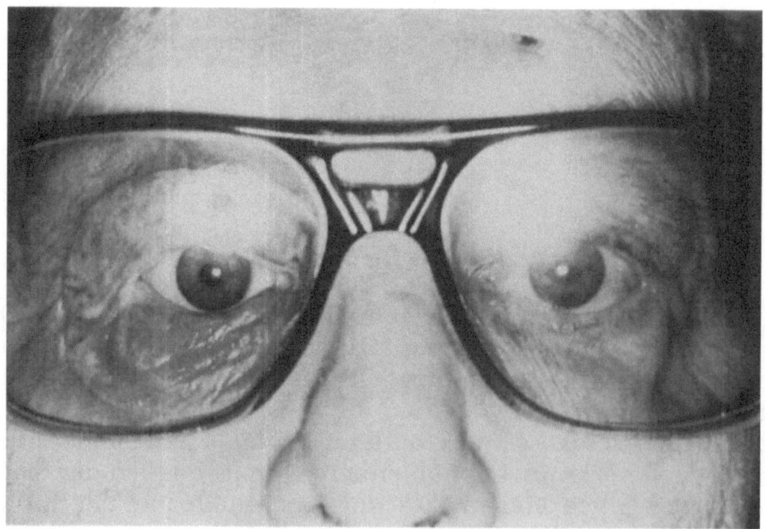

Abb. 5. Epithesenversorgter Patient von Abb. 1 nach Exenteratio orbitae

Rekonstruktion

Neben der üblichen Resektionsprothesentechnik bei Oberkieferdefekten kommt hier in Kombination die Epithesentechnik zu tragen, dabei bestehen zwei Möglichkeiten. Jene der kombinierten Defektprothetik mit hohlgeformten Heißpolymerisaten und die moderne Epithetik, implantiert, oder unter Verwendung bioverträglicher Kleber. Zur Abdrucknahme werden Gesichtsmoulagen mit Snow White Hartgips und Alginatabdruckmaterialien der Resektionshöhle durchgeführt. Hier kommen auch moderne Abdruckmaterialien wie etwa Optosilabdrücke (R) zur Anwendung.

Die Epithesentechnik stellt vor allem hohe Anforderungen an den modellierenden Zahntechniker, wobei im Verein mit dem Augenersatz versucht wird, ein möglichst naturgetreues Abbild der Gegenseite nachzuformen. Die zwischenzeitliche Versorgung der Resektionshöhlen erfolgt über Tamponaden und Verbandsplattentechnik.

Mit diesem interdisziplinären Vorgehen sowohl betreffend Diagnostik und Chirurgie als auch der epithetisch-prothetischen Versorgung der Knochenweichteildefekte, sind sowohl vom onkochirurgischen Standpunkt als auch vom ästhetisch-funktionellen Aspekt her ermutigende Ergebnisse zu erzielen, was den primär höheren Aufwand zur besseren Versorgung der Patienten rechtfertigt (Abb. 5).

Zusammenfassung

Die Orbita wird im wesentlichen aus zwei anatomischen Gewebsbereichen von Tumoreinbruch bedroht. Aus dem Gesichtsschädelinneren wachsen die Karzinome aus der Mund- und aus den Nasennebenhöhlen in die Orbita ein. Aus der periorbitalen Hautregion sind es besonders Tumoren und Tumorrezidive im Bereich des medialen Lidwinkels, die nach Knochendestruktion in die Augenhöhle einwachsen. Im Moment der Orbitainfiltration wird die Diagnostik und die operative Therapie zum interdisziplinären Problem, dessen Lösung möglichst in einer Erhaltung des wertvollen Sehorgans Augapfel, mindestens aber in der Entfernung des Tumors im Gesunden liegen muß. Schon in der Diagnostik bewährt sich die Zusammenarbeit zwischen Kieferchirurgie und Ophthalmologie, welche neben den üblichen ophthalmologischen Untersuchungen besonders die standardisierte Echographie der Orbita beisteuern kann. Durch exakte interdisziplinäre Diagnostik wird die Indikation zur Operation gestellt, welche im Idealfall ebenfalls im Sinne eines einzeitigen, gemeinsamen Vorgehens durchgeführt wird. Operationstechnik, Richtlinien und Ergebnisse werden demonstriert.

Literatur

1. Batsakis JG (1982) Tumors of the head and neck. Williams and Wilkins, Baltimore London
2. Mauriello JA, Ki Hyan Han, Wolfe R (1985) Use of autogenous split – thickness dermal graft for reconstruction of the lining of the exenterated orbit. AJO 100: 465–467
3. Naumann HH (1974) Kopf- und Hals-Chirurgie, Bd 2, Teil 1. G Thieme, Stuttgart

4. Till P (1988) Echographie der Orbita. In: Czembirek H, Frühwald F, Gritzmann N (Hrsg) Kopf-Hals-Sonographie. Springer, Wien New York
5. Wustrow F (1977) Bösartige Tumoren der Nase und Nebenhöhlen. In: Berendes J, Link R, Zöllner F (Hrsg) Handbuch für Hals-Nasen-Ohrenheilkunde, Bd 2. G Thieme, Stuttgart

Die chirurgische Therapie des Larynxkarzinoms

M. Ch. Grasl und **K. Ehrenberger**

I. HNO-Universitätsklinik, Wien, Österreich

Normale Struktur und Funktion des Larynx [3a, 20a, 24]

Anatomie

Die normale Kehlkopfanatomie wird von den unterschiedlichen Funktionen des Organes bestimmt: einerseits als Atmungsorgan und Teil der Luftwege, andererseits als Stimmbildungsorgan für die Kommunikation. Als Kreuzungsort der Luft- und Speisewege nimmt der Kehlkopf eine Schlüsselstellung im aerodigestiven Trakt ein.

Der Kehlkopf trägt entscheidend zur Form des Halses bei und liegt vor der Halswirbelsäule, von dieser nur durch den Hypopharynx und Ösophaguseingang getrennt, in Höhe des oberen Randes des 3. bis zum Unterrand des 6. Halswirbelkörpers. Bei Kindern und Frauen steht er etwas höher, mit fortschreitendem Alter tritt jedoch ein Descensus ein.

Das Kehlkopfgerüst besteht aus den hyalinen Schild-, Ring- und Aryknorpeln, sowie den fibroelastischen Knorpeln der Epiglottis und funktionslosen akzessorischen Knorpeln benannt nach Santorini und Wrisberg.

Dieses Knorpelgerüst wird durch Bänder und Membranen so zusammengehalten, daß eine gegenseitige Beweglichkeit besteht, die durch dafür verantwortliche Muskeln ermöglicht wird. Dieses Grundgerüst bildet nach innen eine mit Schleimhaut versehene Höhle, die gekennzeichnet ist durch zwei doppelseitige Falten, die für die Stimmfunktion von entscheidender Bedeutung sind.

Die äußere Kehlkopfmuskulatur dient zur Hebung, Senkung, und Fixation des Kehlkopfes und zur Stimmlippenspannung. Die inneren Kehlkopfmuskeln dienen als Stimmlippenspanner, -öffner und -schließer.

Die nervale Steuerung der Kehlkopfmuskulatur wird durch den Ramus externus des N. laryngeus superior und N. recurrens (N. laryngeus inferius) welcher aus dem N. vagus abgeht, ermöglicht. Der N. laryngeus superior versorgt mit seinem sensiblen inneren Ast die Schleimhaut von kranial bis zum Glottisspalt, mit dem motorischen äußeren Ast den M. cricothyreoideus. Der N. recurrens versorgt die gesamte innere Kehlkopfmuskulatur und ab der Glottis auch sensibel die Schleimhaut.

Die Blutversorgung erfolgt supraglottisch durch die A. laryngea superior aus der A. carotis externa und subglottisch aus der A. laryngea inferior, einem Ast der A. subclavia. Die Venen begleiten die gleichnamigen Arterien.

Die Verteilung der Lymphgefäße im Kehlkopf ist nicht regelmäßig. Das Ligamentum vocale ist ohne Lymphkapillaren, der supraglottische Bereich ist reichlich, der subglottische weniger dicht mit Lymphgefäßen versehen. Die laryngeale Lymphe sammelt sich bevorzugt in den Nodi lymphatici jugulares craniales bzw. caudales.

Das Kehlkopfinnere ist mit einem mehrschichtigen Flimmerepithel mit eingestreuten Becherzellen ausgekleidet. Lediglich die Stimmlippen sind von einem mehrschichtigen unverhornten Plattenepithel bedeckt.

Das Innere des Larynx wird in drei Räume unterteilt:

1. *Supraglottischer:* vom Kehlkopfeingang bis zu den Taschenfalten mit einer Trichterfunktion mit Bündelung der Schallabstrahlung und damit verbundener Verstärkung der Stimmleistung;
2. *Glottischer:* Stimmlippen bis 1 cm caudalwärts;
3. *Subglottischer:* unterhalb der Stimmlippe bis Unterkante des Ringknorpels.

Glottischer Raum und subglottischer Raum werden auch als glottische Etage zusammengefaßt [18].

Als transglottischer Raum wird bezeichnet: Glottis, Sinus Morgangni und Taschenband.

Mit Hilfe seines Aufhängeapparates führt der Kehlkopf in einer Gleitröhre, welche nach hinten zu von der Fascia prävertebralis, seitlich durch die Gefäßscheide und vorne durch die Lamina prätrachealis fasciae colli begrenzt wird, Bewegungen durch, die ein Auf- und Abwärtsgleiten beim Atmen, Sprechen, Singen und Schlucken ermöglichen.

Funktionen

1. Atmung: Die Stimmlippen sind in der Respirationsstellung maximal nach lateral gestellt und ermöglichen somit eine offene Glottis. Dies ist reflexgesteuert in Abhängigkeit der Sauerstoff- und Kohlendioxidkonzentration und des Säure-Basenhaushaltes im Blut. Einem einzigen Öffner der Stimmritze (M. cricoarytaenoideus posterior) stehen mehrere Schließer mit einem Kräfteverhältnis von 1:3 gegenüber.

2. Phonation: Die Klangerzeugung im Kehlkopf ist neben der Artikulation die Voraussetzung zur Bildung stimmhafter Laute. Als Windkessel dient die Lunge, der Kehlkopf als Tongenerator, Rachen, Nase und Mundhöhle als Ansatzrohr. Die Stimmlippenschwingungen entstehen durch aerodynamische und myoelastische Kraftkomponenten, wobei die Einstellung und Spannung der Stimmlippen stets gleichzeitig abläuft.

3. Schutz der tiefen Atemwege beim Schluckvorgang durch:

a) Verschluß des Aditus: beim Abwärtsgleiten der Nahrung wird der Zungengrund, die Rachenhinterwand und die Gaumenbögen berührt und der dadurch ausgelöste Reflex führt zu einer Kontraktion der Aryepiglottischen Falte und zum Kippen der Epiglottis,
b) Verschluß der Glottis: durch maximale Medialstellung der Stimmlippen und Taschenfalten,
c) reflektorischen Atemstop,
d) Auslösen des Hustenreflexes bei Übertritt von Nahrungsteilen oder Fremdkörpern in den Kehlkopf. Der Ablauf wird reflektorisch gesteuert: einer tiefen Inspiration bei offenem Kehlkopf folgt ein Verschluß der Glottis gefolgt von einem intrathorakalen Druckanstieg. Die plötzliche Öffnung der Stimmritze ermöglicht einen explosionsartigen Luftstrom, der den Fremdinhalt aus dem Larynx ausschleudert.

4. Thoraxstabilisierung mittels Glottisschluß: Durch die geschlossene Glottis wird das Atemsystem abgedichtet und bewirkt eine mechanische Hilfe bei verschiedenen Körperaktivitäten wie: Husten, Erbrechen, Miktion, Defäkation und Pressen bei der Geburt. Außerdem wird die Pectoralismuskulatur bei Klimmzügen, beim Graben und Atmen im Asthmaanfall unterstützt.

5. Schluckakt: Der in der Mundhöhle geformte Speisebrei wird durch die Zunge am harten Gaumen entlang nach rückwärts befördert und löst, sobald der Zungengrund erreicht ist, den Schluckreflex aus. Dadurch werden alle nicht dem Speiseweg angehörigen Wege und Öffnungen verschlossen:

1. der Epipharynx durch das Velum palatini;
2. der Aditus laryngis durch Muskelhochzug des Kehlkopfes nach oben und vorne unter die Zungenwurzel und durch Kippen der Epiglottis;
3. die Glottis mit Stimmlippen und Taschenfaltenverschluß.

Der Speisebrei gleitet an diesen Strukturen vorbei in die Sinus piriformes, und beim Durchtritt durch den Hypopharynx öffnet sich der Ösophagusmund. Gleichzeitig kommt es dann zur Kontraktion der Mm. constrictores pharyngis zum Transport im Ösophagus nach caudal, wo die autonome Peristaltik der Längs- und Ringmuskulatur die Beförderung über die Cardia in den Magen übernimmt.

Onkologische Aspekte beim Larynxkarzinom

Der Anteil der Larynxkarzinome unter den Kopf-Halskarzinomen beträgt ca. 45%, jener des Hypopharynx ca. 10%. Das Verhältnis männlicher zu

weiblicher Tumorträger wird mit 20 bis 10:1 angegeben, wobei vor dem
35. Lebensjahr Männer und Frauen fast gleich häufig erkranken. Das Kehl-
kopfkrebsrisiko steht in direkter Beziehung zur Dauer und Quantität des
Tabakkonsums. Für das Hypopharynxkarzinom wird auf die Assoziation
der Risikofaktoren Rauchen und Trinken hingewiesen. Therapeutische
Bestrahlungen im Kopf-Halsbereich können durchaus Ursache für ein
Kehlkopfkarzinom sein.

Lediglich an den Stimmlippen findet man wegen der frühen Zeichen
kleinste Tumoren und Vorstufen. Im Supraglottischen Raum liegen meist
ausgedehnte, fortgeschrittene Karzinome zur Behandlung vor. Deren
Frühsymtome sind uncharakteristisch und führen den Patienten erst spät
zu einer gezielten Therapie. Die Plattenepithelkarzinome (über 90% aller
Malignome) entstehen fast stets aus einem stark verdickten Plattenepithel.
Neben unizentrisch wachsenden Karzinomen gibt es auch ein primär breit-
flächiges Wachstum sog. Tapetenkarzinome. Das Vordringen in das umliegende Gewebe hängt ab von der dem Tumor eigenen Aggressivität und ihn
darin hindernden oder begünstigenden anatomischen Gegebenheiten sowie der lokalen und allgemeinen immunologischen Abwehr. Einbruch in
Lymphgefäße, Venen, Arterien, Nerven, Muskulatur und Knorpelstruktu-
ren sind bei der Prognoseerstellung als ungünstige Zeichen zu bewerten.

Gefäße und Nerven sowie Muskeln und lockeres Fett- und Bindegewebe werden vom Tumor gerne als Leitschiene für die Ausbreitung benützt.
Diesbezüglich nimmt der präepiglottische Raum mit seinen zahlreichen
Lymphgefäßen und der paraglottische Raum mit seinem Gefäßreichtum
sowie der Bereich der vorderen Kommissur mit der sehr engen Beziehung
zum Schildknorpel und auch der vordere Abschnitt der Taschenfalten wo
die Schleimhaut engen Kontakt zum Kehlkopfskelett hat, eine Sonderstel-
lung ein.

Die locoregionale Ausbreitung der Karzinome des Larynx erfolgt
mucös und submucös infiltrierend, selten exophytisch (bessere Prognose)
bzw. über die Lymphabflußwege und/oder Blutbahn.

Der Erscheinungsform und dem Wachstumsverhalten nach kann man
unterscheiden: Glottis-Etage: Stimmlippenkarzinome (Frühstadien, fortgeschrittene Tumoren), Karzinome der vorderen Kommissur, subglottische
Karzinome, Ventrikelkarzinome und die Transglottischen Karzinome;
Supraglottische Etage: zentrale Epiglottiskarzinome, Petioluskarzinome,
Winkelkarzinome, Taschenfaltenkarzinome, Karzinome des Kehlkopfran-
des, multiregionäres Karzinom des Vestibulum laryngis [18]; Supraglottische Karzinome zeigen eine präepiglottische Wachstumtendenz mit kra-
nialer Richtung, glottische wachsen bevorzugt nach subglottisch. Beim
transglottischen Karzinom ist die Glottis, der Morgagni Ventrikel und das
Taschenband befallen, der Entstehungsort oft nicht mehr erkennbar.

Das Vorhandensein oder Fehlen von regionären Metastasen beeinflußt
das weitere Schicksal der Patienten entscheidend, insbesondere eine Fixation (Kapseldurchbruch) wirkt sich nachteilig aus. Bei T1 Stimmlippenkarzinomen findet man diese außerordentlich selten. Mit zunehmender Größe des Primärtumors steigt die Metastasenfrequenz steil an. Außerdem

wird die Häufigkeit regionärer Lymphknotenmetastasen bestimmt: von der Ausprägung der intralaryngealen Lymphkapillaren, Erkrankungsdauer, Differenzierungsgrad, Größe und Situs des Tumors, immunologische Abwehrpotenz des Gesamtorganismus, Lokomobilität und Lokostabilität des Tumorareals [18, 19].

Fernmetastasen reduzieren die Überlebenszeit fast immer auf nicht mehr als ein Jahr und gehen fast ausschließlich mit einer regionären Metastasierung einher.

Das Staging der Tumoren erfolgt nach den Kriterien der TNM-Klassifikation der UICC (1987). Diese gestattet die Einteilung in Tumorstadien I–IV.

Das mikroskopische Aussehen eines Karzinoms erlaubt Aussagen bezüglich des Grades der Bösartigkeit. Als Parameter verwendet H. Glanz (in [18]) zum histologischen Grading: Differenzierung und Polymorphie, Struktur und Tumorrand, Gefäßeinbrüche und Nervensscheideninfiltration und plasmalymphozytäre Infiltrate. Dieses Verfahren gilt als verläßlich und übertrifft in der Exaktheit der Prognose die TNM-Klassifikation [18, 19].

Diagnostik des Larynxkarzinoms

Mit Vorsorgeuntersuchungen sind selbst unter den Risikogruppen: männliche Raucher über 40 Jahre, Alkoholiker oder Personen, die Inhalationsnoxen ausgesetzt sind, keine dem Aufwand entsprechende Ergebnisse zu erzielen. Daher führen Frühsymptome wie Heiserkeit oder Schluckbeschwerden die Tumorträger zum Arzt. Wobei es jedoch in einem sehr hohen Prozentsatz zu einer beträchtlichen Verzögerung seitens der Patienten aber auch der Ärzte kommt, welche bis zu einem Jahr betragen kann. An diagnostischen Möglichkeiten stehen zur Verfügung: indirekte Kehlkopfspiegelung, Stroboskopie, Endoskopie: direkte mit der flexiblen Glasfaseroptik über die Nase, Mikrolaryngoskopie (Austastung), Lupenendoskopie (90° Starre Optik), Beatmungslaryngoskopie. Bildgebende Verfahren wie: Summationsradiographie, Xeroradiographie, Tomographie, Computertomographie, Kernspintomographie, Laryngographie, Röntgenkinematographie, Szintigraphie, Ultraschall (Hals und Kehlkopf!) [26–31] ergänzen das Staging [18].

Als Voraussetzung für die Behandlung ist die histologische Diagnose zu erstellen.

Die erhobenen Befunde dienen der Erstellung der TNM-Klassifikation des betreffenden Tumors.

Endoskopische Larynxchirurgie (Abb. 1)

Die Entwicklung der endolaryngealen Mikrochirurgie (Mikrolaryngoskopie nach Kleinsasser [18]) schaffte die Voraussetzungen für eine exakte endoskopische Tumorresektion. Sie gestattet die direkte Beurteilung des Kehlkopfinneren mit variabler Vergrößerung und zugleich die chirurgi-

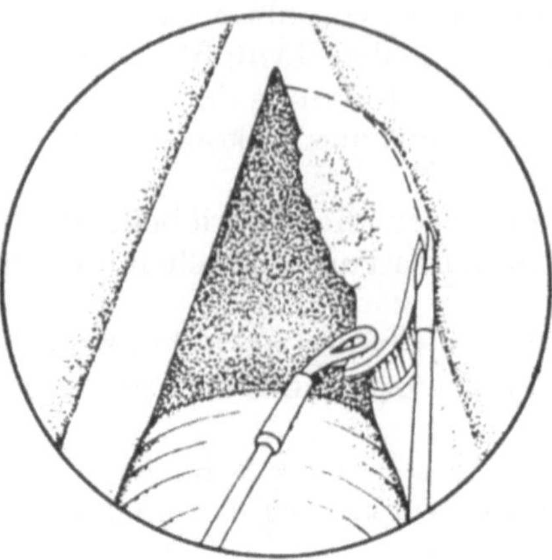

Abb. 1. Endolaryngeale Larynxchirurgie

sche Behandlung in Intubationsnarkose am relaxierten Patienten. Als Instrumente werden nicht nur die verschiedensten Mikrowerkzeuge sondern auch der Laserstrahl eingesetzt. Mit ihm kann gleichzeitig geschnitten und koaguliert werden. Der Nachteil der Laserchirurgie ist die histologisch nicht beurteilbare Schnittzone. Indikationen für die endolaryngeale Chirurgie sind: 1. Biopsien und 2. die Excision von Präkanzerosen und kleinen Carcinomata in situ, Mikrokarzinomen und mikroinvasiven Karzinomen auf frei beweglichen Stimmlippen. Dabei darf der Tumor nicht bis an den Processus vocalis reichen, die vordere Kommissur, der Ventrikel und Subglottis sollten frei von Tumor sein. Als kleinste aller Teilresektionen bietet die endoskopische Resektion den Vorteil einer sehr schonenden, wenig aufwendigen und den Patienten gering belastenden Operation.

Partielle Laryngektomien

Chordektomie (Abb. 2)

Die Chordektomie kann endolaryngeal oder wegen der besseren Übersicht via Thyreotomie durchgeführt werden. Dieser Eingriff eignet sich zur Resektion von beweglichen Stimmlippenkarzinomen ohne Befall der vorderen Kommissur oder Arygegend oder Ventrikel. Die Unterfläche des Stimmbandes kann befallen sein. Auf eine Deckung des Defektes kann wegen der spontanen Epithelisierung verzichtet werden, es bietet sich aber auch ein Schwenklappen aus der Taschenfalte an. Es bildet sich ein narbiges Ersatzstimmband, mit dem oft erstaunlich gute phonatorische Ergebnisse zu erzielen sind. Eine passagere Tracheotomie ist bei externem Zugang stets notwendig. Lediglich nach endolaryngealer Laserchordektomie

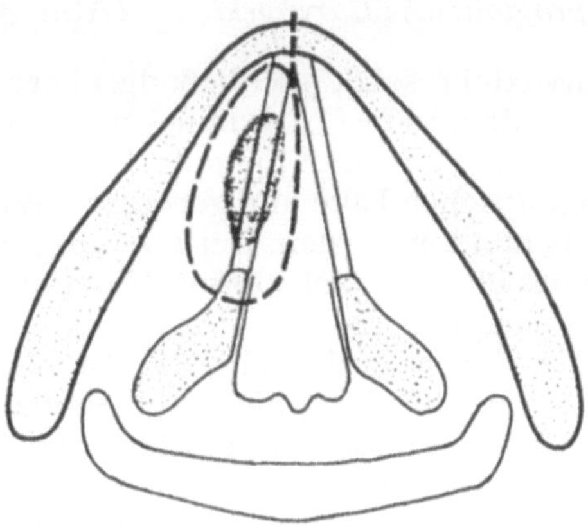

Abb. 2. Klassische Chordektomie via Thyreotomie

kann darauf verzichtet werden. Zeigt sich während der Operation, daß der Tumor die Chordektomiegrenzen überschritten hat, so muß die Chordektomie nach St. Clair-Thompsen erweitert werden. Von der Thyreotomie ausgehend wird bei Befall des inneren Perichondriums der befallene Knorpelbereich nach Ablösen des äußeren Perichondriums umschnitten und gemeinsam mit dem tumorbefallenen Stimm- und Taschenbandbereich entfernt. Der dabei entstandene Defekt kann mit einem Faszienlappen aus der mittleren Halsfaszie gedeckt werden [18, 24].

Mit der Chordektomie sind 85% bis 95% 5-Jahres-Heilungsraten zu erreichen.

Frontolaterale und frontoanteriore Teilresektion (Le Roux-Robert)

Hat ein Stimmbandkarzinom den Processus vocalis, die vordere Kommissur, den Anfang des Ventrikels, nicht jedoch die Ventrikelseitenwand oder das Taschenband erreicht und ist die Stimmbandbeweglichkeit nicht vollständig aufgehoben, ist die Indikation zur frontolateralen Kehlkopfteilresektion gegeben. Eine Erweiterung zur frontoanterioren Resektion wird notwendig bei Befall des vorderen Anteils des Gegenstimmbandes. Der entstandene Defekt epithelisiert spontan oder wird durch Schwenklappen aus dem subglottischen Bereich oder dem Taschenband gedeckt. Auch freie Spalthauttransplantate sind geeignet. Postoperativ bilden sich oft Granulationsgewebspolypen, die aber leicht via Mikrolaryngoskopie abgetragen werden können. Die stimmliche Leistung ist deutlich schlechter als nach Chordektomie, aber durch intensive logopädische Behandlung günstig beeinflußbar [18, 24].

Die 5-Jahres-Heilungsrate beträgt bei T2-Tumoren bei frontolateralen Resektionen bis zu 87%. Bei frontoanterioren Teilresektionen liegt dieser Prozentsatz mit 58% bis 68% etwas niedriger [25].

Supraglottische Laryngektomie (Abb. 3)

Diese horizontale Larynxteilresektion schließt die obere Kehlkopfetage mit dem präepiglottischen Raum ein [1]. Damit können Tumoren des Kehlkopfeinganges bis zum Taschenband, Epiglottiskarzinome (auch linguale) mit Befall der aryepiglottischen Falte und geringer Ausdehnung in die Vallekulae, chirurgisch behandelt werden. Der schwierigste Teil der Operation ist der Verschluß des Pharynx, welcher mit Material aus der Umgebung oder dem Hautplatysmalappen gedeckt wird. Gleichzeitig soll der Larynxstumpf möglichst hoch fixiert werden [14, 24]. Die Wiedererlernung des Schluckaktes stellt postoperativ das größte Problem dar. Absolute Voraussetzung ist ein gut funktionierender Glottisschluß. Trotzdem kommt es in bis über 50% der Operierten zur chronischen Aspiration.

Bei T1 und T2-Tumoren können bis über 90%, bei T3-Tumoren nur mehr 45% bis 60% 5-Jahres-Heilungsraten erreicht werden. Selbst bei sehr kleinen Primärtumoren liegen schon regionäre Metastasen im hohen Prozentsatz bilateral vor [18].

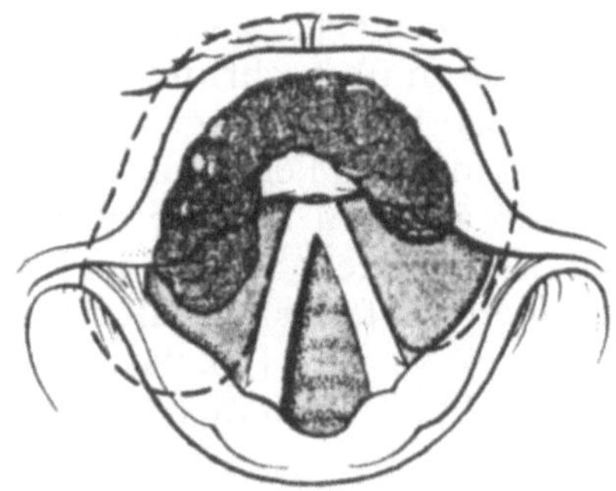

Abb. 3. Supraglottische (horizontale) Larynxteilresektion

Hemilaryngektomien

Diese Larynxteilresektionen sollen nur bei Patienten ohne regionärer Metastasierung durchgeführt werden und sind teilweise mit erheblichen Schluck- und Stimmstörungen verbunden. Der eigentlichen Operation geht stets eine Tracheotomie und die vorsorgliche konservative Neck dissection voran [18, 19, 24].

1. nach Hautnant: Diese nicht komplette Halbseitenresektion wird bei einseitigen Stimmbandkarzinomen ausgeführt, die nach vorne bis in die Kommissur und nach hinten den Aryknorpel erreichen. Das Krikoarytaenoidgelenk und die Supraglottis darf nicht betroffen sein. Der subglottische Bereich kann tumorbefallen sein, die Stimmlippenbeweglichkeit kann eingeschränkt sein. Es wird halbseitig ein vertikales Segment aus dem Ring- und Schildknorpel reseziert. Gegenüber der klassischen Resektion bietet diese

Operation den Vorteil eines primären Wundverschlusses. Das Risiko einer narbigen Larynxstenose ist gegeben.

2. nach Gluck-Soerensen (Abb. 4): Die technisch komplizierte, mehrzeitige Operationsmethode ist indiziert beim streng einseitigen Karzinom des Stimmbandes, das die Mittellinie vorne und hinten nicht erreicht hat. Nach unten kann der Unterrand des Ringknorpel befallen sein, nach oben höchstens bis zur laryngealen Epiglottisfläche oder aryepiglottischen Falte. Es wird eine mediane Spaltung des Kehlkopfes mit vollständiger Resektion der tumorbefallenen Seite durchgeführt. Der Defekt wird nach Raffung des Pharynx mit einem Halshautlappen epithelisiert. Dieses Pharyngolaryngostoma wird später zweizeitig plastisch verschlossen. Die Stimmstörung ist erheblich und wegen der fast immer entstehenden Larynxstenose ist das Dekanülement oftmals unmöglich.

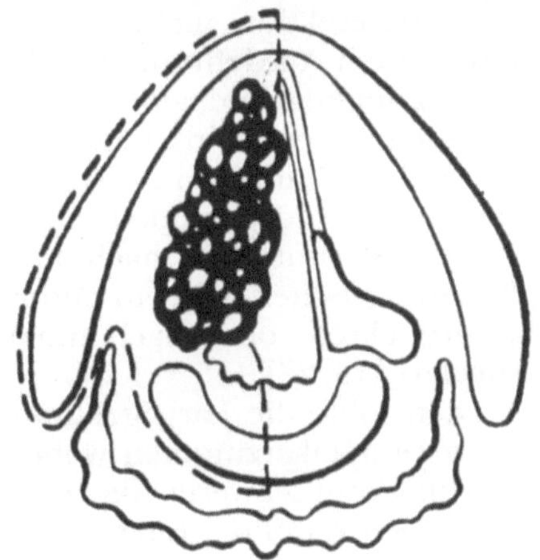

Abb. 4. Hemilaryngektomie nach Gluck-Soerensen

Die pauschalen 5-Jahres-Heilungsraten bei allen Halbseitenlaryngektomien liegen zwischen 73% und 86% [18].

Erweiterte Teilresektionen, subtotale Laryngektomien, Krikohyoidopexien, Thyreohyoidopexien

Diese Operationsverfahren gestatten es bei ausgedehnten Karzinomen des Larynx auf eine komplette Laryngektomie zu verzichten und doch relativ gute Heilungsergebnisse zu erzielen. Wenngleich die Nachteile einer Laryngektomie vermieden werden können, ist die Rehabilitation (Sprechen, Schlucken, Dekanülement) doch sehr oft erheblich erschwert und verzögert.

Dreiviertellaryngektomie

Diese Operation entspricht einer Kombination einer Hemilaryngektomie mit einer supraglottischen Teilresektion. Damit können lateral gelegene Winkelkarzinome, welche bevorzugt nach dorsal und caudal wachsen, transglottische Karzinome, Taschenfaltenkarzinome und die marginalen Karzinome der aryepiglottischen Falte und der Aryregion erfaßt werden. Als Rest muß zumindest eine Taschenfalte, eine aryepiglottische Falte, ein frei beweglicher Aryhöcker und die Ringknorpelspange übrig bleiben, damit die Funktionstüchtigkeit erhalten werden kann. Ein guter Allgemeinzustand, kooperativer Patient mit uneingeschränkter Lungenfunktion ist allgemeine Voraussetzung, da ansonsten die Rehabilitation unmöglich wird.

Totale Laryngektomie (Abb. 5)

Die totale Laryngektomie ist indiziert: wenn ein Karzinom des Larynx durch Bestrahlung oder Teilresektion nicht entfernbar ist, ferner bei supraglottischen Karzinomen mit Ausdehnung auf die Glottis oder ausgedehntem Wachstum in den Zungengrund, glottischen Karzinomen mit Befall beider Aryknorpel, ausgedehntem beidseitigen Befall mit beiseitig aufgehobener oder eingeschränkter Stimmbandbeweglickeit, Einbruch in die Umgebung, Durchwachsung des Knorpelskelettes, Übergreifen von Hypopharynxkarzinomen und bei Resttumoren nach strahlentherapeutischer oder chirurgischer Behandlung. Selten wird ein tumorfreier Larynx wegen einer radiogenen Chondronekrose oder nach funktionellem Mißerfolg nach Teilresektion exstirpiert [18, 22].

Nicht ausgeführt werden sollte die Laryngektomie bei Vorliegen von Fernmetastasen, primären Doppelkarzinomen wobei eines inkurabel ist, bei geringer Lebenserwartung und schwerer Allgemeinerkrankung.

Die Laryngektomie als lebensrettender Eingriff führt zu einer schweren Verstümmelung des Patienten. Er muß sich auf ein Leben mit einem Tracheostoma und eingeschränkter Kommunikationsfähigkeit einstellen.

Im Prinzip wird der gesamte Kehlkopf vom Zungengrund bis zur Trachea, wenn nötig unter Mitnahme von Teilen der Zunge, des Pharynx, der Schilddrüse oder der Trachea entfernt. Die Luft- und Speiseröhre wird durch primären Verschluß des Pharynx und Einnähen der Trachea in das Jugulum getrennt [18, 24].

Der U-förmige Hautschnitt ist so zu führen, daß ein Schürzenlappen entsteht und ist durch seitliche Zusatzschnitte zu erweitern, damit auch die seitlichen unteren Halsbereiche zugänglich sind, um eine radikale und/ oder funktionelle Neck dissection ausführen zu können. Der tiefste Punkt sollte in Höhe des späteren Tracheostomas liegen, wenn nicht schon präoperativ eine Tracheotomie notwendig war. Es folgt die Bildung des Haut-Subcutis-Platysmalappens unter Ligatur der oberflächlichen Halsvenen bis über das Zungenbein hinaus.

Vor der Behandlung der Halslymphknoten ist stets die Sonographie für die Identifikation regionärer Metastasen durchzuführen und in den Therapieplan einzubeziehen [30]. Neben der genauen Beschreibung besteht der Vorteil der exakten Bestimmung der Beziehung der Lymphknoten zu den großen Halsgefäßen [28]. In Anbetracht der bei fortgeschrittenen Tumoren auf jeden Fall angewendeten postoperativen Bestrahlung kann bei einem sonographisch negativen Hals auf eine elektive Neck dissection verzichtet werden.

Bei gesicherten Lymphknotenmetastasen, die verbacken und fixiert sind, ist eine radikale Neck dissection durchzuführen. Es erfolgt die en bloc-Resektion des Lymph-Fettbindegewebes des Halses von Mandibula zur Clavicula und Halsmitte bis zum Trapeziusvorderrand und von der oberflächlichen bis zur tiefen Halsfascie. Wobei der M. sternocleidomastoideus, die Vena jugularis interna, der N. accessorius, die Nerven des Plexus cervicalis, die submentale und submandibuläre Region, die Parotisloge und Schilddrüse der Tumorseite mitentfernt werden. Nur sehr selten finden sich beidseitig fixierte Lymphknoten. Liegen diese aber vor, darf an der anderen Seite nicht gleichzeitig wegen der sonst entstehenden Einflußstauung radikal operiert werden. Diese ist frühestens 6 Wochen nach dem Ersteingriff durchführbar [5, 6, 7, 16].

Ein Einbruch in die Halsschlagader kann durch Resektion mit gleichzeitiger Gefäßplastik behandelt werden. Der Befall der prävertebralen Fascie und der Nackenmuskulatur gilt als Kontraindikation für einen weiteren chirurgischen Eingriff. Das nach einer radikalen Neck dissection ausgeräumte Operationsfeld enthält nur mehr die A. Carotis, den Plexus bra-

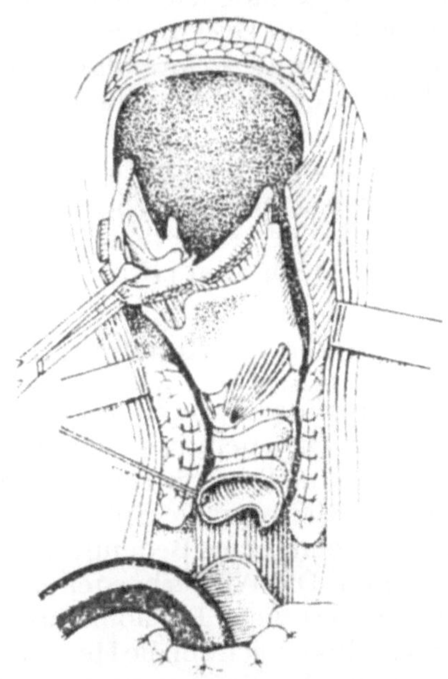

Abb. 5. Totale Laryngektomie

chialis, N. phrenicus, N. vagus, N. hypoglossus, und den Ramus marginalis mandibulae [9].

Bei mobilen bzw. occulten Metastasen ist möglichst eine funktionelle Neck dissection anzustreben, wobei dann der M. sternocleidomastoideus, die Vena jugularis interna, der N. accessorius und die Äste aus dem Plexus cervicalis geschont werden [8, 11, 12]. Das Entfernen einzelner Knoten gilt als obsolet.

Das Neckpräparat kann mit dem Kehlkopf en bloc präpariert werden.

Nach Darstellung des Kehlkopfes wird die prälaryngeale Muskulatur an ihren Ansätzen entfernt. Der Isthmus der Schilddrüse wird mit den medialen Dritteln der Seitenlappen reseziert und die Stümpfe der Schilddrüse umstochen und ligiert. Der Darstellung der Trachea folgt die Ligatur der oberen und unteren Larynxgefäße. Seitlich werden die Konstriktormuskeln vom Schildknorpel scharf getrennt. Die Schildknorpeloberkante wird vom Ligamentum hyothyreoideum abgelöst und der Oberrand des Zungenbeines dargestellt. Nun wird der Kehlkopf von der Trachea abgesetzt und ein Trachestoma angelegt. Umintubation in das Stoma, Eröffnen des Pharynx über dem Zungenbein, Darstellen der Epiglottis, Auslösen des Sinus piriformes vervollständigen die Laryngektomie. Eine nasogastrale Nährsonde wird eingelegt und das Pharyngostoma mehrschichtig verschlossen. Nach Anlegen einer Saugdrainage wird nach Zurückklappen des Haut-Platysma Schürzenlappens das Tracheostoma komplettiert.

Die Operationsmortalität liegt unter 2% bis 3%. Die häufigste Komplikation ist eine Pharynxfistel, die durchschnittlich in Abhängigkeit des Patientengutes in 15 bis 30% auftritt. Kleine persistierende Fisteln sollten erneut mit einer Inversionsnaht gedeckt werden. Bei großen Pharyngostomata gilt es nicht bestrahlte, nicht geschädigte, möglichst dicke Hautlappen nach Entfernung des nekrotischen Gewebes zur Deckung zu verwenden [10, 18, 19].

Nach Vorbestrahlung ist besondere Sorgfalt bei der Präparation fixierter Lymphknoten, auf Asepsis, exakte Blutstillung und Antibiotikagabe zu achten [17, 24].

Der Prozentsatz der Lokalrezidive nach Laryngektomie liegt bei Larynxkarzinomen aller Lokalisationen und Stadien zwischen 5 und 10%. Entscheidend für das Schicksal der Patienten ist die suffiziente Behandlung vorhandener regionärer Metastasen [18].

Chirurgische Maßnahmen zur Rehabilitation der Stimme

Zweifelsohne stellt der Verlust der Sprache für den Laryngektomierten eine sehr große Belastung dar. Die operativen, körpereigenen oder apparativen Methoden ermöglichen eine Ersatzsprache, die aber in ihrer Qualität und Quantität nicht ganz an die normale Sprache heranreicht. Für den Betroffenen ist es jedoch von eminenter Bedeutung sich mit seiner Umgebung verständigen zu können. Die Wiederherstellung der Sprache ist der Schlüssel für die soziale und berufliche Rehabilitation.

Viele Maßnahmen beschränken sich auf die Herstellung anatomisch günstiger Verhältnisse im Pharynx für die Ösophagusersatzstimme, wobei die Faltenbildung durch die Pharynxnaht eine Ersatzglottis ermöglicht [18].

Die heutzutage. am häufigsten durchgeführte Methode der chirurgischen Stimmrehabilitation ist die Bildung eines tracheo-pharyngealen Shunts, der bei Exspiration eine Stimme ermöglicht. Die Atemwege werden dabei nicht rekonstruiert, die Patienten atmen durch das Tracheostoma. Beim Verfahren nach Amatsu [2] wird diese Fistel aus einem Teil der Hinterwand des Larynx gebildet. Staffieri [23] bildet den Shunt in der Pharynxschleimhaut, die den Trachealstumpf abdeckt. Asai (in [18])formt einen Hautschlauch zwischen dem Trachealstumpf und Pharynx. Andauernde Aspiration in unterschiedlichem Prozentsatz erfordert oft den Verschluß dieser Fisteln.

Daher ist man übergegangen, in diese Shunts Prothesen in Form von Einwegventilen einzusetzen. Diese können bereits bei der Laryngektomie implantiert werden oder aber erst wenn die Pharynxersatzsprache nicht erlernt wurde. Die verschiedensten Modelle stehen zum Teil in fester Verbindung mit einer knopfartigen Trachealkanüle [3, 4, 15, 20, 21]. Ehrenberger [13] transplantierte ein siphonartiges Jejunumstück als tracheopharyngealen Shunt und erzielte damit beachtliche stimmliche Leistungen.

Die Rehabilitation durch Transplantationen von Kehlköpfen ist erst im Versuchsstadium.

Danksagung

Der Autor dankt dem Georg Thieme Verlag für die freundliche Genehmigung, die Abb. 1 bis 5 veröffentlichen zu dürfen [Quelle: Kleinsasser O (1987) Tumoren des Larynx und Hypopharynx. G Thieme, Stuttgart New York, Abb. 1, 2, 5 und Theissig J (1988) Mund-, Hals- und Nasenoperationen, 2. Aufl. G Thieme, Stuttgart New York, Abb. 3 und 4].

Literatur

1. Alonso JM (1966) Partial horizontal laryngectomy. Functional or physiological operation for supraglottic cancer. Laryngoscope 76: 161–169
2. Amatsu M (1978) A new one-stage surgical technique for postlaryngectomy speech. Arch Otorhinolaryngol 220: 149–152
3. Annyas AA, Nijdam HF, Escajadillo JR, Mahieu HF, Leever H (1984) Groningen prothesis for voice rehabilitation after laryngectomy. Clin Otolaryngol 9: 51–54
3a. Becker W, Naumann HH, Pfaltz CR (1986) Hals-Nasen-Ohren-Heilkunde: Kurzgefaßtes Lehrbuch mit Atlasteil, 3. Aufl. G Thieme, Stuttgart New York
4. Blom ED, Singer MI, Hamaker RC (1982) Tracheostoma valve for postlaryngectomy voice rehabilitation. Ann Otol Rhinol Laryngol 91: 576–578
5. Bocca E (1972) Chirurgie der Halslymphknoten. In: Naumann HH (Hrsg) Kopf- und Halschirurgie, Bd. 1. G Thieme, Stuttgart
6. Bocca E, Pignataro O (1967) A conservation technique in radical neck dissection. Ann Otorhinolaryngol 76: 975–988
7. Bocca E, Pignataro O, Oldini C, Cappa C (1984) Functional neck dissection: an evaluation and reviews of 843 cases. Laryngoscope 94: 942–945
8. Carenfelt C, Eliasson K (1980) Cervical metastases following radical neck dissection that preserved the spinal accessory nerve. Head Neck Surg 2: 181–184
9. Conley JJ (1957) Carotid artery surgery in the treatment of head and neck tumors. Arch Otolaryngol 65: 437–445
10. Conley JJ (1956) Management of pharyngostome, esophagostome and associated fistulae. Ann Otol Rhinol Laryngol 65: 76–91
11. Dayal VS, da Silva SJ (1971) Functional and radical neck dissection. Arch Otolaryngol 93: 413–415

12. Deutsch EC, Skolnik EM, Freidman M, Hill JH, Sharer K (1985) The „conservation neck dissection". Laryngoscope 95: 561–565
13. Ehrenberger K, Wicke W, Piza H, Roka R, Grasl M, Swoboda H (1985) Jejunal grafts reconstructing a phonatory neoglottis in laryngectomized patients. Arch Otorhinolaryngol 242: 217–223
14. Goepfert H, Jesse RH, Fletcher GH, Hamberger A (1975) Optimal treatment for the technically resectable squamous cell carcinoma of the supraglottic larynx. Laryngoscope 85: 14–32
15. Herrmann JF (1986) Speech restoration via voice prosteses. Springer, Berlin Heidelberg New York Tokyo
16. Johnson JT, Barnes EL, Myers EN (1981) The extracapsular spread of tumors in cervical node metastases. Arch Otolaryngol 107: 725–729
17. Joseph DL, Shumrick DL (1978) Risks of head and neck surgery in previous irradiated patients. Arch Otolaryngol 97: 381–384
18. Kleinsasser O (1987) Tumoren des Larynx und des Hypopharynx. G Thieme, Stuttgart New York
19. Kleinsasser O (1983) Bösartige Geschwulste des Kehlkopfes und des Hypopharynx. In: Berendes J, Link R, Zöllner F (Hrsg) Hals-Nasen-Ohrenheilkunde, Bd 4/2. G Thieme, Stuttgart New York, S 12.1–12.337
20. Panje WR (1981) Prosthetic vocal rehabilitation following laryngectomy. The voice button. Ann Otol Rhinol Laryngol 90: 116–120
20a. Pernkopf W (1979) Topographiosche Anatomie des Menschen. Urban & Schwarzenberg, München Wien Baltimore
21. Shapiro MJ, Ramanathan VR (1982) Tracheostoma vent voice prosthesis. Laryngoscope 92: 1126–1120
22. Suen A, Medina JE, Goepfert H, Fletcher G (1984) Management of stage T3 and T4 glottic carcinoma. Am J Surg 148: 467–472
23. Staffieri M (1972) Funktionelle totale Laryngektomie, chirurgische Technik, Indikation und Resultate einer eigenen Technik zur Glottisplastik mit Wiederherstellung der Stimme. Monatsschr Ohrenheilkunde 106: 338–349
24. Theissig J (1988) Mund-, Hals- und Nasenoperationen, 2. Aufl. G Thieme, Stuttgart New York
24a. Tillmann B, Wustrow F (1982) Kehlkopf: Onto- und Phylogenese, Fehlbildungen, Zysten und Fisteln, funktionelle Anatomie, Histologie, Untersuchungsmethoden. In: Berendes J, Link R, Zöllner F (Hrsg) Hals-Nasen-Ohren-Heilkunde in Praxis und Klinik, 2. Aufl, Bd IV/1. G Thieme, Stuttgart New York, S 1.1–1.101
25. Wigand MC, Steiner W, Stell PM (eds) (1984) Functional partial laryngectomy. Conservation surgery for carcinoma of the larynx. Springer, Berlin Heidelberg New York Tokyo
26. Castejijns JA, Kaiser MC, Valk J, Gervitseix GJ, Haltum AH v, Snow GB (1987) MR imaging of laryngeal cancer. J Comput Assist Tomogr 11: 134–139
27. Gritzmann N, Traxler M, Grasl MCh, Pavelka R (1989) Advanced laryngeal cancer: sonographic assessment. Radiology 171: 171–176
28. Gritzmann N, Grasl MCh (1988) Sonographische Beurteilung der Gefäßwandinfiltration der extrakraniellen A. carotis. RÖFO 149: 22–26
29. Gritzmann N, Czembirek H, Hajek P, Karnel F, Türk R, Frühwald F (1987) Sonographie bei cervicalen Lymphknotenmetastasen. Radiologe 27: 118–122
30. Grasl MCh, Neuwirth-Riedl K, Gritzmann N, Schurawitzky H, Braun O (1989) Wertigkeit sonomorphologischer Kriterien bei der Identifikation regionärer Metastasen von Plattenepithelkarzinomen des HNO-Bereiches. HNO 37: 333–337
31. Zaunbauer W, Haertel M (1982) Zur computertomographischen Diagnostik maligner Larynxtumoren. Fortschr Röntgenstr 136: 694–699

Lasertherapie des Larynxkarzinoms

H. Höfler

II. Universitäts-HNO-Klinik, Wien, Österreich

Der Einsatz des Lasers in der Behandlung des Larynxkarzinoms stellt keine neue Behandlungsmethode dar, sondern entspricht einer neuen Variante der chirurgischen Therapie. Um ihren Einsatz zu rechtfertigen, muß sie gegenüber der herkömmlichen Chirurgie Vorteile bieten und darf im Vergleich mit den Standard-Behandlungsmethoden (Chirurgie; Radiotherapie) keinesfalls schlechtere Ergebnisse erbringen.

Die Vorteile der Laserchirurgie in der von uns entwickelten Form resultieren aus der endoskopischen Technik ohne äußere Operationswunden und ohne Tracheotomie sowie aus den bekannten Lasereigenschaften, von denen speziell die große Präzision in Verbindung mit dem Operationsmikroskop hervorzuheben ist. Insgesamt ergeben sich aus dem endoskopischen Lasereinsatz operationstechnische Vorteile für den Operateur, eine reduzierte Belastung und verkürzte Behandlungsdauer für den Patienten sowie eine finanzielle Einsparung für den Kostenträger [1].

Entsprechend den bisherigen Erfahrungen sind für den mikro-endolaryngealen Lasereinsatz bei der Behandlung des Larynxkarzinoms drei Anwendungsbereiche zu nennen:

- kurativer Einsatz als Monotherapie,
- Palliativeinsatz zur Tumorverkleinerung (vielfach auch zur Besserung vitaler und sozialer Funktionen) und
- Einsatz im Rahmen einer Kombinationsbehandlung mit Radiotherapie und konventioneller Halslymphknotenchirurgie [2].

Von speziellem Interesse sind die Ergebnisse der Laserbehandlung als Monotherapie, für welche sich – unter Zugrundelegung der TNM-Klassifikation – die Tumorstadien Tis, T1 und selektierte T2-Fälle eignen, vorausgesetzt, daß noch keine Metastasierung eingetreten ist.

Operationstechnisch wird der Laser in erster Linie als Schneideinstrument eingesetzt. Beim Tis-Stadium wird das erkrankte Schleimhautareal umschnitten und im Sinne einer „excisional biopsy" vom Stimmbandkörper abpräpariert. T1-Tumoren der Stimmlippen werden im Sinne einer Chordektomie mit einem zumindest 2–3 mm breiten Sicherheitsabstand im Gesunden reseziert. Dieser Sicherheitsabstand ermöglicht im allgemeinen eine zuverlässige histologische Radikalitätsbeurteilung. T2-Karzinome werden in Form einer erweiterten Chordektomie mit analogem Sicherheitsabstand reseziert. Im Zweifelsfall kann der histologische Radikalitätsnachweis durch zusätzliche Biopsien aus dem Tumorbett erhärtet werden. Voraussetzung für die Anwendung des Lasers ist die vollständige Exposition des Tumors; ist diese nicht gewährleistet (speziell im Bereich der vorderen Kommissur), ist die Indikation für die operative Laser-Monotherapie überschritten.

Für den Vergleich der Langzeitergebnisse mit denen der herkömmlichen Behandlungsformen eignet sich am ehesten die rezidivfreie 5-Jahres-Überlebensrate. Unsere mit statistischen Methoden vorausberechneten 5-Jahres-Heilungsraten (Abb. 1) liegen für Tis- und T1-Tumoren über 90% und sind damit den Ergebnissen der herkömmlichen Behandlungsmethoden [3] ebenbürtig. Für die T2-Tumoren ergibt sich eine 5-Jahres-Heilungsrate von lediglich 65%; eine genauere Auswertung dieser Fälle hat gezeigt, daß der präoperativen Evaluation besondere Bedeutung zukommt, um Indikationsüberschreitungen zu vermeiden.

Hinsichtlich der Stimmqualität ist sowohl bei subjektiver als auch bei sonographischer Klassifikation anhand einer 4teiligen Dysphonieskala die überwiegende Mehrzahl der Fälle nach Laserchordektomie in die Gruppe

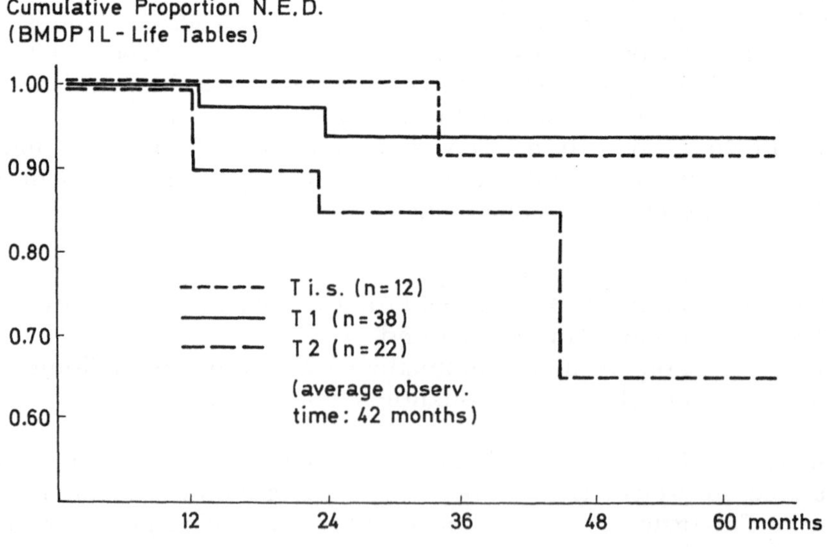

Abb. 1. Kumulative 5-Jahres-Heilungsrate nach laserchirurgischer Behandlung von Larynxkarzinomen

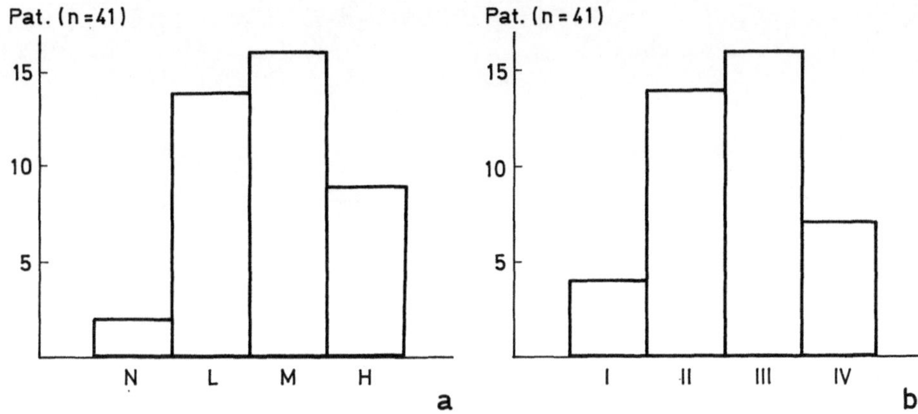

Abb. 2. a subjektive, **b** sonographische Klassifikation der Stimmqualität nach Laserchordektomie. *N, I* Normalstimme bzw. minimale Dysphonie; *L, II* leichtgradige Dysphonie; *M, III* mittelgradige Dysphonie; *H, IV* hochgradige Dysphonie bis Aphonie

der leicht- und mittelgradigen Dysphonien einzuordnen (Abb. 2). Nach den vergleichbaren Literaturdaten ist dieses Resultat günstiger als nach herkömmlicher Chirurgie [4].

Zusammenfassend ist auf Grund unserer eigenen sowie der in der Literatur berichteten Ergebnisse der kurativen endolaryngealen laserchirurgischen Behandlung des Larynxkarzinoms [5, 6] diese Therapievariante als eine positive Ergänzung der herkömmlichen Behandlungsmöglichkeiten zu betrachten. Sie bietet neben den eingangs erwähnten Vorteilen des mikroendolaryngealen Lasereinsatzes günstige stimmfunktionelle Ergebnisse sowie – bei korrekter Indikationsstellung – gleichwertige Heilungsraten und stellt damit eine echte therapeutische Alternative für präinvasive (Tis) und frühinvasive (T1, selektierte T2) Larynxkarzinome dar.

Literatur

1. Burian K, Höfler H (1979) Zur mikrochirurgischen Therapie von Stimmbandkarzinomen mit dem CO_2-Laser. Laryngol Rhinol Otol (Stuttg) 58: 551–556
2. Steiner W (1987) Laserchirurgie im HNO-Bereich. Arch Otorhinolaryngol [Suppl 2]: 8–18
3. Kleinsasser O (1987) Tumoren des Larynx und des Hypopharynx. G Thieme, Stuttgart New York
4. Höfler H, Bigenzahn W (1986) Die Stimmqualität nach CO_2-Laserchordektomie. Laryngol Rhinol Otol (Stuttg) 65: 655–658
5. Rudert H (1988) Laser-Chirurgie in der HNO-Heilkunde. Laryngol Rhinol Otol (Stuttg) 67: 261–268
6. Motta G, et al (1986) The CO_2 laser in the laryngeal microsurgery. Acta Otolaryngol (Stockh) [Suppl 433]: 1–30

Maligne Speicheldrüsentumoren

K. Vinzenz[1] und **Z. Roscic**[2]

[1] Abteilung für Kiefer- und Gesichtschirurgie, Evangelisches Krankenhaus Wien–Währing und
[2] Abteilung für Mund-, Kiefer- und Gesichtschirurgie, A. ö. Krankenhaus, Linz, Österreich

Epidemiologie

Speicheldrüsenmalignome machen etwa 5% aller Tumoren des Kopf-Halsgebietes aus, wobei 80% in der Parotis, 10% in der Submandibularis und 5–10% in den kleinen Speicheldrüsen anzufinden sind.

Malignome der kleinen Speicheldrüsen verteilen sich in absteigender Reihenfolge auf die Wangen-, Lippen-, Mundboden- und Gaumendrüsen, die Glandula Sublingualis und das aberrante Speicheldrüsengewebe (Orbita, NNH u.a.)

Häufigkeitsgipfel: Zwischen dem 40. und 60. Lebensjahr (Ausnahme Azinus-Zelltumor schon in der 3. Lebensdekade) Männer sind gleich häufig befallen wie Frauen (Ausnahme Aszinuszelltumor: Männer 3× häufiger).

Pathologie

Das biologische Verhalten der Kopfspeicheldrüsentumoren ist schwer zu erfassen. Diese sind selten, formenreich und haben einen langen Krankheitsverlauf. die Grenze zwischen benignen und malignen Tumoren ist fließend und schwer zu bestimmen. Jeder Tumor der Kopfspeicheldrüsen darf daher als maligner betrachtet werden, bis das Gegenteil bewiesen wird. Die Morbidität aller Speicheldrüsentumoren schwankt zwischen 0,25 und 3 pro 100.000 Einwohner und Jahr, das ergibt die Zahl von etwa 210 Neuerkrankungen in Österreich pro Jahr. Die Morbidität ändert sich mit zunehmendem Alter, im 6. Dezennium beträgt sie 3,2 und im 7. Dezennium 4,5 Erkrankungen pro 100.000 Menschen dieses Alters.

Histologische Klassifikation

Die Klassifizierung erfolgt nach den Empfehlungen der WHO (Thracray, 1972):

A. Epitheliale Tumoren

1. Mukoepidermoidtumor		30%
2. Azinuszelltumor		15%
3. Karzinome		55%
davon		
adenoidzystisches Karzinom (Zylindrom)		35%
sonstige Adenokarzinome		10%
Plattenepithelkarzinome		10%
Karzinom im pleomorphen Adenom		20%
Sonstige (Speichelgangkarzinom, hellzelliges		
Karzinom, anaplastisches Karzinom)		25%

B. Nichtepitheliale Tumoren
   1. Sarkome
   2. Geschwülste des lymphoretikulären Gewebes

C. Metastatische Tumoren

D. Unklassifizierbare Tumoren

Klinische Klassifikation

Epitheliale Malignome der Speicheldrüsen können von den großen, paarigen Speicheldrüsen (Gl. parotideae, Gl. submandibulares, Gl. sublinguales) oder von den 700–1000 kleinen, solitären Speicheldrüsen (Gl. labiales, buccales, palatinae, pharyngeae) auszugehen.

„Grading" -Malignitätsgrad

Die Einteilung der Speicheldrüsentumoren und Unterscheidung von Benignität und Malignität ist nicht restlos geklärt. Sogar aus den Gruppen, die bei jeder Klassifizierung als benigne Tumoren gelten, werden vereinzelte maligne Tumoren bzw. maligne Transformation dieser Tumoren beschrieben. Ferner ist die Rolle der lymphoepithelialen Läsion bei der Entstehung maligner Speicheldrüsentumoren (pleomorphes Adenom – anaplastisches Karzinom) noch nicht erforscht.

Jedoch hat die Gliederung der epithelialen malignen Speicheldrüsentumoren (Seifert, 1972) hinsichtlich der Prognose praktische Bedeutung:

1. Fakultativ maligne:	Azinuszelltumor Mukoepidermoidtumor
2. Maligne:	Adenoidzystisches Karzinom (Zylindrom)
3. Stark maligne:	Adenokarzinom Plattenepithelkarzinom Karzinom im plemorphen Adenom undifferenziertes Karzinom

„*Staging*" *-Stadieneinteilung*

Weil sich die Organlokalisation bei der TNM-Klassifikation auf drei große Kopfspeicheldrüsen und 4 Gruppen der kleinen Speicheldrüsen bezieht, entstehen die besonderen Schwierigkeiten bei der Bestimmung der Tumorgröße und deren Bedeutung (Tabelle 1, 2).

Tabelle 1. T-Primärtumor (UICC 1987). Gilt für die Regionen: Gl. parotis, Gl. submandibularis, Gl. sublingualis (übrige Speicheldrüsentumoren werden nach den Klassifikationen für Tumoren der Mundhöhle und des Oropharynx klassifiziert)

T 1	T2	T3	T4
Tumor bis 2 cm	Tumor > 2 bis 4 cm	Tumor > 4 bis 6 cm	Tumor > 6 cm

Sämtliche T-Kategorien werden in a (keine lokale Ausbreitung) und b (lokale Ausbreitung) unterteilt. Die lokale Ausbreitung ist die klinisch oder makroskopische Infiltration von Haut, Weichteilen, Knochen oder Nerven

Tabelle 2. TNM-Klassifikation (AJC 1978)

Tx	Der Tumor kann nicht bewiesen werden
T0	Kein Tumor
T1	Bis zu 2 cm oder weniger im Durchmesser, frei beweglich, N. Fazialis intakt
T2	Mehr als 2 cm bis 4 cm im Durchmesser, begrenzt beweglich oder an der Haut fixiert, N. Fazialis intakt
T3	Mehr als 4 cm bis 6 cm Durchmesser oder multifokal, Hautulceration, in der Tiefe fixiert, N. Fazialis-Parese[a]
T4	Mehr als 6 cm im Durchmesser und/oder Destruktion des Unterkiefers oder anderer Knochen
Nx	Die Lymphknoten können nicht bewiesen werden
N0	Keine Lymphknoten
N1	Einzelner, klinisch positiver, homolateraler Lymphknoten bis 3 cm
N2 (N2a, N2b)	Einzelner, klinisch positiver, homolateraler Lymphknoten von 3 cm bis 6 cm (A) oder multiple klinisch positive homolaterale Lymphknoten bis zu 6 cm (B)
N3 (N3a, N3b, N3c)	Massive homolaterale Lymphknoten bis zu 6 cm (A) oder klinisch positive bilaterale Lymphknoten (B) bzw. kontralaterale klinisch positive Lymphknoten (C)

[a] Fazialis-Parese gilt nur bei den Parotistumoren

Lokale Ausbreitung und Metastasierung

Azinuszelltumor: Vorwiegend in Gl. parotis; neigt zu Lokalrezidiven, selten regionäre- oder Fernmetastasen, relativ gutartig.

Mukoepidermoidtumor: Vorwiegend in Gl. parotis. Gut differenzierter Mukoepidermoidtumor (low grade malignancy, 75%) relativ gutartig.

Undifferenzierter Mukoepidermoidtumor: Neigt zu frühzeitiger regionärer Metastasierung (high grade malignancy, 25%).

Adenoidzystisches Karzinom: Vorwiegend in Gl. sublingualis und submandibularis sowie in kleinen Speicheldrüsen des Gaumens. Langsames, unaufhaltsames Wachstum; Lokalrezidive und hämatogene Metastasierung (Lunge, Skelett) noch nach 5–10 Jahren möglich.

Adenokarzinom und Plattenepithelkarzinom: Häufig regionäre Metastasierung.

Karzinom im plemorphen Adenom: Plötzlicher Wachstumsschub, Schmerzen und Paresen bei vorbestehender Drüsenschwellung; regionäre Metastasenbildung.

Symptomatik

Derbe Schwellung, Fixierung, Hautinfiltration, Schmerzen und Parästhesien, ev. schnelles Wachstum, Exulzeration; Einbruch in den Gehörgang und/oder partielle oder komplette Facialisparese bei Parotistumoren.

Diagnostik

Folgende Untersuchungen sollen durchgeführt werden:

- Labor
- Gesichtsschädelröntgen inkl. Panoramamröntgen
- Sonographie
- CT, eventuell kombiniert mit Sialographie
- NMR

Besondere Bedeutung hat neben der klinischen Befunderhebung (Anamnese, Inspektion und Palpation) die Ultraschall- und NMR-Untersuchung zur Abschätzung der Ausdehnung und des Befalls umgebenden Gewebes. Die Diagnosesicherung erfolgt durch Probeexzession, in Zweifelsfällen durch intraoperativen Schnellschnitt. Die Nadelbiopsie gilt nur bei positivem Befund als Beweis, birgt in sich jedoch die Gefahr der Verschleppung von Tumorzellen.

Therapie

Die Therapie der malignen Speicheldrüsentumoren umfaßt folgende Möglichkeiten:

1. chirurgische Therapie,
2. Radiotherapie,
3. Chemotherapie,
4. kombinierte Therapie.

Die chirurgische Therapie

Die chirurgische Therapie ist von der Lokalisation des Primärtumors (Gl. Parotis, Gl. submandibularis und Gl. sublingualis, kleine Speicheldrüsen) abhängig und gliedert sich in:

- Therapie des Primärtumors,
- Therapie der Rezidive,
- Therapie der regionalen Lymphknoten.

Prinzipiell wird immer eine radikale Operation angestrebt: Nach den Richtlinien des DÖSAK[1] für maligne Tumoren im Kiefer- und Gesichtsbereich wird als radikale Operation eine umfassende Exstirpation, mindestens 1 cm vom Tumorrand im gesunden Gewebe (1 cm Sicherheitsabstand) verstanden. Einfache Tumorenukleation ist auch bei benignen Tumoren obsolet und muß mit aller Entschiedenheit abgelehnt werden.

Intraoperative Schnellschnittuntersuchungen sollen zur Absicherung der Radikalität breit angewendet werden.

Die wichtigste Tumorlokalisation ist die Gl. Parotis. Die Bedeutung dieser Tumorlokalisation beruht auf zwei Tatsachen:

- Etwa zwei Drittel aller Tumoren haben ihren Sitz in der Gl. Parotis.
- Die Chirurgie der Gl. Parotis ist weitgehend durch den extratemporalen Verlauf des N. Fazialis geprägt.

Folgende Operationen können bei Beachtung der notwendigen Radikalität durchgeführt werden:

- partielle Parotidektomie,
- totale Parotidektomie,
- radikale Parotidektomie.

Partielle Parotidektomie kann für die kleineren, günstig gelegenen Tumoren im oberflächlichen Anteil der Gl. Parotis, mit oder ohne partielle Resektion des N. Fazialis, angewendet werden. Die Entfernung des oberflächlichen Anteiles der Gl. Parotis, weit vom gesicherten Exzisionsrand, ist wegen des Vorhandenseins intraglandulärer Lymphknoten immer notwendig.

Totale Parotidektomie: Es ist äußerst schwierig, eine klare Trennlinie zwischen partieller und totaler Parotidektomie zu ziehen. Bedingt der Sicherheitsabstand bei der Tumorexzision einen Gewebsdefekt jenseits der Fazialisebene bzw. werden die intraglandulären Lymphknoten vergrößert, jedoch histologisch negativ gefunden, muß das komplette Drüsengewebe mitentfernt werden. Defekte des N. Fazialis sind von der Tumorlokalisation abhängig.

---

[1] Deutsch-Österreichisch-Schweizerischer Arbeitskreis für Tumoren im Kiefer-Gesichts-Bereich

Radikale Parotidektomie: Bei größeren Parotistumoren wird der Tumor mit dem gesamten Drüsengewebe radikal en bloc entfernt und je nach der Tumorausdehnung auch die umgebenden Weichteile, gegebenenfalls auch Knochen, mitentfernt. Ausschlaggebend ist die Lokalisation. Auf den N. Fazialis wird keine Rücksicht genommen.

Die Frage der N.-Fazialis-Rekonstruktion kann nicht einheitlich beantwortet werden. Sie wird sofort oder nach einigen Monaten Rezidivfreiheit durchgeführt.

Bei den Tumoren niedrigen Malignitätsgrades mit gesicherter Radikalität soll die Rekonstruktion im gleichen Akt vorgenommen werden. Anders bei größeren Tumoren, Tumoren mit schlechter Prognose und bei nicht gesicherter Radikalität, wie auch bei der Planung einer postoperativen Radio- und Chemotherapie.

Chirurgische Therapie der regionalen Lymphknoten: Die chirurgische Therapie der regionalen Lymphknoten und der ableitenden Lymphwege ist für die malignen Tumoren der Speicheldrüse aller Lokalisationen einheitlich. Die 1. Filterstation befindet sich intraglandulär bzw. intraregional und wird immer mitentfernt. Folgende chirurgische Vorgangsweise kann beim momentanen Stand der Erkenntnisse empfohlen werden:

- Bei den malignen Tumoren, die einen niedrigen Malignitätsgrad besitzen, werden bei der Operation des Primärtumors die Lymphknoten der 1. extraglandulären Station selektiv im Schnellschnittverfahren untersucht. Bei negativem Befund erübrigt sich jede weitere operative Behandlung. Die positiven Lymphknoten verlangen radikale Ausräumung der nächsten Station.
- Bei malignen Tumoren mit höherem Malignitätsgrad werden die Lymphknoten der 1. extragrandulären Filterstation (suprahyoidal) prophylaktisch ausgeräumt und im Schnellschnittverfahren untersucht. Bei positivem Lymphknoten muß im gleichen Akt eine Neck-Dissection angeschlossen werden.

Die chirurgische Behandlung der regionalen Lymphknoten muß radikal durchgeführt werden und unterliegt bestimmten Grundprinzipien. Für die zwei Grundoperationen – suprahyoidale Drüsenausräumung und Neck-Dissection – wird der Leser auf die Empfehlungen des DÖSAK verwiesen.

Zusammenfassende therapeutische Empfehlungen

1. Die Früherkennung der Tumoren der Speicheldrüsen ermöglicht bessere Therapieerfolge. Jede Schwellung gilt als Neoplasma, solange das Gegenteil nicht bewiesen wird.
2. Die histologische Diagnose muß spätestens während der Operation erfolgen (Treffsicherheit des Schnellschnittverfahrens liegt bei 95 %). Die Biopsie erfordert gelegentlich die breite Darstellung der Drüse und des N. Fazialis.

3. Die Nadelbiopsie gilt nur bei positivem Befund als Beweis und sollte nur bei guten Sichtverhältnissen, d. h. während der Operation, durchgeführt werden. Es besteht die Gefahr der Verschleppung von Tumorzellen.
4. Die erste Operation entscheidet weitgehend über den Therapieerfolg.
5. Radikalität ist das oberste Gebot. Auch bei notwendiger Radikalität bleibt genügend Spielraum für primäre oder sekundäre Rekonstruktionen. Dies gilt besonders bei Rezidiven.
6. Die Tumoren der kleinen Speicheldrüsen bereiten durch ihr harmloses Aussehen große Probleme.
7. Die therapeutischen Begriffe sollten verbindlich abgestimmt werden, um Vergleiche bei der Auswertung der Ergebnisse zu ermöglichen.
8. Die chirurgische Therapie der regionalen Lymphknoten unterliegt, genauso wie die Therapie des Primärtumors, bestimmten Grundprinzipien und muß radikal durchgeführt werden.

Adjuvante Therapieformen

Strahlentherapie: Postoperativ zur Verminderung der lokalen und regionalen Rezidivraten bei Tumoren mit hohem Malignitätsgrad. Als primäre Therapie bei inoperablen Speicheldrüsentumoren wie auch im Rahmen der Palliativbehandlung bei inkurablen Tumoren.

Chemotherapie: Nur an spezialisierter Abteilung möglich. Wird als präoperative, postoperative und palliative Chemotherapie angewendet. Präoperativ sollen mit der Chemotherapie folgende Ziele erreicht werden:

- Verkleinerung der Tumormasse und bessere Abgrenzung des Tumors bei vorheriger Markierung der Tumorgrenzen,
- Verlangsamung der unkontrollierten Teilung der Tumorzellen,
- Herabsetzung der Verschleppung von Tumorzellen bei der Operation.

Die Operation wird zwei bis drei Wochen nach Abschluß der Chemotherapie vorgenommen. In dieser Zeit ist die Wirkung der Chemotherapie abgeschlossen. Als postoperative Chemotherapie kann sie bei ausgedehnten Tumoren mit hohem Malignitätsgrad bzw. bei nicht gesicherter Radikalität, spätestens 14 Tage nach der Operation angeschlossen werden.

Postoperative Betreuung

Der Großteil der Tumorpatienten verbringt nur einen Teil seines Lebens im Krankenhaus. Viele sind später voll integriert, arbeitsfähig und üben den Beruf aus. Diese Patienten müssen lange Zeit betreut und geführt werden. Gemeinsam für alle vorbehandelten Tumorpatienten sind regelmäßige Kontrolluntersuchungen. Nach Abschluß der Behandlung werden alle Patienten im 1. Jahr monatlich, im 2. Jahr jeden 2. Monat, im 3. Jahr nur vierteljährlich und im 4. und 5. Jahr halbjährlich kontrolliert. Leider darf die fünfjährige Rezidiv- und Metastasenfreiheit nicht als komplette und endgültige Heilung angesehen werden, so daß die Patienten auch nach 5 Jahren einmal im Jahr kontrolliert werden müssen (Tabelle 3).

Tabelle 3. Nachsorgeschema für maligne Speicheldrüsentumoren

Jahre	1	2	3	4	5
Monate	monatlich	2monatlich	3monatlich	6monatlich	6monatlich
Anamnese	ja	ja	ja	ja	ja
Status OP-Gebiet	ja	ja	ja	ja	ja
Regional Lymphknoten	ja	ja	ja	ja	ja
Gesichts- schädel-Röntgen	einmal im Jahr	einmal im Jahr	einmal im Jahr	bei Verdacht	bei Verdacht
Thorax- Röntgen	einmal im Jahr	einmal im Jahr	einmal im Jahr	bei Verdacht	bei Verdacht
Ultraschall, CT, NMR, Knochen- szintigraphie	einmal im Jahr	einmal Jahr	bei Verdacht	bei Verdacht	bei Verdacht

Prognose

5-Jahres-Überlebenszeit:	Azinuszelltumor	75%
	Mukoepidermoidtumor	
	gut differenziert	90%
	undifferenziert	30%
	Adenokarzinom	50%
	Plattenepithelkarzinom	40%
	undifferenziertes Karzinom	30%
Adenoidzystisches Karzinom:	Rezidive nach Jahrzehnten möglich	

Literatur

1. Decker BC (1985) Management of salivary gland tumors. In: Chretien PB, Johns ME, Shedd DP, Strong EW, Ward PH (Hrsg) Head and neck cancer, vol 1. CV Mosby, Philadelphia St. Louis Toronto London, pp 214—225
2. Koblin I (1977) Karzinome der großen und kleinen Speicheldrüse. Quintessenz, Berlin
3. Manual for staging of cancer (1978) Am Joint Commitee, Chicago
4. Roscic Z (1992) Die bösartigen Speicheldrüsentumoren. In: Keßler L, Theurig F (Hrsg) Erkrankungen der Kopfspeicheldrüsen. Barth, Leipzig (in Druck)
5. Batsakis JG (1982) Tumors of the head and neck. Williams and Wilkins, Baltimore London
6. Berends J, Link R, Zöllner F (1982) Hals-Nasen-Ohrenheilkunde in Praxis und Klinik. Thieme, Stuttgart

Chirurgie der Halslymphknotenmetastasen

Das Metastasierungsverhalten von Kopf-Halskarzinomen

U. Ganzer

Universitäts-HNO-Klinik, Düsseldorf, Bundesrepublik Deutschland

Bereits 1877 sah Julius Cohnheim in der Verschleppung von Tumormaterial über Gefäßbahnen die Ursache der Geschwulstabsiedlung [4]. Interessanterweise war Virchow zu dieser Zeit noch der Meinung, daß Lymphknotenmetastasen durch azelluläre, infektiöse Mediatoren verursacht würden. Aus heutiger Sicht [3, 26] läßt sich die Pathogenese der Metastasierung etwa folgendermaßen skizzieren:

Der wachsende Primärtumor infiltriert das umgebende Gewebe und gewinnt Anschluß an Lymph- und Blutgefäße. Hierfür sind Wachstumsgeschwindigkeit und mechanischer Tumordruck weniger entscheidend als die proteolytisch-enzymatische Aktivität der Tumorzelle. Die Invasion der Gefäßbahnen führt zur Abschwemmung von einzelnen Zellen und Zellaggregaten, von denen jedoch nur ein verschwindend geringer Teil dieses unphysiologische Ereignis überlebt.

Entscheidend für die Entstehung einer Metastase ist der Arrest der Tumorzelle in einem Lymphknoten oder an einer Gefäßwand. Für dieses Ereignis spielen im wesentlichen die Oberflächenbeschaffenheit der Tumorzelle und die örtlichen Gegebenheiten des Wirtes wie beispielsweise Blutgerinnung und Immunabwehr eine Rolle. Wegen ihrer Fähigkeit zur aktiven Migration und in Verbindung mit den erwähnten enzymatischen Aktivitäten dringt die Tumorzelle durch die Gefäßwand hindurch und nistet sich im umliegenden Gewebe ein. Dort wächst sie zunächst avaskulär zu einer Mikrometastase heran, bis schließlich die tumorinduzierte Neo-Angiogenese die weitere Proliferation und damit das Auswachsen der Metastase ermöglicht.

Voraussetzung für den klinischen Umgang mit bösartigen Geschwulsten ist die Kenntnis ihres Metastasierungsverhaltens. Es leitet unsere diagnostischen und therapeutischen Bemühungen und entscheidet letztlich über die Prognose der Erkrankung. So müssen etwa bei Nasopharynxtumoren der Retropharyngealraum und bei Hypopharynxkarzinomen das Mediastinum in die Suche nach Lymphknotenmetastasen miteinbezogen werden.

Die Bedeutung der Metastasen für die *Prognose* von Kopf-Halskarzinomen ergïbt sich daraus, daß bei gleichem Primärtumor die Heilungsaussichten mit dem Auftreten von Lymphknotenmetastasen durchschnittlich um 50% gegenüber N0 sinken. Mit einer zusätzlichen Verringerung der Heilungschance ist zu rechnen, wenn die Metastasen occipital, retropharyngeal, supraclaviculär oder mediastinal lokalisiert sind. Die Manifestation von Fernmetastasen läßt in aller Regel keine Heilung mehr erwarten.

Karzinome der Kopf-Halsregion entwickeln in erster Linie *regionale* Lymphknotenmetastasen innerhalb desjenigen Lymphabflußgebietes, das die Primärtumorregion drainiert. Allgemein nimmt die Metastasierungsfrequenz mit steigender Tumorgröße und abnehmendem histologischem Differenzierungsgrad zu. Außerdem korreliert das Auftreten regionaler Tumorabsiedlungen direkt mit der Ausprägung des lokalen Lymphkapillarnetzes.

Häufigkeit von lokoregionalen Metastasen

Die Inzidenz regionaler Lymphknotenmetastasen wird sehr unterschiedlich beurteilt. Rückschlüsse auf den Einzelfall sind deswegen nur bedingt möglich. Dennoch können aus großen Statistiken gewisse Gesetzmäßigkeiten abgeleitet werden, wie die folgende Zusammenstellung aus dem Schrifttum über mehr als 7000 Fälle mit Kopf-Halskarzinomen der Stadien I–IV zeigt [1, 2, 5–16 ,18, 19, 21–25, 27, 28, 30]. Jeweils auf die Region der Primärtumorlokalisation bezogen, ergeben sich folgende Häufigkeiten (Tabelle 1 A–D):

Bei Mundhöhlenkarzinomen ist in 30–60% mit Halslymphknotenmetastasen zu rechnen, wenn der Tumor im Mundboden, in der Zunge oder am Weichgaumen auftritt. Geringer ist die Metastasierungsfrequenz bei Tumorbefall des Hartgaumens, der Gingiva und der Wange.

Zum Zeitpunkt der Diagnosestellung finden sich Lymphknotenmetastasen besonders oft beim Oropharynxkarzinom. Für diese Region beträgt die Inzidenz zwischen 50% und mehr als 80%, namentlich beim Zungengrundkrebs.

Die anatomischen Besonderheiten der Glottis sind für die geringe Inzidenz von 7–12% regionaler Lymphknotenmetastasen beim Stimmbandkrebs verantwortlich. Supraglottische und transglottische Karzinome sind demgegenüber mit durchschnittlich 40% bzw. 60% wesentlich metastasierungsfreudiger.

Die augenfällige Diskrepanz in der Einschätzung des Metastasenrisikos bei Nasen- und Nasennebenhöhlenkarzinomen mit Extremwerten zwischen 13% und 89% beruht offensichtlich darauf, daß einerseits kleine Geschwülste wegen des in diesem Organbereich nur spärlich ausgebildeten Lymphkapillarnetzes selten zu regionalen Absiedlungen führen, andererseits aber gerade die Karzinome der Nasennebenhöhlen überwiegend erst dann diagnostiziert werden, wenn sie weit fortgeschritten sind und die Organgrenzen bereits überschritten haben.

Tabelle 1 A. Inzidenz regionärer Lymphknotenmetastasen bei Karzinomen der Mundhöhle

Mundboden	30–59%
Zunge	34–65%
Weichgaumen	37–56%
Hartgaumen	13–24%
Gingiva	18–52%
Wange	9–31%

Zusammenstellung aus 26 Arbeiten über mehr
als 7000 Patienten mit Kopf-Halskarzinomen der
Stadien I–IV

Tabelle 1 B. Inzidenz regionärer Lymphknotenmetastasen bei Karzinomen des Oropharynx

Tonsille	58–76%
Zungengrund	50–83%
Rachenwand	50–71%

Zusammenstellung aus 26 Arbeiten über mehr
als 7000 Patienten mit Kopf-Halskarzinomen der
Stadien I–IV

Tabelle 1 C. Inzidenz regionärer Lymphknotenmetastasen bei Karzinomen des Kehlkopfes

Supraglottis	31–55%
Glottis	7–12%
Transglottis	46–75%

Zusammenstellung aus 26 Arbeiten über mehr
als 7000 Patienten mit Kopf-Halskarzinomen der
Stadien I–IV

Tabelle 1 D. Inzidenz regionärer Lymphknotenmetastasen bei Kopf-Halskarzinomen

Nase und NNH	13–89%
Nasopharynx	60–90%
Hypopharynx	52–75%
Speicheldrüsen	41–72%

Zusammenstellung aus 26 Arbeiten über mehr
als 7000 Patienten mit Kopf-Halskarzinomen der
Stadien I–IV

Die außerordentlich große Metastasierungsneigung der Karzinome des Nasopharynx und des Hypopharynx ist bekannt und bedarf keiner weiteren Erläuterung. Ebenfalls sehr oft treten regionale Metastasen bei Speicheldrüsenkarzinomen auf. Man muß jedoch zwischen einer echten metastatischen Absiedlung und einem Tumorwachstum per continuitatem unterscheiden. Dies gilt vor allem für das adenoid-zystische Karzinom, bei dem oftmals eine unmittelbare Infiltration der Lymphknoten durch den Tumor beobachtet wird, eine echte lymphogene Metastasierung jedoch nur selten vorkommt. Wenn sie aber auftritt, verschlechtert sich die Prognose noch weiter.

Daß diese teilweise beachtliche Häufigkeit regionaler Lymphknotenmetastasen nicht auf fortgeschrittene Karzinome beschränkt ist, konnte Lindberg [17] in einer 1972 im Cancer erschienen Arbeit zeigen (Tabelle 2). Er schlüsselte die Inzidenz von Lymphknotenmetastasen in Abhängigkeit von der Tumorklassifikation auf. Für T1-Karzinome, d. h. Tumoren mit einem Durchmesser von weniger als 2 cm, ergab sich dabei folgendes: Die Metastasenhäufigkeit betrug bei Lokalisation des Primärtumors in der Mundhöhle 8–14%, für Oropharynxkarzinome 25–70%, beim Hypopharynxkrebs 43% und bei Karzinomen des Nasopharynx sogar 92%. Nosologisch äußert sich dieser Sachverhalt oft im sog. CUP-Syndrom (Cancer of Unknown Primary). Die diagnostische Konsequenz, die sich hieraus ableitet und die leider immer

Tabelle 2. Inzidenz regionärer Lymphknotenmetastasen bei T1 Kopf-Halskarzinomen

Mundhöhle	8–14%
Oropharynx	25–70%
Nasen-Rachen	92%
Hypopharynx	43%

Lindberg R (1972) Cancer 29: 1446–1449

Tabelle 3. Inzidenz von Fernmetastasen bei Kopf-Halskarzinomen

Mundhöhle	7%
Oropharynx	15%
Nasopharynx	28%
Nase und NNH	9%
Supraglottis	15%
Glottis	3%
Hypopharynx	24%

Merino et al. (1977) Cancer 40: 141–151
5019 Patienten, Beobachtungszeitraum 2 Jahre

noch zu selten bedacht wird, besteht darin, im Rahmen der Primärtumorsuche Blindbiopsien aus dem Nasenrachen zu entnehmen, eine Tonsillektomie durchzuführen und den Hypopharynx, namentlich die Postkrikoidregion, mit einem *starren* Endoskop zu inspizieren.

Systematik der Halslymphknotenmetastasierung

Nach einer großen Statistik von Fletcher [7] ist bei Mundbodenkarzinomen besonders mit dem Befall der submandibulären Lymphknoten und denen des oberen und mittleren Abschnittes der Jugulariskette zu rechnen. Hintere Zunge, Gaumen und Tonsille metastasieren bevorzugt in die Kieferwinkellymphknoten, aber auch nach submandibulär und in die mittleren tiefen Jugularislymphknoten.

Bei Oropharynx- und Kehlkopfkarzinomen treten Metastasen im Verlauf der gesamten Jugulariskette, besonders in deren kranialem Abschnitt auf. Nasopharynxkarzinome machen sich mit Lymphknotenschwellungen nuchal, im Kieferwinkel und auch submandibulär bemerkbar.

Ein derart komplexer biologischer Vorgang wie die Metastasierung läßt sich natürlich nur bedingt systematisieren. Prinzipiell muß damit gerechnet werden, daß jedes Kopf-Halskarzinom auch jeden denkbaren Metastasierungsweg einschlagen kann, selbst wenn sich gewisse Häufigkeiten und Ausbreitungsmuster vorhersagen lassen. Vor allem muß immer mit der Möglichkeit einer kontralateralen, einer retrograden oder einer völlig irregulären lymphogenen Tumorabsiedelung gerechnet werden – auch wenn Primärbefund und anatomische Gegebenheiten dies nicht unbedingt erwarten lassen. Bemerkenswerterweise finden sich *kontralaterale* Metastasen bevorzugt im Kieferwinkel und in den kaudalen Abschnitten der Jugulariskette.

Fernmetastasen

Auch wenn Kopf- und Halskarzinome in erster Linie zur lymphogenen Aussaat neigen, so darf die Häufigkeit von Fernmetastasen nicht unterschätzt werden. Deren Inzidenz liegt immerhin bei 10–12% und ist direkt proportional der T- bzw. N-Klassifikation. Die Rate an Fernmetastasen verdoppelt sich, wenn die regionale Metastasierung die Supraclaviculargrube erreicht hat. Zu mehr als 50% treten die Fernmetastasen bei Kopf- und Halskarzinomen in der Lunge auf, gefolgt von Leber und Knochen.

Nicht immer einfach ist die Abgrenzung zwischen Fernmetastase und Zweittumor. Liegt das Index-Karzinom im Kopf-Halsbereich, muß in etwa 15% der Fälle mit einem synchronen oder metachronen Zweittumor gerechnet werden (z. B. [29]). Zwei Drittel der Zweitkarzinome entstehen allerdings im Bereich der oberen Luft- und Speisewege und nicht in den von Fernmetastasen bevorzugten Organen.

Merino et al. [20] fanden bei etwa 5000 Patienten mit einem Kopf-Halskarzinom während eines zweijährigen Beobachtungszeitraumes nach Diagnosestellung die folgenden Inzidenzraten für Fernmetastasen (Tabelle 3): Bei Karzinomen der Mundhöhle 7%, des Oropharynx 15%, des Nasopharynx 28%, der Nase und Nasennebenhöhlen 9%, der Supraglottis 15% und der Glottis immerhin 3%. Wesentlich häufiger traten Fernmetastasen beim Hypopharynxkrebs auf – hier war nahezu jeder vierte Patient betroffen.

Unter diesen Umständen verwundert es nicht, daß die Prognose bei Karzinomen der Kopf-Halsregion so ungünstig ist. Im Gegenteil, es ist vielmehr erstaunlich, daß es dennoch gelingt, immerhin knapp die Hälfte dieser Kranken zu heilen.

Zusammenfassung

Häufigkeit und Systematik der regionalen und Fernmetastasen bei Kopf-Halskarzinomen werden unter Berücksichtigung des umfangreichen Schrifttums ausführlich erörtert. Kopf-Halskarzinome metastasieren überwiegend lymphogen, in immerhin 10–12% der Fälle aber auch hämatogen. Häufigkeit und Lokalisation der regionalen Metastasierung sind abhängig vom Stadium des Primärtumors und seiner Ursprungsregion. Beachtenswert ist ferner die Neigung dieser Tumoren, kontralaterale, retrograde und gelegentlich völlig irreguläre Tochtergeschwülste abzusiedeln.

Literatur

1. Ash CL (1962) Oral cancer: a twenty-five year study. AJR 87: 417–430
2. Cady B, Catlin D (1969) Epidermoid carcinoma of the gum: a 20 year survey. Cancer 23: 551–569
3. Carr I (1983) Lymphatic metastasis. Cancer Metastasis Rev 2: 307–317
4. Cohnheim J (1877) Zur Theorie der Geschwulstmetastasen. Virchows Arch 70: 161–171
5. Eneroth CM, Hjertman L, Moberger G (1972) Squamous cell carcinomas of the palate. Acta Otolaryngol (Stockh) 73: 418–427
6. Feind CR, Cole RM (1968) Cancer of the floor of the mouth and its lymphatic spread. Am J Surg 116: 482–488
7. Fletcher GH, MacComb WS, Braun EJ (1960) Analysis of sites and causes of treatment failures in squamous cell carcinomas of the oral cavity. AJR 83: 405–411

8. Frazell EL, Lucas IC (1962) Cancer of the tongue: report of the management of 1554 patients. Cancer 15: 1085–1099
9. Goffinet DR, Gilbert EH, Weller SA, Bagshaw MA (1975) Irradiation of clinically uninvolved cervical lymph nodes. Can J Otolaryngol 4: 927–933
10. Hardingham M, Dalley VM, Shaw HJ (1977) Cancer of the floor of mouth – clinical features and results of treatment. Clin Oncol 3: 227–246
11. Ho IHC (1978) An epidemiologic and clinical study of nasopharyngeal carcinoma. Int J Radiat Oncol Biol Phys 4: 183–198
12. Horiuchi J, Adachi T (1971) Some considerations on radiation therapy of tongue cancer. Cancer 28: 335–339
13. Jesse RH, Fletcher GH (1963) Metastases in cervical lymph nodes from oropharyngeal carcinoma: treatment and results. AJR 90: 990–996
14. Jesse RH , Barkley HT, Lindberg RD, Fletcher GH (1970) Cancer of the oral cavity: is elective neck dissection beneficial? Am J Surg 120: 505–508
15. Kupp W, Lange D (1972) Zu den bösartigen Geschwülsten in der Hals Nasen-Ohrenheilkunde. Arch Geschwulstforsch 39: 348–366
16. Lindberg RD, Jesse RH (1968) Treatment of cervical lymph node metastases from primary lesions of the oropharynx, supraglottic larynx and hypopharynx. Am J Rad 102: 132–137
17. Lindberg RD (1972) Distribution of cervical lymph node metastases from squamous cell carcinoma of the upper respiratory and digestive tracts. Cancer 29: 1446–1449
18. Martin CL, Craffey EJ (1952) Cancer of the gums. AJR 67: 420–427
19. Mc Gavran MH, Bauer WC, Ogura JH (1961) The incidence of cervical lymph node metastases from epidermoid carcinoma of the larynx and their relationship to certain characteristics of the primary tumor. Cancer 14: 55–66
20. Merino OR, Lindberg RD, Fletcher GH (1977) An analysis of distant metastases from squamous cell carcinoma of the upper respiratory and digestive tracts. Cancer 40: 145–151
21. Million RR, Fletcher GH, Jesse RH (1963) Evaluation of elective irradiation of the neck for squamous cell carcinoma of the nasopharynx, tonsillar fossa and base of tongue. Radiology 80: 973–988
22. Moench HC, Phillips TL (1972) Carcinoma of the nasopharynx: review of 146 patients with emphasis on radiation dose and time factors. Am J Surg 124: 515–518
23. Nowack AJ (1967) Incidence and significance of metastasis to the lymph nodes in unilateral neck dissections. In: Conley I (ed) Cancer of the head and neck. Butterworth, Washington, pp 124–139
24. Ogura IH, Biller HF, Wette R (1971) Elective neck dissection for pharyngeal and laryngeal cancers: an evaluation. Ann Otol Rhinol Laryngol 80: 646–651
25. Platz H, Fries R, Hudec M (1986) Prognoses of oral cavity carcinomas – results of a multicentric retrospective observational study. Hanser, München
26. Schirrmacher V (1984) Eigenschaften von Tumorzellen als Voraussetzung der Metastasierung: Untersuchungen zum metastatischen Phänotyp. Verh Dtsch Ges Pathol 68: 12–17
27. Southwick HW (1971) Elective neck dissection for intraoral cancer. JAMA 217: 454–455
28. Till IE, Bruce WR, Elway A, Till MJ, Niederer V, Reid I, Hawkins NV, Rider WD (1975) A preliminary analysis of end resuts of cancer of the larynx. Laryngoscope 85: 259–275
29. De Vries N (1986) Dubbeltumoren bij Patienten met een Plaveiselcel-carcinoem uitgaande van de Slijinvliezen in het Hoofd-Halsgebied. Academisch Proefschrift, Rotterdam
30. Zange I, Scholtz II (1963) 25 Jahre Behandlung bösartiger Geschwülste der Nase und Nebenhöhlen in Jena und ihr Ergebnis. Z Laryngol Rhinol 42: 613–618

Indikation und Technik der radikalen Neck dissection

J. Lentrodt

Universitätsklinik für Kiefer- und Plastische Gesichtschirurgie, Düsseldorf,
Bundesrepublik Deutschland

Da ein Großteil der malignen Mundhöhlentumoren, insbesondere das Mundhöhlenkarzinom, lymphogene Metastasen setzt, muß neben der Therapie des lokalen Tumors in Abhängigkeit von der Geschwulstgröße und Tumorlokalisation auch das regionäre Lymphabflußgebiet in das Behandlungskonzept einbezogen werden. Das Prinzip der Blockresektion der cervikalen Lymphknoten besteht bereits seit 80 Jahren und ist auf Crile [1] zurückzuführen. Crile lehnte die Exstirpation einzelner metastasenverdächtiger Lymphknoten wegen der Gefahr einer Tumorzellaussaat ab. Roux-Berger [4] entwickelte die Crile'sche Operationsmethode weiter. Rehrmann [3] erweiterte die Technik der Halslymphknotenausräumung, indem er die Tumorentfernung einschließlich der radikalen Beseitigung des regionären Lymphabflußgebietes en bloc inaugurierte.

Bevor auf die Indikation und die Technik der radikalen Neck dissection eingegangen wird, möchte ich einige grundsätzliche Dinge der Halslymphknotenausräumung im Rahmen der Behandlung des Mundhöhlenkarzinoms ansprechen. Prinzipiell wird zwischen therapeutischer und elektiver Neck dissection unterschieden. Erstere wird bei klinisch evidentem Lymphknotenbefall durchgeführt, während man bei der elektiven Neck dissection davon ausgeht, daß die Lymphknoten auch bei klinisch negativem Befund trotzdem metastatisch befallen sind. Aus diesem Grund ist der Ausdruck „prophylaktische Neck dissection" m.E. falsch und sollte nicht verwendet werden. In diesem Zusammenhang auch noch ein Wort zum Begriff des klinisch falsch negativen Lymphknotenbefundes. Jeder erfahrene Kliniker weiß, daß die exakte Beurteilung der Lymphknoten im Hinblick auf ihren Tumorbefall ausgesprochen schwierig, wenn nicht sogar unmöglich ist. Trotz meiner langjährigen Erfahrung sehe ich mich außer Stande, auf Grund klinischer Parameter zu entscheiden, ob ein tastbarer Lymphknoten metastatische Tumorzellen enthält oder nicht. Durch retrospektive Erhebungen konnten wir an Hand des Hamburger Krankengutes nachweisen, daß die Pathologen bei 903 Lymphknotenausräumungen in 22,02% der Fälle trotz klinisch negativen Befundes regionale Metastasen verifizieren konnten, wobei es sich nur um die routinemäßige Aufarbeitung der Operationspräparate handelte. Dies bedeutet, daß bei jedem fünften Patienten mit einem Karzinom in unserem Fachgebiet trotz klinisch unauffälligen Befundes eine histologisch nachweisbare Metastasierung in die regionalen Lymphknoten stattgefunden hat. Dieses Faktum hat unsere Indikationsstellung zur Neck dissection wesentlich beeinflußt. Wir sehen diese gegeben bei allen Mundhöhlenkarzinomen mit suspektem Lymphknotenbefund als therapeutische Neck dissection, ferner als elektive Ausräumung bei Karzinomen mit einer Ausdehnung von T2 an aufwärts. Bei T1-Tumoren sollte die Indikation individuell in jedem Einzelfall sorgfältig erwogen werden, insbesondere bei postmolarer Lokalisation bzw. bei einem Primärtumorsitz in locolabilen Regionen. Dies führt in unserem Tumorkrankengut zu durchschnittlich 55 Halslymphknotenausräumungen pro Jahr.

Der Sinn und Zweck der radikalen Halslymphknotenausräumung besteht darin, das nachgewiesenermaßen oder auch nur möglicherweise befallene Lymphabflußsystem in toto zu entfernen, d. h. soviel als möglich des Lymphknoten und Lymphbahnen enthaltenden Gewebes der entsprechenden Halsseite bis zum Schlüsselbein zu beseitigen. Die Anhänger der radikalen Lymphknotenausräumung des Halses vertreten die Auffassung, daß der enge anatomische Zusammenhang der Lymphknoten mit der Vena jugularis interna und ihrer Zweige die totale Entfernung dieses Abflußsystems erfordert. Da ferner das Lymphknotensystem auf mehrere Schichtebenen des Halses verteilt ist, kann eine genügende Radikalität nur gewährleistet werden, wenn das sich zwischen oberflächlich und tiefgelegenen Lymphknoten befindliche Muskel-, Faszien-, Fett-, Nerven- und Speicheldrüsengewebe in das Operationspräparat mit einbezogen wird.

Entsprechend der regionären Ausdehnung des Lymphsystems umfaßt das Operationsgebiet folgende topographische Regionen:

1. die Regio sternocleido-mastoidea,
2. das Trigonum colli laterale, einschließlich der Fossa supraclavicularis,
3. das Trigonum caroticum,
4. das Trigonum submandibulare und
5. die Regio submentalis.

Im einzelnen soll das Operationspräparat außer dem lymphatischen Gewebe folgende anatomische Substrate enthalten:

An Muskelgewebe:
Das Platysma,
den Musculus sternocleidomastoideus und
den Musculus omohyoideus sowie ggf.
die Muskulatur des Processus styloideus;

An Fasziengewebe:
Die oberflächliche, mittlere und tiefe Halsfaszie;

An Fettgewebe:
Das in der Fossa supraclavicularis und zwischen Trapezius sowie tiefer Halsmuskulatur gelegene Fettgewebe;

An Nervengewebe:
Den Ramus descendens des Nervus hypoglossus,
den Nervus accessorius und
die Hautäste des Plexus cervicalis;

An Drüsengewebe:
Die Glandula submandibularis und
den unteren Pol der Parotis, ggf. auch
die Glandula sublingualis.

Um den operativen Zugang zu den entsprechenden Regionen des seitlichen Halses mit der erforderlichen Übersicht zu erhalten, muß das Operationsfeld zwischen Unterkieferrand und Schlüsselbein sowie zwischen Halsmitte und vorderem Trapeziusrand freigelegt werden.

In der Literatur werden hierzu eine Reihe von Schnittführungen angegeben, wobei sich bei uns die submandibulo-cervicale am besten bewährt hat.

Bei der Freilegung des Operationsfeldes ergibt sich eine grundsätzliche
Frage: Soll das Platysma als Teil des subkutanen Gewebes an der Haut belassen oder ebenfalls entfernt werden? Mit Spiessl [5] vertreten wir die Ansicht, daß das Platysma in das Resektionspräparat mit einbezogen werden
sollte und zwar aus folgenden Gründen:

1. Die Lymphonodi submandibulares medii, die häufiger paramandibulär
    als submandibulär liegen, stehen mit dem Platysma in engem Zusam-
    menhang. Die muskuläre Ablösung des Platysma an dieser Stelle hätte
    ohne zwingenden Grund eine beträchtliche Einschränkung der Radi-
    kalität zur Folge.

2. Wir konnten bei einer Reihe von Fällen intra operationem feststellen,
    daß gelegentlich oberflächliche Lymphknoten (Lnn. cervicales super-
    ficiales) zwischen den Fasern des Platysma liegen. Deshalb besteht bei
    seiner Erhaltung die potentielle Gefahr, einen Knoten zu übersehen.

3. Erfahrungsgemäß zieht die Anwendung des T-förmigen Halsschnittes
    keine Hautnekrosen nach sich, so daß es auch aus diesem Grund keine
    Notwendigkeit dafür gibt, das Platysma zu erhalten.

Da das Platysma gelegentlich nur aus sehr dünnen Muskelfasern besteht,
ist für eine saubere Präparation unbedingt ein offenes Operationsfeld, d.h.
gute Sicht erforderlich. Dies ist auch der Grund, warum wir in der Schnittführung von Mac Fee [2] keine Vorteile sehen.

Nach submandibulo-cervicaler T-förmiger Schnittführung und streng subcutaner, d.h. epiplatysmaler Ablösung der Hautlappen erfolgt die Dissektion des Lymphabflußgebietes von caudal nach cranial, da nachgewiesen werden konnte, daß als Folge der chirurgischen Manipulationen gelegentlich eine vermehrte Tumorzellaussaat erfolgt. Die Möglichkeit einer solchen intrakanalikulären, zentripetal gerichteten Zellaussaat ist bei jeder Tumoroperation grundsätzlich und bei der Neck dissection im besonderen in Betracht zu ziehen. Die vorsorgliche Unterbindung der Venen- und Lymphstämme hat daher auf systematische Weise möglichst weit distal vom Tumorherd zu erfolgen.

Zur Unterbindung der Vena jugularis interna muß die Regio sternocleidomastoidea freigelegt werden. Hierzu wird der gleichnamige Muskel nach Untertunnelung in seiner ganzen Breite und Dicke etwa zwei Querfinger oberhalb der Clavicula mit dem Elektromesser durchtrennt. Leitschiene zur Eröffnung der Gefäßscheide ist der Musculus omohyoideus, dessen Zwischensehne durchtrennt wird. Wir präparieren prinzipiell die beiden Bäuche dieses Muskels nach ventro-cranial und dorso-caudal frei, da hierdurch die Grenzen der Resektionsränder gut sichtbar gemacht werden können. Die Muskelbäuche dienen nur als Leitlinie und werden später entfernt.

Die Vena jugularis interna wird bis zur Höhe des Sternoclaviculargelenkes isoliert und möglichst tief, aber cranial ihres Zusammenflusses mit der Vena subclavia durch beidseits doppelte Unterbindung ligiert und durchtrennt.

Nahe der Einmündungsstelle der Vena jugularis interna in die Vena subclavia finden die großen Lymphgänge, rechts der Truncus lymphaticus dexter, links der Ductus thoracicus auf der postero-lateralen Seite des Venenwinkels Anschluß an den Blutkreislauf. Liegt der Ductus thoracicus auf der linken Seite caudal der Unterbindungsstelle der Vena jugularis interna, so wird er belassen und nicht ligiert. Allerdings sollte der in ihn mündende Truncus jugularis zur Vermeidung einer nachträglichen Chylusfistel unterbunden werden. Gelegentlich mündet der Ductus thoracicus jedoch oberhalb des Venenwinkels in die Vena jugularis interna. Wird er in diesen Fällen nicht unterbunden, so reißt der Lymphgang im Verlauf der weiteren Operation durch die Cranialwärtsverlagerung des oberen Stumpfes der Vena jugularis interna von der Venenwand ab. Bei dieser anatomischen Variante sollte der Ductus thoracicus freigelegt und unterbunden werden, was ohne nachteilige Folgen für den Patienten ist. Auf der rechten Halsseite unterbinden wir den Truncus jugularis, wenn er identifiziert werden kann, in jedem Fall.

Nachdem die abführenden Blut- und Lymphgefäße, die als Hauptausbreitungswege der Zellverschleppung in Frage kommen, unterbunden sind, erfolgt die eigentliche Ausräumung des Lymphknotensystems. Hierbei beginnt man in der Fossa supraclavicularis, wobei sich das lockere Fettgewebe vom Boden der Schlüsselbeingrube meist stumpf ablösen läßt. Den auf dem Musculus scalenus ventralis verlaufenden Nervus phrenicus suchen wir prinzipiell auf, damit er nach Freilegung sicher geschont werden kann.

In dem zwischen lateralem Schilddrüsenlappen und der Scheide der Gefäßnervenstränge befindlichen lockeren Fettgewebe finden sich häufig einige Lymphknoten der paratrachealen Gruppe, die durch Lymphstämmchen, die entlang der Vena thyreoidea caudalis ziehen, direkt mit dem Truncus jugularis verbunden sind. Bei fortgeschrittenen Karzinomen der Mundhöhle sind diese Lymphknoten gelegentlich mitbefallen.

Für den weiteren Fortgang der Operation gibt es prinzipiell zwei Möglichkeiten, nämlich die operative Entfernung des cervicalen Lymphabflußsystems von dorsal nach ventral vorzunehmen, oder, und dies ist der häufigere Weg, von caudal nach cranial. Entsprechend einer Empfehlung von Spiessl wählen wir das dorso-ventrale Vorgehen, da hiermit eine optimale Darstellbarkeit der wichtigsten anatomischen Strukturen dieses Gebietes gewährleistet ist. Vom Trapeziusvorderrand aus gelingt es am leichtesten in die richtige Schicht der paravertebralen Muskelgruppe, die von den Musculi levator scapulae, splenius sowie scalenus ventralis und medius gebildet wird, zu gelangen. Diese Muskelgruppe bildet während der nun folgenden Präparation die topographische Leitfläche, auf der möglichst epifaszial vorgegangen wird, um den Plexus brachialis und den Nervus phrenicus zu schonen. Lediglich im Bereich des M. levator scapulae ist eine subfasziale Präparation erforderlich, denn hier besteht häufig eine Verbindung der Lymphonoduli cervicales superficiales mit der tiefen Halsfaszie. Nach Durchtrennung der Hautäste des Plexus cervicalis läßt sich der Musculus sternocleidomastoideus immer mehr abheben, so daß die Präparation des Spleniusfeldes bis zum Processus mastoideus in einem Zuge vor sich gehen kann. Am Mastoid wird der Kopfwendermuskel etwa zur Hälfte von dorsalwärts eingeschnitten. Zu der topographisch wichtigen Leitfläche, der paravertebralen Muskellage, kommt nun die wichtigste Leitlinie: Der Längsstrang des Halses, der aus der Arteria carotis, der Vena jugularis interna und der Kette der jugularen Lymphknoten besteht. Das lockere Bindegewebe, das den Gefäßnervenstrang umhüllt, wird längs dessen Verlaufsrichtung eingeschnitten, die Vena jugularis interna unter leichtem Zug vom Nervus vagus und der Arteria carotis communis abpräpariert und der Ramus descendens des Nervus hypoglossus durchtrennt.

Bei dieser Präparationstechnik kann nunmehr das bis dahin abpräparierte Gewebsbündel soweit nach cranio-ventral umgeschlagen werden, daß der hintere Biventermuskel, der Nervus hypoglossus und die oberen Abzweigungen der Arteria carotis externa sichtbar werden. Nach Präparation des Nervus hypoglossus, der Vena jugularis interna sowie der Arteria carotis interna gelangt man nach Resektion des Nervus accessorius in den Bereich der Schädelbasis, wo die craniale Unterbindung der Vena jugularis interna möglichst knapp unterhalb der Schädelbasis erfolgen sollte. Hierbei ist besonders darauf zu achten, daß die Gruppe der unter dem Sternocleidomastoideusansatz liegenden Lymphknoten der Lymphonoduli jugulares craniales, die sogenannte Küttner'sche Lymphknotengruppe, in das Resektat mit einbezogen wird. Zu diesem Zeitpunkt muß außerdem entschieden werden, ob die Styloidmuskulatur, d. h. der Musculus stylohyoideus sowie der Biventermuskel reseziert werden muß. Bei suspektem

Lymphknotenbefund im Bereich der Küttner'schen Lymphknoten sollte man hier großzügig verfahren.

Vom Hyoid aus wird nunmehr die Submandibularloge von unten eröffnet, wobei der vordere Bauch des Musculus biventer als topographische Leitlinie dient. Die Glandula submandibularis wird aus ihrem Lager luxiert und an ihrem Hinterrand die Arteria facialis unterbunden. Dadurch ist der nötige Einblick in die Loge gewonnen, der für die restliche Ablösung des Operationspräparates erforderlich ist. In diesem Stadium verfolgen wird nunmehr den Musculus biventer bis zu seinem submentalen Ansatz. Von hier aus wird das Periost scharf im Bereich des Kinns durchtrennt und sodann das Platysma paramandibulär etwa 1 cm oberhalb des freien Unterkieferrandes eingeschnitten. Unmittelbar darunter liegt der Ramus marginalis des Nervus facialis, der freipräpariert wird, um dann zu entscheiden, ob er aufgrund seiner anatomischen Lage und in Abhängigkeit von dem vorhandenen Lymphknotenbefund erhalten werden kann. Nach der Unterbindung der Facialisgefäße im Bereich des freien Unterkieferrandes bzw. knapp cranial davon paramandibulär wird der distale Stumpf unter Mitnahme des Ramus marginalis des Nervus facialis nach cranial geschlagen. Somit ist jetzt der Weg frei für die Durchtrennung des Periostes im caudalen Bereich des lateralen Unterkieferkörpers. Die zweite Periostinzision erfolgt auf der Innenseite des Unterkiefers und gibt den Weg frei auf den Nervus lingualis. Seine Darstellung wird erheblich erleichtert, wenn man mit einem stumpfen Haken den Hinterrand des Musculus mylohyoideus nach ventral zieht, wodurch der Nervus lingualis auch bei relativ hoher Lage gut zu erkennen ist. Nunmehr werden seine sekretorischen Fasern, die zum Ganglion submandibulare führen, knapp am Knie des Nervus lingualis abgetrennt, so daß der submandibuläre Präparateanteil vollkommen gelöst ist.

Zum Abschluß der Neck dissection wird der dorsale Einschnitt in den Ansatz des Musculus sternocleidomastoideus am Mastoid vertieft. Bei der radikalen Neck dissection wird der untere Parotispol prinzipiell mitreseziert. Hierbei ist auf eine sorgfältige Freilegung und Unterbindung der Vena retromandibularis zu achten. Nach Abtrennung dieser Vene und des unteren Parotispoles kann das gesamte Lymphabflußgebiet des Halses en bloc entfernt werden.

Abschließend muß eine sehr sorgfältige Inspektion der gesamten Wundflächen durchgeführt werden, um auch kleinere Blutungsquellen zu identifizieren und zu beseitigen. Wir drainieren das Wundbett prinzipiell mindestens mit zwei, meist mit drei Redondrainagen. Nach Rückverlagerung der mobilisierten Hautlappen erfolgt ihre Adaptierung mit mehreren subcutanen Vicrylnähten. Der Verschluß der äußeren Haut wird bei uns mit durchgreifenden Einzelnähten vorgenommen.

Die geschilderte Indikationsstellung sowie die Prinzipien bei der Durchführung der radikalen Neck dissection haben in der Vergangenheit dazu geführt, daß die regionale Metastasierung bei der konsequenten Behandlung des Mundhöhlenkarzinoms, von Ausnahmen abgesehen, klinisch beherrschbar ist.

Literatur

1. Crile GW (1906) Exicision of cancer of the head and neck. With special reference to the plan of dissection based upon one hundred and thirty-two operations. JAMA 47: 1780–1786
2. Mac Fee WF (1959) Carcinoma of the floor of the mouth. Ann Surg 149: 172–187
3. Rehrmann A (1951) Unterkieferresektion und Lymphknotenausräumung. Dtsch Zahnärztl Z 6: 1173–1180
4. Roux-Berger JL (1927) Le Curage des Ganglions du Cou dans le Cancer de la Langue. Presse Med 56: 881–882
5. Spiessl B (1966) Plattenepithelkarzinom der Mundhöhle. Thieme, Stuttgart

Zur chirurgischen Therapie der Halslymphknoten-Metastasen bei Mundhöhlenkarzinomen

R. Engleder[1] und R. Fries[2]

[1] Schwertberg, Oberösterreich und [2] Linz, Oberösterreich

Einleitung

Die Erkennung der Karzinomausdehnung ist seit Jahrhunderten mit Unsicherheitsfaktoren behaftet. Bereits Heister [8] warnte vor der Exstirpation eines Karzinoms der Mundhöhle, dessen Ausmaß unübersehbar war. Zur gezielten Behandlung auch der cervikalen lymphogenen Metastasierung von Plattenepithelkarzinomen der Mundhöhle war Crile 1906 der Erste, der zur Verbesserung der Prognose außer der Tumorentfernung eine systematische operative Ausräumung der Halslymphbahnen angab. Denoix [7] beschrieb als prognostische Kriterien die Tumorausdehnung (T), den Lymphknotenbefall (N) und das Auftreten von Fernmetastasen (M). Er gab die erste Tumorklassifikation an, die von der Unio Internationalis Contra Cancrum (UICC) beim Mundhöhlenkarzinom mehrfach modifiziert wurde (1969, 1970, 1976 und 1987) [22].

Grundsätzliches über spezielle chirurgische Maßnahmen

Therapeutisch wird unter T-N-Stadium ein regionär begrenzter Krankheitsprozeß verstanden. Entsprechend der chirurgischen Denkweise, einen pathologischen Herd möglichst im Ganzen zu entfernen, hat sich frühzeitig das sogenannte en bloc-Prinzip in der Krebschirurgie entwickelt. Auf unserem Gebiet haben Crile[6], Schürch und Fehr [19], Conley [4], Martin et al. [11], Rehrmann [18] und andere dieses Verfahren ausgebaut. Zweck der radikalen Ausräumung der N-Metastasen im Halsbereich ist das nachgewiesenermaßen oder auch nur möglicherweise befallene Lymphabflußsystem in toto zu entfernen. Diese Ausräumung – im angloamerikanischen Schrifttum als „neck-dissection" benannt – ist als schulmäßig festgelegte Operationsmethode zu einem Bestandteil im Rahmen der Therapie des Mundhöhlenkarzinomes geworden.

Die anatomischen Grundlagen wurden von Küttner [10] erarbeitet. Crile hat 1905 die Prinzipien der chirurgischen Technik festgelegt, die im wesentlichen heute noch ihre Gültigkeit haben. Der enge anatomische Zusammenhang der Lymphknoten mit der Vena jugularis interna und ihrer Zweige erfordert deren totale Entfernung. Da ferner das Lymphknotensystem auf mehrere Schichtebenen des Halsgebietes verteilt ist, kann eine genügende Radikalität nur gewährleistet werden, wenn das sich zwischen Haut und der tiefen Halsfaszie befindliche Muskel-, Faszien-, Fett-, Nerven- und Speicheldrüsengewebe in das Operationspräparat miteinbezogen wird.

Entsprechend der regionären Ausdehnung des Lymphsystems umfaßt das Operationsgebiet folgende topographische Regionen: Regio sternocleidomastoidea, das Trigonum colli laterale einschließlich der Fossa supraclavicularis, das Trigonum caroticum, das Trigonum submandibulare und die Regio submentalis.

Die TNM-Klassifikation
(1987 neu aufgelegt)

In Ermangelung eines besseren weltweit akzeptierten Systems zur Lymphknotenbeschreibung, wird vom Kliniker gefordert, die Tumorerkrankung mit dem TNM-Klassifikationsschema der UICC zu definieren.

Wie die Autoren des TNM-Systems argumentieren wäre es plausibel, daß die Aufgliederung der Tumorkrankheit als Ganzes in ihre makroskopischen Substratteile TNM dem chirurgischen Denken und Handeln am meisten entspricht. Dem Therapeuten kommt hier die Einfachheit der Symbolsprache zugute. Aber auch Genauigkeit und Objektivität sind ausschlagebend, insbesondere für die klinisch-therapeutische Forschung. Darum wird im TNM-System prinzipiell die Therapie als prognostischer Faktor nicht einbezogen, denn jedes therapeutische Handeln, und das chirurgische im Besonderen, ist subjektiven Gesetzlichkeiten unterworfen. In der neuen 4. Auflage sind die Definitionen der klinischen Klassifikation (TNM) und der pathologischen Klassifikation (pTNM) identisch.

Neu im Kiefer- und Gesichtsbereich sind die N-Definitionen, die für alle Primärtumoren dieser Region gelten. Die Qualifikation nach den Kriterien „mobil" und „fixiert" wird ersetzt durch die Quantifizierung der Lymphknotenmetastasen nach Zahl, Lateralität und definierter Dimensionen des größten Durchmessers.

Nx   Regionäre Lymphknoten können nicht beurteilt werden.
N0   Keine regionären Lymphknotenmetastasen.
N1   Metastase in solitärem ipsilateralen Lymphknoten, 3 cm oder weniger in größter Ausdehnung.
N2   Metastase(n) in solitärem, ipsilateralen Lymphknoten, mehr als 3 cm, aber nicht mehr als 6 cm in größter Ausdehnung, oder in multiplen ipsilateralen Lymphknoten, keine mehr als 6 cm in größter Ausdehnung, oder in bilateral oder kontralateralen Lymphknoten, keine mehr als 6 cm in größter Ausdehnung.

N2a Metastase in solitärem ipsilateralen Lymphknoten, mehr als 3 cm, aber nicht mehr als 6 cm in größter Ausdehnung.
N2b Metastase in multiplen ipsilateralen Lymphknoten, keine mehr als 6 cm in größter Ausdehnung.
N2c Metastasen in bilateralen oder kontralateralen Lymphknoten, keine mehr als 6 cm in größter Ausdehnung.
N3   Metastase(n) im Lymphknoten, mehr als 6 cm in größter Ausdehnung.

Anmerkung: In der Mittellinie gelegene Lymphknoten gelten als ipsilateral. Diese verwirrende Definition erscheint im Halsbereich etwas realitätsfremd.

C-Faktor

Der C-Faktor (C = Abkürzung für certainty, „Diagnosesicherung") drückt die von den verwendeten diagnostischen Methoden abhängige Zuverlässigkeit der Klassifikation aus.

Die Definition des C-Faktors:

C1   Ergebnisse auf Grund von diagnostischen Standardmethoden z. B. Inspektion, Palpation.
C2   Ergebnisse auf Grund spezieller diagnostischer Maßnahmen, z. B. Röntgenaufnahmen in spezieller Projektion, Schichtaufnahmen, Computertomographie, Sonographie, Kernspintomographie.
C3   Ergebnisse auf Grund chirurgischer Exploration, einschließlich Biopsie und zytologischer Untersuchung.
C4   Ergebnisse über die Ausdehnung der Erkrankung nach definitiver Chirurgie und pathologischer Untersuchung des Tumorresektates.
C5   Ergebnisse auf Grund einer Autopsie.

Die klinische TNM-Klassifikation entspricht den verschiedenen Sicherheitsgraden C1, C2 und C3, die pathologische pTNM Klassifikation dem Sicherheitsgrad C4.

Auf der Suche nach Methoden zur Erkennung der Lymphknotenmetastasierung waren Hultborn et al. [9] die ersten, die cervikale Lymphknoten mit Radiogoldkolloiden darstellen konnten. In den folgenden Jahren gelangen die ersten Lymphszintigramme. Trotz technischer Verbesserungen hat sich dieses Verfahren als unzuverlässig erwiesen, weil die anatomische Varianzbreite cervikaler Lymphknotengefäße eine Differenzierung in normal und pathologisch und damit auch eine aussagekräftige Interpretation des Befundes nicht zuläßt.
    In einer Gegenüberstellung der Sonographie (Ultraschalluntersuchung mit einem 5-Megahertz-Linearschallkopf) konnte R. Siegert nachweisen, daß die Sonographie eine Sensitivität von 100% erreicht, die Palpa-

tion 85% und die bei den meisten Mundhöhlenkarzinomen durchgeführte CT-Untersuchung eine Sensitivität von nur 80% zuläßt.

Nicht jeder vergrößerte Lymphknoten ist eine Metastase und eine sichere Differenzierung maligner von benignen Veränderungen konnte mit den bisherigen Untersuchungstechniken nicht erzielt werden. Eine Spezifitätsberechnung ist deshalb streng genommen nicht möglich.

Bei dem Vergleich von Begrenzung, Echogenität und Binnenstruktur der benignen versus tumorös infiltrierten Lymphknoten konnten keine Unterschiede festgestellt werden. Die Durchmesser der benignen Lmphknotenveränderungen reichten von 0,3 cm bis 4 cm, und die Metastasen von 0,2 bis 6 cm.

Möglicherweise wird die magnetic resonance Untersuchung eine bessere Spezifitätsaussage treffen können.

Definition des DÖSAK zum radikal-chirurgischen Vorgehen bei Plattenephitelkarzinomen der Mundhöhle im Bereich der N-Metastasen

Der Deutsch-Österreichisch-Schweizerische Arbeitskreis für Tumoren im Kiefer- und Gesichtsbereich (DÖSAK) stellte sich zur Aufgabe, die klinische Forschung der Therapie der Mundhöhlenkarzinome voranzutreiben.

Um prospektiv randomisierte Therapiestudien des DÖSAK vergleichbar zu machen, wurden im Jahre 1981 Richtlinien festgelegt, die das chirurgische Vorgehen bei Mundhöhlenkarzinomen definiert [2].

Diese Aufstellung zum Vorgehen im Bereich der Halslymphknoten stellt einen Kompromiß zwischen z. T. unterschiedlichen Auffassungen von 40 Kliniken dar. Da bisher keine prospektive Untersuchung über das Maß der Radikalität im Bereich der drainierenden Halslymphknoten vorliegt, galt es aufgrund unterschiedlicher klinischer Erfahrungen, ein vertretbares Vorgehen für die innerhalb des DÖSAK durchzuführenden Therapiestudien festzulegen.

Für das operative Vorgehen im Bereich der Halslymphknoten wurden folgende Unterscheidungskriterien herangezogen, die sich auf die von Spiessl und Fries herausgegebenen Akzidentia zur TNM-Klassifikation des Mundhöhlenkarzinoms im Auftrag des Deutschen TNM-Ausschusses der Internationalen Union Against Cancer stützen.

1. Lokalisationseinteilung des Primärtumors in Tumoren der 1. und der 2. Etage. Innerhalb der Etagen wird eine weitere Unterteilung in praecanin, postcanin und postmolar vorgenommen.
2. Seiteneinteilung entsprechend der Primärtumor-Lokalisation homolateral und contralateral.
3. Lokalisationseinteilung der Lymphknoten in solche der ersten Filterstation (LN-submentalis, submandibularis ventralis, submandibularis medialis, submandibularis dorsalis) und solche der 2. und 3. Filterstation (LN-jugularis cranialis, cervicalis superficialis, jugularis caudalis und supraclaviculares).

4. Praeoperative klinische Lymphknotenkategorien-Einteilung in:
    N0: keine tastbaren Lymphknoten;
    N1: homolaterale bewegliche Lymphknoten;
    N2: contra- oder bilaterale bewegliche Lymphknoten;
    N3: fixierte Lymphknoten.
5. N1- und N2-Lymphknoteneinteilung in histologisch positive und nega-
    tive Lymphknoten aufgrund intraoperativer Schnellschnittbefunde
    und der sich daran anschließenden Paraffinschnittdiagnostik.

Den Autoren ist die unterschiedliche Deskription zur UICC 1987 bewußt.
Bis jedoch statistisch gesicherte Unterlagen vorhanden sind, werden wir
bei dieser Einteilung verbleiben.

Operationsverfahren

Schnittführung und Freilegung des Operationsfeldes

Um den operativen Zugang zu den entsprechenden Regionen des seitlichen Halses mit der erforderlichen Übersicht zu erhalten, muß das Operationsfeld zwischen Unterkieferrand und Schlüsselbein sowie zwischen Halsmitte und Trapeziusrand freigelegt werden. Verschiedenste Schnittführungen wurden angegeben. (Eine kleine Auswahl der gebräuchlichsten
Schnittführungen zeigt Abb. 1.) Bei der Schnittplanung sind folgende Faktoren zu berücksichtigen: Nekroseneigung der abgelösten Hautabschnitte,
geplantes Ausmaß der Tumoroperation und primäre Defektdeckung bei
dem Lymphknotenbefund der Kategorie N3.
   Die erforderliche Operation des regionären Lymphabflußgebietes am
Hals soll nach Möglichkeit en bloc mit dem Primärtumor erfolgen.

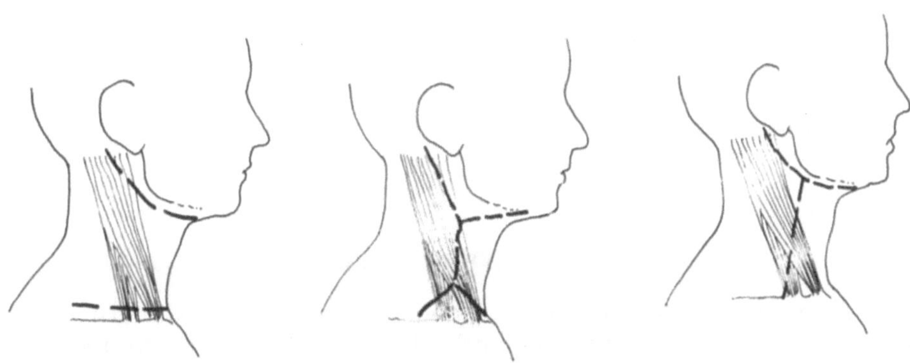

Abb. 1. A McFee; **B** Martin; **C** Y-Schnitt

Radikale Neck dissection

Hier werden nicht nur die Lymphknoten, sondern soweit als möglich auch die Lymphbahnen entfernt. Folgende topographisch anatomisch definierte Regionen werden in die Resektion einbezogen: die Submentalregion, das Trigonum submandibulare einschließlich Anteile der Sublingualregion, das Trigonum caroticum, die Regio sternocleidomastoidea, das Trigonum colli laterale mit der Fossa supraclavicularis.

Bei der radikalen Neck dissection beinhaltet das zu entfernende Blockpräparat folgende Strukturen:

1. Das Platysma, den M. sternocleidomastoideus, den M. omohyoideus sowie den M. stylohyoideus und den hinteren Biventerbauch.
2. Die Fascia colli superficialis media.
3. N. accessorius, den Ramus descendens des N. hypoglossus sowie die Teile des Plexus cervicalis superficialis, der Ramus marginalis n. facialis kann – unter der Voraussetzung, daß er nicht in das Tumorgeschehen involviert ist – erhalten bleiben.
4. Die V. cervicalis superficialis, die V. jugularis superficialis ventralis und dorsalis und die V. jugularis interna.
5. Das Fettgewebe der Fossa supraclavicularis sowie das Fettgewebe zwischen M. trapezius und tiefer Halsmuskulatur.
6. Die Glandula submandibularis und der untere Parotispol.

Werden einzelne der vorgenannten Strukturen erhalten, so sollte nicht von radikaler Neck dissection gesprochen werden.

Die „suprahyoidale Ausräumung"

Bei der suprahyoidalen Ausräumung werden nicht nur die Regio submentalis und das Trigonum submandibulare ausgeräumt. In die Resektion müssen insbesondere der untere Parotispol, die subdigastrischen Lymphknoten (Küttner'sche Lymphknoten) sowie die Lymphknoten des kranialen Trigonum caroticum (unter Erhaltung der Vena jugularis interna) einbezogen werden. Die Ausräumung des kranialen Trigonum caroticum soll so umfangreich erfolgen, daß bei einer eventuell später noch notwendig werdenden Neck dissection nur noch die Vena jugularis interna, der M. sternocleidomastoideus und der N. accessorius in diesem Bereich reseziert zu werden brauchen.

Therapeutisches Vorgehen

Unter Einbeziehung der unterschiedlichen Unterscheidungskriterien und Operationsmethoden werden folgende therapeutische Verfahrensweisen definiert und den unterschiedlichen Halslymphknotenbefunden zugeordnet (Abb. 2).

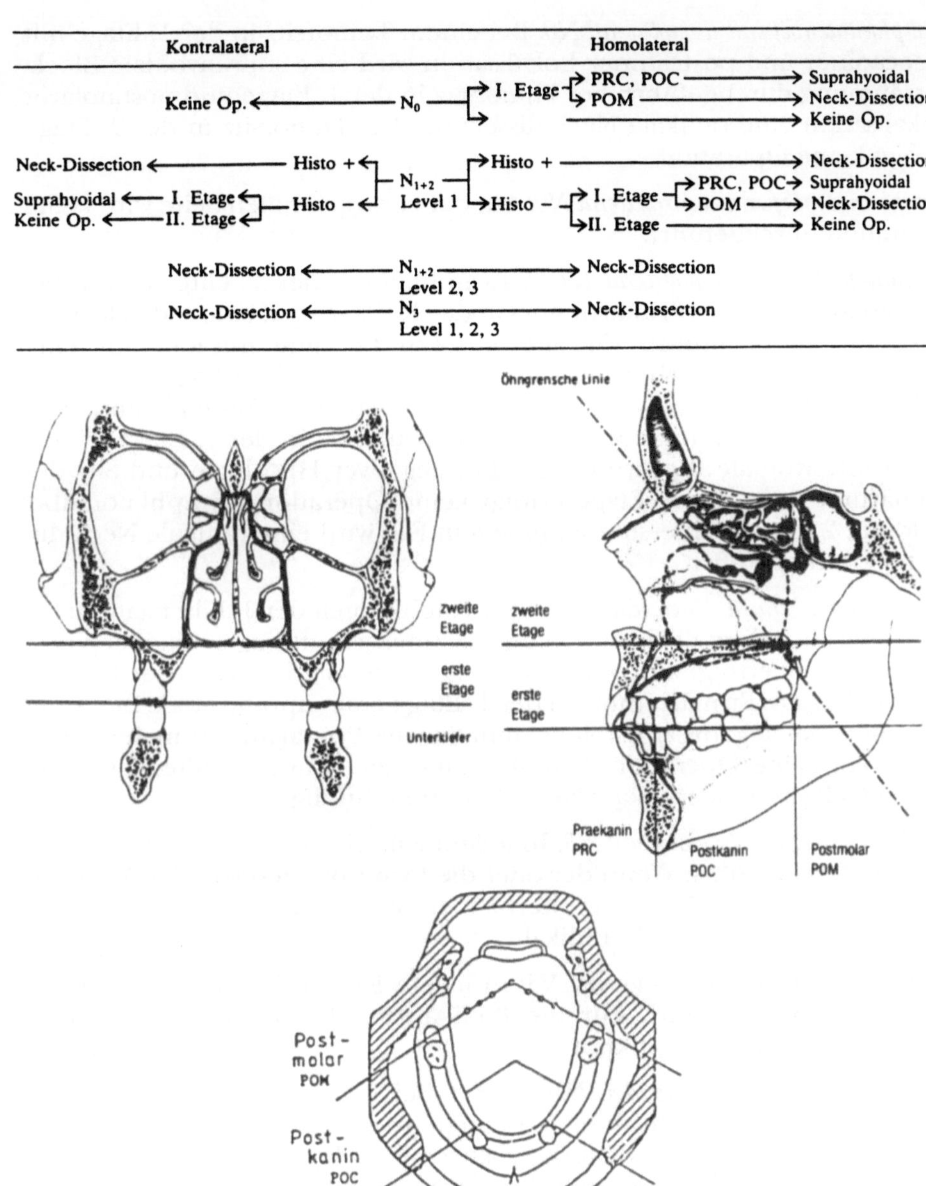

Abb. 2. Operative Therapie der regionären Lymphknoten bei Plattenepithelkarzinomen der Mundhöhle

Lymphknotenbefund homolateral N0: Bei einem Tumorsitz in der 1. Etage mit praecaniner und postcaniner Lokalisation wird eine suprahyoidale Blockausräumung durchgeführt, bei Tumorsitz in der 1. Etage und postmolarer Lokalisation eine radikale Neck dissection. Bei Tumorsitz in der 2. Etage erfolgt keine Operation.

Lymphknotenbefund contralateral N0: Auf der contralateralen Seite wird keine Operation durchgeführt.

Lyphknotenbefund homolateral N1–2: Lymphknoten der 1. Filterstation: bei postmolarem Sitz des Primärtumors in der 1. Etage wird eine radikale Neck dissection durchgeführt, für alle anderen Befunde intraoperativ eine Lymphknotenschnellschnittdiagnostik. Bei positiver Histologie wird eine radikale Neck dissection vorgenommen, bei negativer Histologie und praecaninem oder postcaninem Sitz des Primärtumors in der 1. Etage erfolgt eine suprahyoidale Blockresektion. Bei negativer Histologie und Sitz des Primärtumors in der 2. Etage erfolgt keine Operation. Lymphknotenbefund der 2. und 3. Filterstation: in jedem Fall wird eine radikale Neck dissection durchgeführt.

Lymphknotenbefund contralateral N1–2: Lymphknoten der 1. Filterstation: für alle Befunde erfolgt die intraoperative Schnellschnittdiagnostik. Bei positiver Histologie erfolgt eine radikale Neck dissection, bei negativer Histologie und Sitz des Primärtumors in der 1. Etage eine suprahyoidale Blockausräumung, bei negativer Histologie und Sitz des Primärtumors in der 2. Etage erfolgt keine Operation. Lymphknoten der 2. und 3. Filterstation: in jedem Fall wird eine radikale Neck dissection durchgeführt.

Lyphknotenbefund homolateral N3: In jedem Fall wird eine radikale Neck dissection durchgeführt. Wenn der oder die Lymphknoten von der A. carotis communis oder der A. carotis interna nicht im Gesunden abzusetzen sind, gilt die Operation als nicht radikal.

Lymphknotenbefund contralateral N3: In jedem Fall wird eine radikale Neck dissection durchgeführt. Für die Radikalität gilt das gleiche wie beim homolateralen N3-Lymphknoten.

Die Mittellinie überschreitender Primärtumor: Bei Tumoren, die die Mittellinie überschreiten, muß individuell entschieden werden, ob die Lymphknoten beiderseits wie unter homolateral beschrieben behandelt werden, bei eventuell notwendiger doppelseitiger Neck dissection wird zweizeitig vorgegangen (im Abstand von 4–6 Wochen). Eine funktionelle Neck dissection auf der weniger ausgedehnten Seite stellt eine Alternative dar.

Modifikationen der radikalen Neck dissection

Seit Martin wurde die radikale Neck dissection als Standardtherapie für die Halslymphknotenmetastasen angesehen. Niemand stellt die Effektivität dieses Operationsverfahrens in Frage. Wegen der kosmetischen Entstellung (Narbenkontrakturen, Verlust der Halskontur durch die Entfernung des M. sternocleidomastoideus) und funktionellen Ausfalles, vor allem des M. trapezius (Resektion des N. accessorius), wurden bereits seit 1926 durch Barlet und Calander Modifikationen der Neck dissection angegeben und werden in letzter Zeit immer häufiger durchgeführt. Die Modifikationen haben zum Ziel, die funktionelle und ästhetische Qualität des Resultates zu verbessern ohne jedoch die Radikalität der Krebsoperation zu vermindern.

Wie bei jeder Modifikation gibt es auch eine Vielzahl an neuer Terminologie: Suen und Goepfert haben in einem Vorschlag zur Nomenklatur 12 Modifikationen angegeben, für uns hat sich die im folgenden aufgelistete Nomenklatur bewährt:

1. Radikale Neck dissection.
2. Modifizierte radikale Neck dissection: Sie schont den N. accessorius.
3. Konservative Neck dissection: Sie schont neben dem N. accessorius das Platysma, den M. sternocleidomastoideus und die V. jugularis interna.
4. „Suprahyoidale Neck dissection" wie vom DÖSAK definiert.

Die Literatur über radikale Verfahrensweisen im Vergleich zu einem mehr konservativen operativen Vorgehen am Halse ist widersprüchlich. Deshalb hat der DÖSAK beschlossen eine randomisierte, prospektive Studie aufzulegen, um zu überprüfen, ob ein konservativeres operatives Vorgehen am Hals zu vergleichbaren therapeutischen Resultaten im Bezug auf Rezidivfreiheit und Überlebenszeit der Patienten führt wie ein radikales Vorgehen. Hypothetisches Ziel dieser Studie ist es, mit einer konservativeren chirurgischen Therapie am Hals bei gleichbleibendem therapeutischen Erfolg die Lebensqualität der Patienten zu verbessern. Solange jedoch keine Langzeitergebnisse dieser Studie vorliegen, empfehlen die Autoren am oben dargestellten Vorgehen festzuhalten.

Nachsorge

Nachkontrollen sollten im ersten postoperativen Jahr monatlich, im 2. Jahr zweimonatlich und im 3. Jahr dreimonatlich und im 4. und im 5. Jahr halbjährlich und über dem 5. Jahr jährlich erfolgen. Halssonogramme sollten im ersten Jahr alle 3 Monate, im 2. Jahr alle 6 Monate und dann weiter alle 12 Monate durchgeführt werden.

Zur Prognose der Mundhöhlenkarzinome in Abhängigkeit von Lymphknotenmetastasen

Das bisher zur Prognosestellung bzw. prognostischen Klassifizierung verwendete TNM-System ist nicht oder nur sehr bedingt in der Lage, dem komplexen Wesen der Krebserkrankung gerecht zu werden (Platz et al. [13, 14]).

Eine adäquate Prognosestellung mit Hilfe des TNM-Systems wird auch durch Änderung der Klassifizierungsanleitung nicht möglich sein. Wie mehrfach bewiesen werden konnte, erlaubt das TNM-System lediglich eine deskriptive Darstellung des Sachverhaltes und ist nicht zur Klassifizierung prognostisch homogener Patientenkollektive bzw. zur individuellen Prognosestellung geeignet. Dieses Ziel konnte im Bereich der Mundhöhle mit dem Therapieabhängigen Prognoseindex (TPI) des DÖSAK [13, 14] erreicht werden. Mit dem CIP – Computerunterstützte individuelle Prognose – [16] wurde Handhabung und klinische Anwendung des TPI wesentlich erleichtert. Da sich im Verlauf der Tumorkrankheit einerseits der Einfluß von Faktoren auf die Prognose verändern kann und andererseits neue Faktoren auftreten können, ist es notwendig, die Bestimmung prognostisch relevanter Faktoren zu verschiedenen Zeitpunkten im Verlauf der Tumorkrankheit durchzuführen. Unter Hinweis auf die Publikationen von Platz et al. soll hier der Einfluß der Halslymphknotenmetastasen betrachtet werden: Wie die unterschiedliche Höhe der standardisierten Parameterwerte erkennen lassen, unterscheiden sich hinsichtlich ihres Einflusses auf die Prognose zum Zeitpunkt der Erstaufnahme des Patienten lediglich klinisch positive und fixierte regionäre Lymphknotenmetastasen nachweisbar (0,23 bzw. 0,88). Die von der UICC definierten Kollektive N0, N1 und N2 hingegen unterscheiden sich bei mehrdimensionaler Beurteilung (TPI) prognostisch nicht.

Es konnte weiters z.B. gesichert werden, daß bei positiven submandibulärem Lymphknotenbefund die radikale Neck dissection die Prognose deutlich verbessert – im Gegensatz dazu ist die submandibuläre Lymphknotenausräumung nicht geeigent, die Prognose zu verbessern und daher kontraindiziert. Es ist jedoch ein günstiger Einfluß der Lymphknotentherapie auf die Prognose zu stellen. Durch die Einbeziehung der radikalen Neck dissection in die Analyse werden die zum Zeitpunkt der Erstaufnahme des Patienten signifikant die Prognose verschlechternden klinisch positiven, beweglichen Lymphknoten „neutralisiert" und damit die Prognose signifikant verbessert. Bei fixierten Lymphknotenmetastasen hingegen zeigte auch die radikale Neck dissection keinen die Prognose verbessernden Einfluß. Detaillierte Aussagen zur Lymphknotentherapie sind jedoch auf Grund des Charakters einer Beobachtungsstudie nur mit Zurückhaltung möglich, sodaß der DÖSAK die oben erwähnte prospektive, randomisierte Studie radikale Neck dissection versus modifizierte Neck dissection initiiert hat.

Schlußfolgerung

Die Prognose von Patienten mit Plattenepithelkarzinom der Mundhöhle konnte trotz zunehmender operativer Radikalität, den vermehrten Einsatz chemotherapeutischer Medikamente und Veränderung der Radiotherapie während der letzten 30 Jahre statistisch gesichert nicht wesentlich verbessert werden [17].

Zunehmend tritt daher die Frage einer Verbesserung der Lebensqualität für die betroffenen Patienten in den Vordergrund. Es ist jedoch zu bedenken, daß 40% der Patienten trotz Erhalts des N. accessorius eine

Schultersymptomatik aufweisen. Inwieweit ein modifiziertes Vorgehen bei der Lymphknotentherapie bei Malignomen der Mundhöhle gerechtfertigt ist, kann ausschließlich an prospektiv randomisierten Studien entschieden werden. Die unabdingbar notwendigen Voraussetzungen für die Bildung prognostisch homogener Patientenkollektive wurden mit dem TPI geschaffen.

Literatur

 1. Barlett EI, Callander CL (1926) Neck dissection. S Clin North Am 6: 481
 2. Bier J (1982) Definitionen zum radikalchirurgischen Vorgehen bei Plattenepithelkarzinomen der Mundhöhle. Dtsch Z Mund-Kiefer-Gesichtschir 6: 369–372
 3. Blessing R (1986) Wie sinnvoll ist der Erhalt des Nervus accessorius bei der Halsausräumung? Laryng Rhinol Otol 65: 403–405
 4. Conley JJ (1952) Treatment of the tumors of the inferior alveolus and the mandible. Ann ORL 61: 62–82
 5. Crile G (1906) Excision of cancer of the head and neck. JAMA 47: 1780–1786
 6. Crile G (1905) On the surgical treatment of cancer of the head and neck: with a summary of 121 operations performed upon 105 patients. Tr Sout Surg Gyn Acta 18: 108–115
 7. Denoix P (1987) Bull Inst Nat Hyg (Paris) 1: 1 (1944) Zitiert in: UICC „TNM-Klassifikation maligner Tumoren", S 1
 8. Heister DL (1770) Chirurgie. Neue vielvermehrte und verbesserte Auflage. Gabriel Nicolaus Raspe, Nürnberg
 9. Hultborn K, Larsson L, Ragnhult L (1955) The lymphdrainage from the breast to the axillary and parasternal lymphnodes, studies with the aid of colloidal radiogold 198. Au Acta Radiol 43: 139–144
10. Küttner H (1898) Über die Lymphgefäße und Lymphdrüsen der Zunge mit Beziehung auf die Verbreitung des Zungenkarzinoms. Beitr Klin Chir 21: 732
11. Martin H, Del Valle B, Ehrlich H, Cahan WG (1951) Neck dissection. Cancer 4: 441–499
12. Martin H (1958) Surgery of head and neck tumors. Hoeber PB, New York
13. Platz H, Fries R, Hudec M (1982) Retrospektive DÖSAK Studie über Karzinome der Mundhöhle: Analyse verschiedener prätherapeutischer Klassifizierungen. Dtsch Z Mund Kiefer Gesichtschir 6: 5
14. Platz H, Fries R, Hudec M (1983) Retrospektive DÖSAK-Studie über Karzinome der Mundhöhle. Therapieabhängiger Prognoseindex. Dtsch Z Mund Kiefer Gesichtschir 7: 287–296
15. Platz H, Fries R, Hudec M (1986) Prognosis of oral cavity carcinomas. Hanser, München Wien
16. Platz H, Fries R, Hudec M (1991) CIP – Computerunterstützte individuelle Prognose (in Vorbereitung)
17. Platz H, Fries R, Hudec M (1988) Einführung in die „Prospektive DÖSAK-Studie" über Plattenepithelkarzinome der Lippe, der Mundhöhle und des Oropharynx. Dtsch Z Mund Kiefer Gesichtschir 12: 293–302
18. Rehrmann A (1951) Ausräumung bösartiger Unterkiefertumoren im Block. Dtsch Zahnärztl Z 6: 21–30
19. Schürch O, Fehr A (1939) Zur Frage der operativen Behandlung von Halsdrüsenmetastasen bei bösartigen Geschwülsten der Mundhöhle und der oberen Luftwege. Dtsch Z Chir 251: 641–672
20. Siegert R (1989) Die nicht-invasive sonographische Diagnostik und ultraschall-geführte Punktion malignitätsverdächtiger Raumforderungen im Gesichts- und Halsbereich. Dtsch Z Mund Kiefer Gesichtschir 13: 186–191
21. Suen JY, Goepfert H (1987) Standardization of neck dissection nomenclature. Head Neck Surg 10: 75–77

22. UICC (1987) TNM-Klassifikation maligner Tumoren, 4. Aufl. Springer, Berlin Heidelberg New York Tokyo

Die Chirurgie der fixierten Lymphknotenmetastasen

R. Pavelka

HNO-Abteilung, A. ö. Krankenhaus, Wiener Neustadt, Österreich

Wenn wir von fixierten Halslymphknotenmetastasen sprechen, meinen wir die Fixation an Strukturen, die außerhalb des bei der radikalen Neck dissection zu entfernenden Bindegewebskompartments des Halses liegen: Die Haut, die Arteria carotis communis und interna, die tiefe Halsmuskulatur, den Plexus brachialis, die Halswirbelsäule und die Schädelbasis. Eine Tumorinfiltration in diese Strukturen eröffnet den Tumorzellen den Weg in neue Kompartments, die aufgrund der anatomischen Gegebenheiten prinzipiell chirurgisch nicht mehr mit dem Anspruch auf onkologische Radikalität operiert werden können oder deren Entfernung zu lebensbedrohlichen, zentralnervösen Komplikationen führen kann. Deshalb gilt ihr Befall im allgemeinen als Kontraindikation gegen eine radikale Neck dissection. Lediglich beim isolierten Befall der Arteria carotis communis und interna besteht – wenn die Schädelbasis frei ist – noch eine Chance auf Kurativität, wenn das Problem der zentralnervösen Komplikationen gelöst werden kann

Die *Hautinfiltration* ist laut Bocca keine chirurgisch-technische, sondern eine onkologisch-klinische Kontraindikation, wegen der Gefahr der intra- und subcutanen Tumorpropagation über weite Strecken. Wenn trotzdem operiert werden soll, impliziert das daher eine großzügige Hautexzision und Lappendeckung.

Zur Problematik der *Carotisinfiltration*:
Die Wandinfiltration wird präoperativ am besten durch die hochauflösende Realtime-Sonographie bei gleichzeitiger Prüfung der Verschieblichkeit der Metastase gegenüber der Carotis (die sogenannte Sonopalpation) festgestellt. Die Größe des Risikos zentralnervöser Komplikationen einer Carotisresektion muß durch Abklärung des Halsgefäßstatus und, soweit möglich, der Kollateralfunktion des Circulus arteriosus Willisi abgeschätzt werden. Wir ziehen dazu in erster Linie die Durchströmungsmessungen mittels Duplexsonographie beider Carotiden und Vertebrales sowie die

transcranielle Dopplersonographie der Hirngefäße, insbesondere des Circulus arteriosus Willisi, wenn durchführbar während Probekompression der Carotis und erst in zweiter Linie angiographische Methoden heran. Vor allem muß eine haemodynamisch wirksame, gegenseitige Carotisstenose oder gar ein Carotisverschluß ausgeschlossen werden.

Wenn immer es sinnvoll erscheint, ziehen wir der reinen Carotisligatur die *Gefäßrekonstruktion mit Vena saphena magna* vor. Voraussetzung ist ein tumorfreier distaler und proximaler Carotisanteil. Günstig ist, wenn der Hals nicht vorbestrahlt ist und der Pharynx nicht eröffnet werden muß, da bei eventueller Sekundärheilung oder Bildung von Speichelfisteln die Gefahr einer lebensbedrohlichen Anastomosenruptur besteht. Zur Vorbeugung ist es in diesen Fällen notwendig, eine sichere Deckung des Interponates durch einen gefäßgestielten Muskellappen, z. B. Pectoralis major-Lappen, zu erreichen.

Wir haben in den letzten beiden Jahren an der II. HNO-Klinik Wien, gemeinsam mit dem Gefäßchirurgen Prof. Polterauer von der I. Chirurgischen Universitätsklinik Wien, vier Patienten mit Saphena-Interponaten versorgt und postoperativ keine zentralnervösen Komplikationen gesehen. Bei zwei Patienten war der Pharynx eröffnet worden wegen eines Larynxkarzinoms bzw. wegen eines Tonsillen-Zungengrundkarzinoms. Bei zwei Patienten bestand ein Plattenepithelkarzinom der Halsweichteile bei okkultem Primärtumor. Da alle Patienten nicht vorbestrahlt waren, genügten zur Anastomosenprotektion lediglich lokale Muskelstümpfe wie der Levator scapulae bzw. die Schilddrüse. Die Wunden sind primär verheilt.

Die Saphena-Interposition wurde bei noch liegendem Tumor dreimal End-zu-Seit und einmal nach Tumorresektion End-zu-End mit Klemmzeiten von 7 bis 13 Minuten pro Anastomose durchgeführt. Zur Hirnprotektion wurde unter kontrollierter Hypertension mit Dobutamin, Barbiturat- und Cortisonloading operiert.

Da wir – wie auch andere Autoren – erst geringe Fallzahlen mit Carotisrekonstruktion haben, möchte ich zur Abschätzung des perioperativen Risikos zentralnervöser Komplikationen durch die Carotisrekonstruktion die reichlichen Erfahrungen der I. Chirurgischen Universitätsklinik Wien bei Thrombendarterieektomien, bei denen durchschnittliche Klemmzeiten von 20 Minuten benötigt werden, anführen.

Unter 209 Operationen wegen arteriosklerotischer Carotisstenose, Grad I und II, war die Mortalitätsrate nur 0,55% und die zentralnervöse Komplikationsrate 3,8% gewesen, davon nur 1,9% bleibende Lähmungen.

Bei unseren onkologischen Patienten kommt allerdings die Gefahr von Arrosionsblutungen bei Sekundärheilung dazu, die wir aber nicht beobachten mußten und die Gefahr der sekundären Thrombosierung infolge der notwendigen postoperativen Radiotherapie hinzu. Einer unserer vier Patienten erlitt eine permanente Hemiparese sechs Monate postoperativ und drei Monate nach Ende der Radiotherapie mit 67 Gy Herddosis Telekobalt. Noch ein Monat vorher war die Durchgängigkeit des Interponates ohne haemodynamische Veränderungen in der Ultraschallangiographie mit Audio-Frequenz-Analyse an der Angiologischen Abteilung der I. Medizinischen Universitätsklinik (Doz. Marosi) festgestellt worden. Bei den drei anderen Patienten blieb das Interponat trotz Nachbestrahlung mit 60–66 Gy Herddosis während der Nachbeobachtungszeit von derzeit 3–8 Monaten offen. Wir führen nun eine Thromboseprophylaxe mit Kinderaspirin durch.

Der onkologischen Problematik entsprechend entwickelten zwei Patienten ein Tumorrezidiv, einer verstarb daran. Ein weiterer Patient verstarb an Pneumonie. Der vierte ist derzeit nach sechs Monaten klinisch tumorfrei.

In Fällen, in denen eine Carotisresektion nicht gemacht werden kann oder aufgrund eines erhöhten Blutungsrisikos nicht indiziert erscheint, bleibt als Alternative nur die *Carotisligatur* mit Resektion des infiltrierten Carotisanteils übrig. Diese Vorgangsweise ist allerdings nach größeren Statistiken von Konno et al. [1] und Moore et al. [2] mit einer perioperativen Mortalitätsrate von 15–21% und einer zentralnervösen Gesamtkomplikationsrate (einschließlich Hemi- und Monoplegien) von 30–40% belastet.

Die Mortalitätsrate kann jedoch, wie die Analyse der 156 von Konno et al. [1] gesammelten japanischen Fälle ergab, nur dann signifikant auf 3,6% gesenkt werden, wenn eine stufenweise Carotisocclusion über einen längeren Zeitraum als 13 Tage vor der Tumorresektion durchgeführt wird, sodaß sich ausreichend Kollateralen bilden können. Ein kürzeres Intervall ist dazu nicht ausreichend. Diese Ergebnisse werden auch durch die Ergebnisse der Arbeitsgruppe um Prof. Hollmann der Kieferchirurgischen Universitätsklinik Wien bestätigt.

Unsere Vorgangsweise ist daher, im Falle einer absehbaren Carotisligatur mindestens 14 Tage vor der Tumoroperation die Carotis communis zu drosseln, bis die Pulswelle gerade noch tastbar ist und ca. 1 Woche vor der Tumorresektion die Carotis zu ligieren.

Muß nur die Arteria carotis communis oder die Bifurkation reseziert werden, ist es vorteilhaft, den Blutfluß zwischen Carotis externa und interna – erforderlichenfalls durch End-zu-End-Anastomosierung – zu erhalten, da der retrograde Flow aus dem Externagebiet bis 50% des kollateralen Kreislaufes ausmachen kann.

Tumorinfiltration der tiefen Halsfascie und der tiefen Halsmuskulatur
Da in diesem Bereich nicht onkologisch radikal operiert werden kann, ist es sinnvoll, eine adjuvante Tumortherapie anzuschließen. Bei den bereits mit hochdosierter Radiotherapie vorbelasteten Rezidivpatienten stellt die *intraoperative Radiotherapie* eine neue Möglichkeit dar, gezielt nur die Areale radiotherapeutisch zu belasten, die rezidivgefährdet sind und vitale Strukturen wie das Rückenmark zu schonen.

Optimal dazu wäre ein eigener strahlengeschützter Operationssaal mit der Möglichkeit eines intraoperativen Elektronenboosts oder einer weichen Röntgenbestrahlung, wie er im neuen AKH in Wien in Planung steht.

Wenn ein solcher Operationssaal nicht zur Verfügung steht, besteht die Möglichkeit, nach Bewilligung durch die Strahlenschutzkommission *radioaktive Jod 125-seeds* gezielt in die gefährdeten Areale zu implantieren. Diese „seeds" sind kleine Metallstifte von 0,8 × 4,5 mm Größe, die durch Injektionsnadeln appliziert werden können. Darinnen ist Jod 125 enthalten, ein weicher Gammastrahler mit einer Halbwertszeit von 60 Tagen. Durch permanente Implantation entsteht eine protrahierte Langzeitbestrahlung über mehrere Monate. Da ein steiler Dosisabfall nach wenigen Millimetern besteht, müssen die „seeds" im Abstand von ca. 8 mm im gefährdeten Areal regelmäßig verteilt werden. Das umliegende gesunde Gewebe wird maximal geschont. Die Applikation erfolgt durch Nadeln aus Metallspritzen, die die Strahlung praktisch komplett abschirmen, weil die Halbwertsdicke von Blei nur 0,025 mm beträgt. Die Halbwertsdicke im Gewebe ist 2 cm. Da nur ein Bruchteil der Strahlenaktivität an die Körperoberfläche gelangt und einfache Abschirmmöglichkeiten bestehen, kann der Patient in einem kommissionierten Einzelzimmer auf der Normalstation unter Berücksichtigung der Strahlenschutzvorschriften liegen. Entlassen wird der Patient mit einem dünnen Bleikragen.

Wir haben bei zwei Patienten diese Jod-125-seed-Implantation durchgeführt. Beide hatten ausgedehnte Halsrezidive nach Laryngektomie, Neckdissection und Radiotherapie und verlangten wegen unerträglicher Schmerzen eine Operation bei voller Aufklärung über die Problematik.

Beim ersten Patienten zeigte sich ein Tumorzapfen in der Vena jugularis interna zur Schädelbasis hin. Nach Jod-125-seed-Implantation in diesem Areal wurde es mit einem Pektoralis-major-Lappen gedeckt. Nach primärer Wundheilung blieb der Tumor an der Schädelbasis stationär. Leider trat im nicht implantierten Halsbereich eine Tumorprogression auf.

Beim zweiten Patienten mußte das parapharyngeale Rezidiv nach Laryngektomie und Neck-dissection scharf in der prävertebralen Muskulatur und von den Querfortsätzen abgesetzt werden, die Schädelbasis war frei. Vor die Wirbelsäule wurden mehrere Reihen von Jod-seeds gelegt. Die Operationswunde heilte ebenfalls primär ab.

Beide Patienten waren durch die Operation schlagartig von ihren unerträglichen Tumorschmerzen befreit.

Nach einem beschwerdefreien Intervall von drei Monaten kam es jedoch beim zweiten Patienten zu einer Hautnekrose und später zu einer Pharynxfistel. Bei der Computertomographiekontrolle nach sechs Monaten waren keine Zeichen einer Tumorprogression vorhanden. Die kürzlich durchgeführte Nekrosenabtragung enthielt histologisch kein Tumorgewebe mehr. Der Defekt wurde mit einem gefäßgestielten, myocutanen Lappen geschlossen.

Trotz der damit verbundenen Strahlenproblematik und des hohen Aufwandes scheint uns diese intraoperative Bestrahlungstechnik die Möglichkeit zu geben, in geeigneten, ansonsten inoperablen Fällen mindestens eine gute Palliation zu erreichen, vielleicht auch in Einzelfällen kurativ zu sein.

Literatur

1. Konno A, Togawa K, Iizuka K (1981) Analysis of factors affecting complications of carotid ligation. Ann Otol 90: 222–226
2. Moore OS, Karlan M, Sigler L (1969) Factors influencing the safety of carotid ligation. Am J Surg 118: 666–668

Plastisch rekonstruktive Chirurgie

Mikrovaskularchirurgie im Kopf-Halsbereich

H. Kärcher

Department für Mund-, Kiefer- und Gesichtschirurgie, Universitätsklinik für Zahn-, Mund-
und Kieferheilkunde, Graz, Österreich

Einleitung

Ein Grundprinzip der rekonstruktiven Chirurgie findet in jenem Grund-
satz seinen Niederschlag,daß ein Defekt immer mit adäquaten Methoden
verschlossen werden sollte. Die rekonstruktive „Leiter" reicht vom direkten
Wundverschluß bis zum freien mikrochirurgischen Gewebetransfer bei
sehr großen Defekten,die durch Nahlappenplastiken nicht mehr verschlossen werden können. Trotzdem sind mikrochirurgische Techniken auch
heute nicht unwidersprochen und dies gerade in einer Zeit in der Mundhöhlenkarzinome auch in fortgeschrittenen Stadien operiert werden können und Dünndarmtransplantate [15, 3] in erstaunlicher Weise die Funktion erhalten können. Die Entdeckung der muskulokutanen [10, 12, 13]
und der fasziokutanen Lappen [20] hat großen Einfluß auf die Wiederherstellungschirurgie im Kopf-Hals-Bereich genommen. Die Dünndarmtransplantation ist durch Reuther zur Standardmethode geworden und weitere
Entwicklungen wie der peritoneale Leistenlappen [9] bieten Alternativen,
um die Mundschleimhaut zu ersetzen. Die regionären Hautlappen wie der
Deltopectorallappen [1] und der Stirnlappen [11] sind dadurch in ihrer
Indikation deutlich eingeschränkt worden.Es können aber nicht nur
Weichteile mikrochirurgisch rekonstruiert werden, sondern auch Knochendefekte, die gerade im Kiefer-Gesichtsbereich große Schwierigkeiten
bereiten. Die Möglichkeit, vitalen Knochen zu transplantieren [2, 6, 7, 17–
19, 21, 23] hat die Sicherheit der Knochentransplantation dramatisch verbessert und neue Indikationen wie die Augmentation des atrophen Unterkiefers [5] oder die frühzeitige knöcherne Rekonstruktion der hemifacia-
len Mikrosomie erschlossen[4].

Selbstverständlich stellen aber tumorbedingte Defekte die Haupindika-
tion dar. Die primäre Knochen- und Weichteilrekonstruktion gewährleistet
das beste funktionelle Ergebnis. Vitale Knochentransplantate sind bei sekundären Rekonstruktionen noch häufiger indiziert, da der Defekt oft zu

groß ist und das Transplantatbett durch vorangegangene Operationen und Bestrahlungen schlecht ernährt ist. Die Wiederherstellung der radiogen induzierten Knochendefekte war früher mit freien Knochentransplantaten fast immer zum Scheitern verurteilt.

Patientengut und operative Technik

Seit 1985 wurden 40 mikrochirurgische Transplantationen bei Tumorpatienten durchgeführt. Folgende Spenderregionen wurden gewählt:

1. Gefäßgestielter Beckenkamm(Abb. 1) bzw. osteomuskulokutaner Leistenlappen
2. Serratus gestielte Rippe
3. Gefäßgestieltes Schulterblatt
4. Muskuloperitonealer Leistenlappen (Abb. 2)
5. Muskulokutaner Latissimus dorsi
6. Vorderarm-Lappen
7. Jejunum (Abb. 3)

Es handelt sich dabei ausschließlich um Patienten mit malignen Tumoren des Kopf-Halsbereiches. Die Weichteilrekonstruktion wurde immer primär durchgeführt. Anfangs haben wir die sekundäre Knochenrekonstruktion bevorzugt, sind aber dazu übergegangen primär den Knochen zu rekonstruieren, selbst wenn eine postoperative Bestrahlung geplant wurde. Die Knochendefekte wurden mit Überbrückungsplatten stabilisiert und das Transplantat an dieser befestigt. Die Wahl der Spenderregion hing von der Größe der zu erwartenden Defekte und der Lokalisation ab. Der Gefäßanschluß kann bei sekundären und auch selten bei primären Rekonstruktionen wie bei Oberkieferdefekten die Wahl beeinflussen, da die Länge des Gefäßstieles trotz der Möglichkeit, Veneninterponate zu verwenden, von einer Transplantatregion zur anderen erheblich schwankt. Bei geplanter Nachbestrahlung haben wir den Anschluß auf der kontralateralen Seite zur Neck dissection durchgeführt.
Die verschiedenen chirurgischen Vorgangsweisen der einzelnen Spenderregionen können bei den Erstbeschreibern nachgelesen werden: Der osteomuskulokutane Leistenlappen [23],

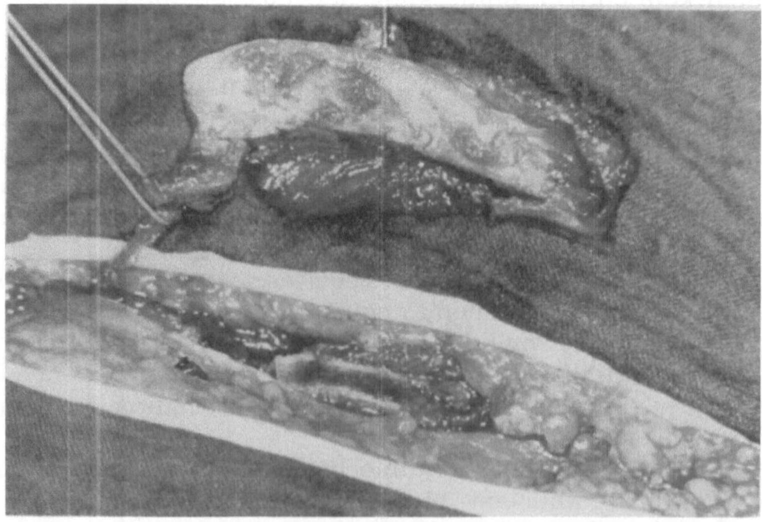

Abb. 1. Gefäßgestielter Beckenkamm

die serratus gestielte Rippe [16], das gefäßgestielte Schulterblatt [21], der muskuloperitoneale Leistenlappen [9], der muskulokutane Latissimus dorsi [14], der Vorderarmlappen [20] und Jejunum[3, 15].
Für Unterkieferdefekte bevorzugen wir den Beckenkamm, wogegen im Oberkiefer das Schulterblatt besser einzugliedern ist. Bei der Wahl des Weichteil-Schleimhautersatzes fiel die Wahl dann auf den muskulokutanen Latissimuslappen, wenn der konvexe Teil der Zunge befallen war und der Defekt sehr groß war. Ein Muskulokutanlappen deckt Überbrückungsplatten ohne Knochenrekonstruktion sicherer als ein Dünndarm.

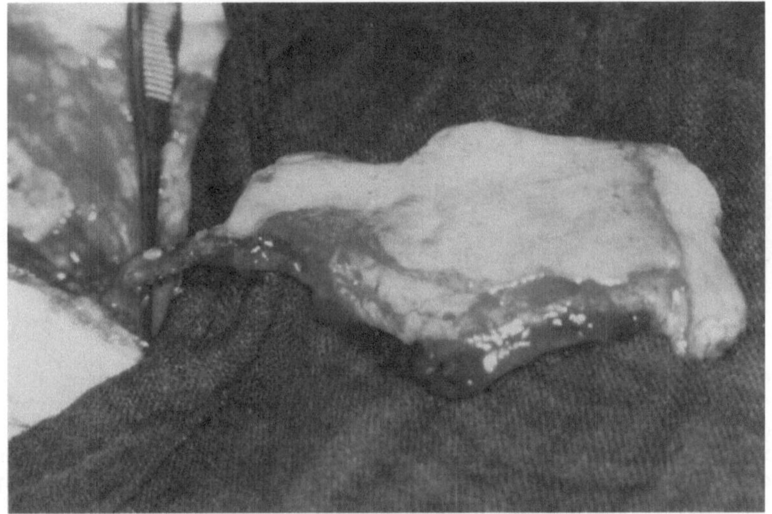

Abb. 2. Muskuloperitonealer Leistenlappen

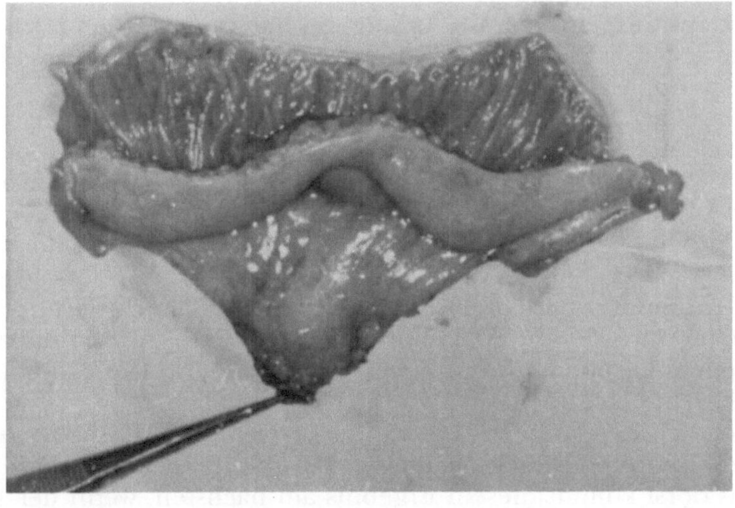

Abb. 3. Jejunumtransplantat

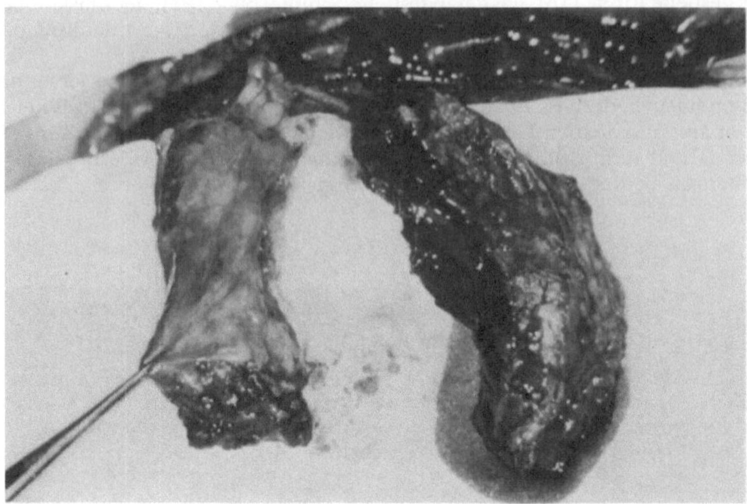

Abb. 4. Kombination eines gefäßgestielten Beckenkammes mit einem muskuloperitonealem Leistenlappen an einem Gefäßstiel

Der Vorderarmlappen hat nur begrenzte Indikationen wie die Gaumenregion oder der Mundboden und die Situation eines fernen Gefäßanschlusses. Der muskuloperitoneale Leistenlappen kann bis zu 6 × 14 cm groß gebildet werden.
Er wurde in Kombination mit Beckenkamm (Abb. 4) oder dem osteomuskulokutanen Leistenlappen an einem Gefäßstiel, nämlich der Arteria circumflexa ilium profunda verpflanzt. Seine Versorgung wird vom Ramus ascendens gewährleistet.

Ergebnisse

Es wurden 4 Transplantate (10%) wegen einer Thrombose verloren. Die Komplikationsrate war aber am Anfang am höchsten. In den letzten zwei Jahren wurde bei Tumorpatienten nur ein Transplantat verloren. Ein Patient starb postoperativ an einer ungeklärten anaphylaktischen Reaktion (2,5% Mortalität). Die Morbidität der Spenderregion war sehr gering. Eine Hernie nach einer Beckenkammtransplantation konnte operativ behoben werden. Bei allen anderen Patienten traten keine ernsten Komplikationen auf. In zwei Fällen kam es zu infizierten Hämatomem nach Beckenkammtransplantation. Die Dehiszenz heilte aber problemlos ab. Im Bereich des Latissimus dorsi traten nie Wundheilungsstörungen auf, obwohl gerade diese in der Literatur berichtet werden. Der Defekt der Vorderarmlappentransplantation wurde mit Spalthaut gedeckt und die Arteria radialis mit einem Veneninterponat (V. saphena) rekonstruiert. Die Funktion der Hand war nicht beeinträchtigt, aber die Narbe häßlich.
Hinsichtlich der Mobilität der Zunge erreicht der Dünndarm die besten Ergebnisse und ist auch nach einer Bestrahlung kaum induriert. Der Latissimus dorsi kommt diesem Ergebnis am nächsten, wenn der Patient nicht nachbestrahlt werden muß (Abb. 5). Es finden sich dann identische

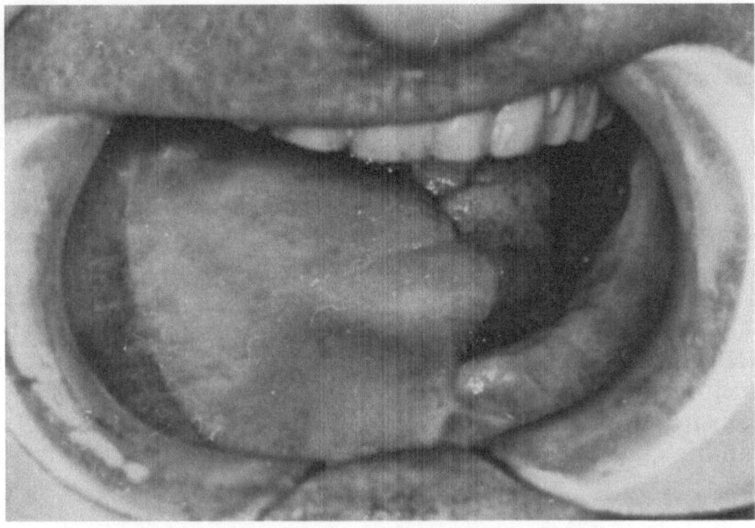

Abb. 5. Freier Latissimus dorsi-Lappen nach Hemiglossektomie

funktionelle Ergebnisse wie beim Dünndarm. Werden aber Haut oder Muskel-Haut-Transplantate bestrahlt, werden sie derb und unbeweglich. Dies muß bei der Wahl des rekonstruktiven Verfahrens beachtet werden. Der Peritoneallappen adaptiert sich völlig an die Mukosa, da er völlig vom Epithel überwachsen wird. Er unterliegt aber einer signifikanten Schrumpfung, so daß er immer größer als der aktuelle Defekt geplant werden muß. Die Funktion ist dann gut, aber er reagiert ebenso auf die Bestrahlung mit derber Fixation. Die Knochentransplantate heilten alle dann komplikationslos ein, wenn die Anastomosen offen blieben. Selbst bei Dehiszenzen strahlenveränderter Haut kam es nie zum Verlust. Die Transplantate zeigten Knochenan- und umbau, aber auch nach Jahren keine Resorption. Die bestrahlten Knochentransplantate heilten sicher ein. Probestanzen aus diesen Transplantaten zeigten strahlengeschädigtes Knochengewebe, aber insgesamt vitalen Knochen.

Diskussion

Die Mikrovaskularchirurgie ist nun fester Bestandteil in der Kopf-Halschirurgie geworden. Es ist heute ein Maß an Sicherheit erreicht worden, daß dies keine Frage bei der Indikationsstellung sein sollte. Die Mortalitätsrate ist bei diesen Operationen nicht höher als bei früheren Tumoroperationen. Die Morbiditätsrate der Spenderregion ist erstaunlich gering. Im Gegenteil wird die lokale Komplikationsrate signifikant verringert. Haben wir früher 60% aller Überbrückungsplatten verloren, so ist dies seit der Einführung der Muskulokutanlappen nicht mehr der Fall. Muß die

Platte trotzdem entfernt werden, so sind die Knochentransplantate meist fest mit dem Unterkiefer verwachsen. Verstümmelungen und funktionelle Störungen sind daher stark zurückgegangen. Trotzdem sind die funktionellen Ergebnisse nicht immer zufriedenstellend. Die Resultate nach totaler Glossektomie sind selbst mit freien Transplantaten nicht als funktioneller Ersatz zu bezeichnen.

Die Resektion solch großer Tumore ist aber eigentlich erst durch die Entwicklung mikrochirurgischer Methoden möglich geworden. Postoperative Bestrahlungen sind komplikationsärmer geworden, da die Defekte mit gut durchbluteten Gewebe ersetzt wurden, aber durch die fibröse Reaktion der Muskel-Haut-Lappen verschlechtert sich die Funktion erheblich. Es ist daher nicht nur aus onkologischer Sicht, sondern auch aus funktionellen Gründen sinnvoller, erst nach einer Vorbestrahlung die Tumoroperation und Rekonstruktion durchzuführen. Die Aufsättigung der Strahlendosis führt dann nicht zu einer Fibrose und Zerstörung des funktionell erzielten Resultates.

Literatur

1. Bakamjian VY, Culf NK, Bales HW (1969) Versatility of the deltopectoral flap in reconstructions following head and neck cancer surgery. Transactions of the International Congress of Plastic and Reconstructive Surgery. 4th Congress 1967. Excerpta Medica, Amsterdam, p 808
2. Bitter K (1980) Bone transplants from the iliac crest to the maxillofacial region by the microsurgical technique. J Max Fac Surg 8: 210–216
3. Black RW, Bevin AG, Arnold PG (1971) One stage palate reconstruction with a free neovascularized jejunal graft. Plast Reconstr Surg 47: 316–320
4. David JD, Tan E, Cooter RD (1986) Composite free flap reconstruction for severe hemifacial microsomia. In: Marchac D (ed) Craniofacial surgery. Springer, Berlin Heidelberg New York Tokyo, pp 452–457
5. Kärcher H, Köle H, Borbely L (1986) Knochenaufbau eines atrophischen Unterkiefers mit einem gefäßgestielten Beckenkamm. Dtsch Z Mund Kiefer Gesichtschir 10: 464–468
6. Kärcher H (1987) Die mikrochirurgische Knochentransplantation im Experiment und in der Klinik. Habilitationsschrift. Maudrich, Wien München Bern
7. Kärcher H, Borbely L (1988) Die vitale Knochentransplantation im Kiefer- und Gesichtsbereich. Dtsch Z Mund Kiefer Gesichtschir 12: 124–134
8. Kärcher H, Eskici A, Bantleon H (1989) Hemifaziale Mikrosomie: Knochen- und Weichteilrekonstruktion mit dem osteomuskulokutanen Leistenlappen. XVIII. Wintertreffen der Mund-, Kiefer- und Gesichtschirurgie, Seis (Abstract)
9. Kärcher H, Hellbom B, Radner H (1989) The osteomusculocutaneous musculoperitoneal groin flap in head and neck reconstruction. J Reconstr Microsurg 5: 31–35
10. McCraw JB, Dibell DG, Carraway JH (1977) Clinical definition of independent myocutaneous vascular territories. Plast Reconstr Surg 60: 341–355
11. McGregor IA (1963) The temporal flap in intra-oral cancer: its use in repairing the postexcisional defect. J Plast Surg 16: 318–327
12. Olivari N (1976) The latissimus flap. Br J Plast Surg 29: 126–130
13. Orticochea M (1972) The musculocutaneous flap method: an immediate and heroic substitute for the method of delay. Br J Plast Surg 25: 106–112
14. Quillen CG (1979) Latissimus dorsi myocutaneous flaps in head and neck reconstruction. Plast Reconstr Surg 63: 664–671
15. Reuther JF, Steinau HU, Wagner R (1984) Reconstruction of large defects in the oropharynx with a revascularized intestinal graft: an experimental and clinical report. Plast Reconstr Surg 73: 345–358

16. Richards MA, Poole MD, Godfrey AM (1985) The serratus anterior rib composite flap in mandibular reconstruction. J Plast Surg 37: 466–477
17. Riediger D (1985) Probleme bei der Osteosynthese des frei- und mikrochirurgisch transplantierten Knochens. Fortschr Kiefer Gesichtschir 30: 172–173
18. Riediger D (1988) Restoration of masticatory function by micro-surgically revascularized iliac crest bone crafts using enosseous implants. Plast Reconstr Surg 81: 861–872
19. Sanders R, Mayou BJ (1979) A new vascularized bone graft transferred by microvacsular anastomosis as a free flap. Br J Surg 36: 787–788
20. Song R, Gao Y (1982) The forearm flap. Clin Plast Surg 9: 21–26
21. Swartz WM, Banis JC, Newton ED, Ramasastry SS, Jones NF, Acland R (1986) The osteocutaneous scapular flap for mandibular and maxillar reconstruction. Plast Reconstr Surg 77: 530–545
22. Taylor GI, Miller GDH, Ham FI (1975) The free vascularized bone graft clinical extension of microvascular techniques. Plast Reconstr Surg 55: 533–544
23. Taylor GI, Townsend P, Corlett R (1979) Superiority of the deep circumflex iliac vessels as the supply for free groin flaps. Clinical work. Plast Reconstr Surg 64: 745–759

Rekonstruktion durch mikrovaskuläre Anastomosen im Kopf-Halsgebiet

K. Mees, R. Baumeister und **E. Kastenbauer**

Klinik und Poliklinik für Hals-Nasen-Ohrenheilkunde, Universität München, Klinikum Großhadern, München, Bundesrepublik Deutschland

Mikrovaskuläre Techniken werden immer dann eingesetzt, wenn der gestielte Transfer aus funktionellen oder ästhetischen Gesichtspunkten nicht möglich ist. Zur mikrovaskulären Rekonstruktion stehen heute eine Vielzahl von Techniken zur Verfügung, wobei jede Klinik gegenwärtig häufig über ein spezielles Repertoire verfügt. In den letzten Jahren zeichnete sich jedoch eine zunehmende Standardisierung ab. Es hat sich gezeigt, daß man in der Regel mit einer begrenzten Anzahl von Transplantaten auskommt.

Hypopharynxrekonstruktion

Die Wiederherstellung der Anatomie und Physiologie des Hypopharynx und des zervikalen Ösophagus gelingt am besten mit einem freien Jejunum-Transplantat (Abb. 1). Dieses Transplantat behält seine Peristaltik bei, insofern ist es von Bedeutung, daß es isoperistaltisch anastomosiert wird. Die komplette Hypopharynxrekonstruktion mit einem, zu einem Rohr geformten, gestielten Pectoralis major-Lappen (Abb. 2) ist, was das funktionelle Ergebnis anbelangt, dem Jejunum-Transplantat unterlegen, da es vornehmlich an der distalen Anastomose nicht selten zu narbigen Stenosen kommt.

Oropharynxrekonstruktion

Bei der Rekonstruktion des Oropharynx hat sich insbesondere der gestielte Gewebetransfer als funktionell befriedigend und gut praktikabel erwiesen. Bei Wanddefekten, die nur die inneren Schichten betreffen, können alternativ das offen transplantierte Jejunum bzw. der fasziokutane Radialis-

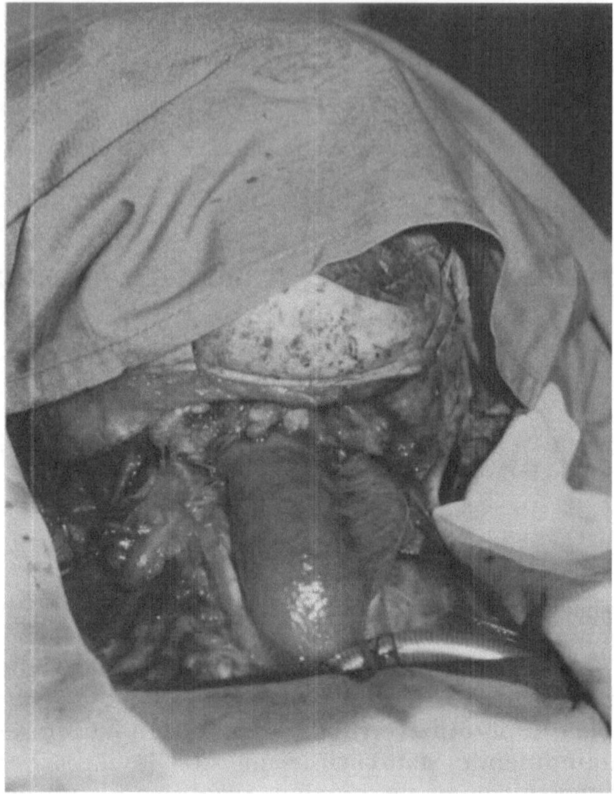

Abb. 1. Interposition eines Jejunumtransplantats zur Rekonstruktion eines kompletten Hypopharynx-Defektes

lappen verwendet werden. Der fasziokutane Radialislappen ist ein sehr dünnes Transplantat und ist somit insbesondere geeignet zur Rekonstruktion von großflächigen, oberflächlichen Schleimhautdefekten. Auch zur Ersatzplastik des weichen Gaumens ist der Radialislappen sehr gut geeignet.

Mundhöhlenrekonstruktion

Perforierende Wangendefekte lassen sich sehr zufriedenstellend mit dem epigastrischen Bauchwandlappen verschließen (Abb. 3). Das Bauchwandtransplantat wird einschließlich dem Peritoneum entnommen. Mit der peritonealen Oberfläche kann der intraorale Schleimhautdefekt sehr gut rekonstruiert werden. Bei adipösen Bauchdecken muß gelegentlich in einer späteren Sitzung das Transplantat ausgedünnt werden. Eine sehr gute Alternative zum Verschluß von dreischichtigen Wangendefekten stellt auch der gefaltete Radialislappen dar. Dieses Transplantat ist fettfrei und kann,

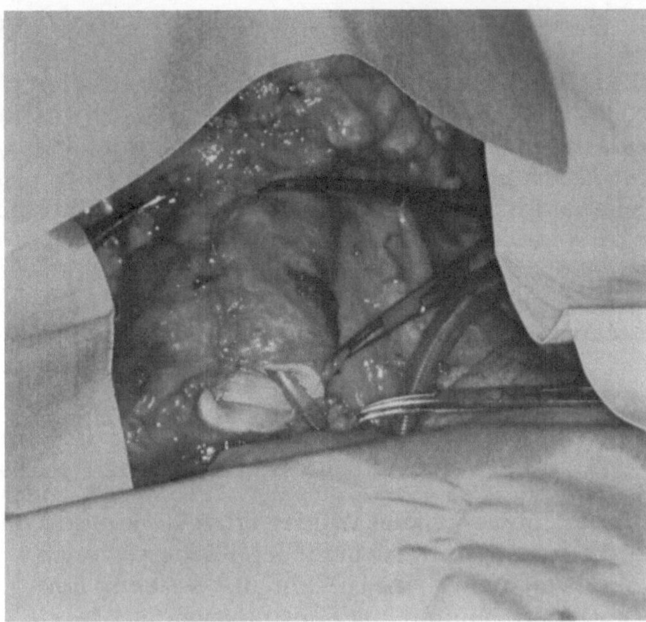

Abb. 2. Komplette Rekonstruktion des Hypopharynx und zervikalen Ösophagus mit einem zum Rohr geformten Pectoralis-major-Lappen

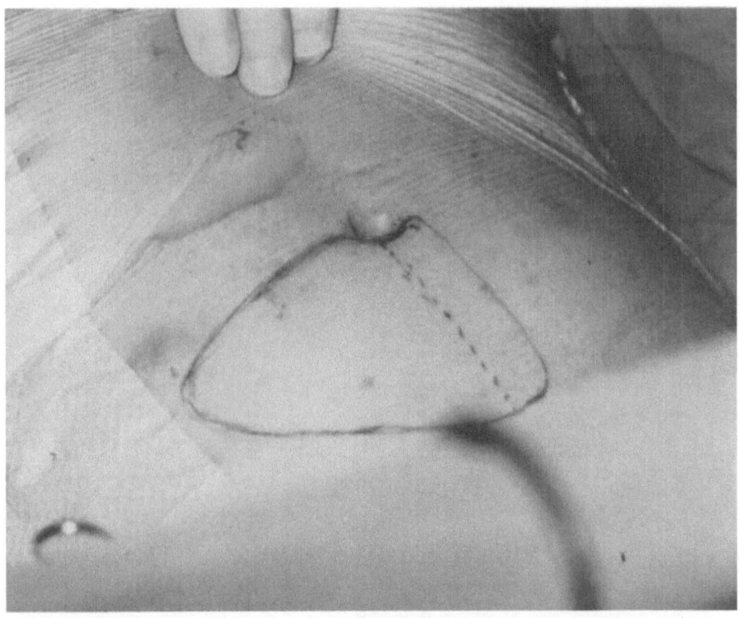

Abb. 3. Spenderzone des epigastrischen Bauchwandlappens

insbesondere bei adipösen Bauchdecken, das Rekonstruktionsverfahren der Wahl darstellen.

Während durchgehende Mundbodendefekte am besten mit einem gestielten Gewebetransfer verschlossen werden, eignet sich zur Rekonstruktion von großflächigen oberflächlichen Schleimhautdefekten am besten der dünne Unterarmlappen. Die Verwendung von offen transplantierten Jejunum-Schleimhaut ist bei der Rekonstruktion in der Mundhöhle wenig geeignet, da das voluminöse Transplantat sich gelegentlich zwischen die Zahnreihen schieben und den Kauakt beeinträchtigen kann.

Müssen neben den intraoralen Weichteildefekten auch noch Unterkieferdefekte rekonstruiert werden, dann kann ein osteomyokutaner Leistenlappen bzw. ein osteokutaner Radialislappen verwendet werden. Beide haben sich bei der Unterkieferrekonstruktion sehr gut bewährt.

Hautweichteilrekonstruktionen

Großflächige faziale und zervikale Weichteildefekte können mit verschiedenen Transplantaten aus unterschiedlichen Körperregionen verschlossen werden. Für die Weichteilrekonstruktion im Gesichts- und Halsbereich kommen insbesondere Haut-Fettgewebstransplantate bzw. fasziokutane Transplantate in Frage. Am besten eignet sich von der Dicke her der fasziokutane Lappen vom Unterarm sowie der Skapularlappen und der, was die Dicke anbelangt, zwischen beiden einzuordnende Oberarmlappen. Da es sich bei diesen Transplantaten um reine Hautfettgewebslappen handelt, ist die Schrumpfungstendenz minimal.

Rekonstruktion des Gesichtsprofils

Zur Rekonstruktion tiefeingezogener Gesichtskonturen bei der Hemiatrophia faciei oder nach Tumorresektionen kann ein desepithelisiertes Hautfettgewebstransplantat verwendet werden. Im Gegensatz zu dem desepithelisierten Leistenlappen, der in der Regel oft zu voluminös ist, ist der Skapular- bzw. Paraskapularlappen von seiner Dicke her besser geeignet.

Strahlentherapie, Chemotherapie, Immuntherapie

Strahlentherapie orofazialer Malignome

Ch. Stanek[1], K. Vinzenz[2] und W. Seitz[1]

[1] Universitätsklinik für Strahlentherapie und Strahlenbiologie und
[2] Abteilung für Kiefer- und Gesichtschirurgie, Evangelisches Krankenhaus, Wien, Österreich

I. Allgemeine Prinzipien

Die Behandlung von Tumoren der orofazialen Region ist hauptsächlich ein lokoregionales Problem. Die wichtigsten Behandlungsformen sind daher Operation und Strahlentherapie. Die Systembehandlung hat bei primär kurativer Zielsetzung ebenfalls ihren Stellenwert, teilweise adjuvant, allerdings hauptsächlich in der Unterstützung der lokalen Tumorrückbildung (z. B. radiosensibilisierende Chemotherapie, präoperative Tumorverkleinerung). Die Aufgabe des chirurgischen Eingriffs bei interdisziplinärem Vorgehen ist die Entfernung makroskopischer Tumormassen sowie allfällige rekonstruktive Maßnahmen. Aufgrund der strahlenbiologischen Dosis-Wirkungsbeziehung, die eine mathematische Funktion mit Abhängigkeit von Tumorzellzahl, Sauerstoffeffekt, Wachstumsfraktion und anderen Kriterien darstellt, hat die Strahlentherapie ihren höchsten Wirkungsgrad in der Vernichtung subklinischer Tumorzellaggregate. Die optimierte Interaktion der drei wichtigsten onkologischen Behandlungsprinzipien hat folgendes Ziel: Maximale Heilungsrate, bestmögliche Organ- und Funktionserhaltung, sowie Minimierung behandlungsbedingter Nebenwirkungen.

Unter diesem grundsätzlichen Aspekt sind unterschiedliche Therapiekonzepte möglich, die Radiotherapie allein oder in Kombination inkludieren.

1. Primäre Radiotherapie mit kurativem Ziel:
Dies ist nur bei kleinen Tumoren mit relativ hoher Strahlensensibilität sinnvoll und möglich.

2. Kombination mit funktionserhaltender Chirurgie:
Präoperative Radiotherapie: Kann unter Umständen auch in Kombination mit sensibilisierender Chemotherapie eingesetzt werden. Diese Therapie

ist vorteilhaft bei lokal fortgeschrittenen Tumoren anzuwenden, um zur Vermeidung größerer Mutilationen den Primärtumor in ein operables Stadium zurückzuführen.

Postoperative Radiotherapie: Diese häufigste Anwendungsform hat als Behandlungsziel die Vernichtung chirurgisch nicht entfernter klinischer oder subklinischer Malignomherde sowohl im Tumorbett als auch im regionären Lymphabflußgebiet. Bei präoperativ negativem, klinischem Staging ist eine alleinige Bestrahlung der Lymphabflußwege möglich; in der Regel sollte aber zumindest eine Staging-Lymphadenektomie erfolgen, um Indikation und Zielvolumen sowie Dosis besser definieren zu können. Auch die Vergleichbarkeit in randomisierten Studien erfordert diese Maßnahme, nicht zuletzt um prognostische Faktoren zu beurteilen, Subgruppen zu definieren und allfällige Therapiekonsequenzen auf jene Entitäten zu beschränken, die davon profitieren sollten. Bei größeren Lymphknotenkonvoluten ist die makroskopische Tumorentfernung häufig therapeutisch indiziert, da größere befallene Lymphknoten meist eine geringere Radiosensibilität aufweisen als vergleichbar große Primärtumoren. Postoperative Zustände nach supraradikalen Eingriffen, z.B. radikale Neck dissection, sind aufgrund der kombinierten Neben- und Nachwirkungen (Fibrosierung etc.) für eine adäquat dosierte Nachbestrahlung schlechter geeignet.

Die Effizienz einer Tumorbestrahlung wird von einer Mehrzahl verschiedener, teilweise gegenläufig wirksamer Komponenten modifiziert.

Strahlenbiologische Faktoren

Wie bereits erwähnt, ist die Relation Tumorzellzahl/Strahlendosis von grundlegender Bedeutung. Abgesehen von einer initialen Abflachung (der sogenannten „Schulter", bedingt durch Reparaturmechanismen in der Zelle) ist in der graphischen Darstellung die Dosis-Wirkungsbeziehung proportional. Dies bedeutet, daß bei ein und derselben klonogenen Zellpopulation gleiche Dosisgrößen, gleich große Zellproportionen sterilisieren. Bei den üblichen fraktionierten Behandlungsmodellen bedeutet dies, daß mit zunehmender Verminderung der Zellzahl die numerische Wirksamkeit der Behandlung abnimmt. Die Dosis-Effektivitätskurve nähert sich asymptotisch der Nullinie.

Die Strahlenwirkung ist nicht selektiv für Tumorzellen sondern betrifft ebenso das Normalgewebe. Die Sensibilität ist in der Regel abhängig von der Proliferationsrate (Gesetz von Tribondeau und Bergondie). Die Fraktionierung in Einzelbestrahlungen hat mehrere biologische Angriffspunkte, die die Strahlenwirkung auf Tumoren im Vergleich zum Effekt auf Normalgewebe verbessern. Wenn Einzelfraktionen in Dosen appliziert werden, deren Effektivität noch durch die unterschiedliche Zellreparatur beeinflußt wird, erhöht sich die Wirkung am Tumor im Vergleich zum gesunden Gewebe. Bei Steigerung der Einzeldosis über die Größenordnung der Reparaturkapazität vermindert sich dieser Effekt. Mit der Wahl der optimalen Einzeldosis wird die therapeutische Treffsicherheit im Verhältnis zur Neben- und Spätwirkung deutlich erhöht. Eine andere wichtige biologische Ursache für die besseren Ansprechraten fraktionierter Bestrahlung ist die Reoxigenierung. Sauerstoffarme Zellen in Tumoren mit schlechter Kapillarversorgung weisen eine höhere Strahlenresistenz auf als euoxische Zellen. Durch wiederholte Strahleneinwirkung kommt es vorerst zur Vernichtung der sauerstoffangereicherten, radiosensiblen Zellen. Die hypoxischen Zellen können dadurch reoxigeniert werden und erreichen eine höhere Strahlenempfindlichkeit. Die Steigerung kann im Vergleich zu anoxischen Zellen den Faktor 3 erreichen. Ein weiterer strahlenbiologischer Vorteil der fraktionierten Therapie ist die Redistribution. Dieses Phänomen ist dann wirksam, wenn sich nicht sämtliche klonogene Tumorzellen im Mitosezyklus befinden, was in der Regel bei den meisten Tumoren, so auch den Karzinomen, der Fall ist. Durch die Aufsplitterung in einzelne Bestrahlungsvorgänge werden Zellen, die sich im Ruhezustand befinden, aktiviert. Sie treten in die Wachstumsfraktion, d. h. den Mitosezyklus, ein und werden dadurch strahlensensibel. Die strahlenempfindlichen Abschnitte des Generationszyklus sind die Mitose selbst, der Übergang G1-S-Phase sowie die G2-Phase [1]. Bei durchschnittlichem Zeitablauf des Zellzyklus von Tumorzellen macht das nur etwa 1/8 der Zyklus-Gesamtzeit aus, sodaß bei statistischer Zufallsverteilung aller Stadien durch eine Einzelbestrahlung ca. 12% der proliferierenden Zellen in einer empfindlichen und der Rest in einer wenig empfindlichen Phase angetroffen werden. Durch mehrfach wiederholte Bestrahlungsvorgänge erhöht sich die Wahrscheinlichkeit, alle Zellen im empfindlichen Zustand letal zu schädigen.

Anstelle des Sauerstoffs können, jedoch mit geringerer Effektivität, zur Radiosensibilisierung von Tumorzellen auch elektroaffine Substanzen angewendet werden. Ein weiterer Verstärkungsmechanismus der Strahlenwirkung, besonders bei hypoxischen Zellen, ist die simultane oder sequentielle, perkutan oder interstitiell angewendete Hyperthermie [2].

Eine physikalische Modifikationsmöglichkeit des biologischen Effektes ist durch Anwendung verschiedener Strahlenqualitäten möglich. In der therapeutischen Praxis werden allgemein locker ionisierende elektromagnetische Wellenstrahlen verwendet, die entweder durch Linear- bzw. Kreisbeschleuniger erzeugt werden, oder aus dem Zerfall radioaktiver Isotopen (Cobalt-60, Cäsium-137) stammen. Außerdem können ultraharte Elektronen mit etwa gleichartiger relativer biologischer Wirksamkeit, aber anderem Tiefendosisverlauf eingesetzt werden. Einen weitaus höheren relativen Effekt haben dicht ionisierende Teilchen, die allerdings in der klinischen Anwendung nur in ausgewählten Forschungszentren zur Verfügung stehen. In der Brachytherapie empfehlen sich Gammastrahlen niedriger Energie (Iridium-192, Jod-125), um die Volums- bzw. Integraldosis niedrig zu halten.

Tumorbiologische Faktoren

Bezüglich Einzel- und Gesamtdosis, Fraktionierungsmodus und Interaktion der verschiedenen strahlentherapeutischen Behandlungsprinzipien, aber auch für die Abstimmung mit Chirurgie und Chemotherapie, sind Staging, Histologie und das Tumorgrading von Bedeutung. Wichtig ist die Definition des Bestrahlungszielvolumens. Es ist abhängig einerseits vom Primärtumorsitz und den dadurch gegebenen lymphogenen Ausbreitungsmustern sowie vom TNM-Stadium [3]. Das Grading ist in der Regel nicht nur ein prognostischer Faktor sondern für die Radiotherapie eine dosismodifizierende Information. Aus vielen Untersuchungen ist bekannt, daß entdifferenzierte Tumoren ein höheres Lokalrezidiv-Risiko aufweisen. Durch eine adäquate Dosiserhöhung kann die Heilungsquote verbessert werden. Außerdem ist bei anaplastischen, mitosereichen Tumoren meist das Metastasierungsrisiko größer, sodaß die adjuvante Anwendung systemischer Therapieformen einen höheren Stellenwert besitzt und das Bestrahlungsvolumen der Lymphabflußgebiete auch bei niedriger Stadienzuordnung großzügiger anzusetzen ist.

Prinzipiell muß bei der Anwendung der Strahlentherapie zur Behandlung orofazialer Malignome zwischen kurativer und palliativer Zielsetzung unterschieden werden. Es ist zu berücksichtigen, daß in Abhängigkeit der zu erwartenden prozentuellen Heilungsrate die Behandlung unter kurativem Aspekt für ein bestimmtes Patientenkollektiv trotzdem nur ein palliatives Resultat ergibt. – Das bedeutet entweder nur vorübergehende klinische Tumorfreiheit und Verzögerung eines Rezidivs oder Tumorpersistenz.

Im Gegensatz dazu muß man primär palliative Problemstellungen und Behandlungsziele differenzieren. Dabei steht die Verbesserung der klinischen Symptomatik im Vordergrund, eine allfällige Sterilisierung von Tumormassen mit maximalen Tumordosen wird nicht angestrebt. Daher ist in der Palliativbehandlung ein individuelles, nicht schematisiertes Vorgehen bezüglich Bestrahlungsmodus, Ausdehnung des Zielgebietes und Dosierung sinnvoll. Allfällige Applikationsformen mit höheren therapiebedingten Risken (z. B. Spätfolgen) können notwendig und ethisch vertretbar sein, wenn ein schnelleres Eintreten der subjektiven Besserung zu erwarten und allfällige Spätkomplikationen für den Patienten aufgrund der fortgeschrittenen Erkrankung zu vernachlässigen sind.

II. Teletherapie

Teletherapie oder perkutane Radiotherapie ist die Bestrahlung von außen, wobei in Abhängigkeit von der Dosisleistung der Strahlenquelle ein möglichst großer Abstand (Fokus-Hautabstand) gegeben sein sollte, um eine bessere Tiefenwirkung zu erzielen. Je paralleler die Strahlen verlaufen, desto geringer ist somit der durch die Divergenz verursachte Dosisabfall in der Tiefe. Als Strahlenarten stehen in der Hochvolttherapie ultraharte Photonen und schnelle Elektronen zur Verfügung, die entweder durch Linearbeschleuniger, oder seltener Kreisbeschleuniger, erzeugt werden. Auch Gammastrahlung (Telekobalt) kann bei der Behandlung orofazialer Malignome angewendet werden, wenn das Zielgebiet nicht zu tief liegt. Die Anwendung von schweren Teilchen ist nur in spezialisierten Forschungszentren möglich und hat diesbezüglich in der Routinetherapie noch keinen Eingang gefunden.

Grundprinzip jeder onkologischen Strahlentherapie ist die möglichst homogene Belastung des anatomisch definierten Zielgebietes, in Abhängigkeit von Tumorausdehnung und Stadium, wobei die Volumsdosis möglichst gering gehalten werden sollte. Zusätzlich werden Gebiete höheren Risikos im Sinne einer „Shrinking field"-Technik kleinvolumig höher ausgelastet. Bei der perkutanen Bestrahlung orofazialer Malignome kommen meist Mehrfeldtechniken zur Anwendung, wobei sich eine zusätzliche Problematik in der Schonung strahlensensibler Organe (Rückenmark, Augenlinse usw.) ergibt. Wichtig ist daher die genaue computerisierte Bestrahlungsplanung und die fehlerfreie Reproduktion des Zielgebietes, da insgesamt in der Regel zwischen 30 und 35 Einzelbestrahlungen verabreicht werden müssen. In der modernen Strahlentherapie wird die Bestrahlungsplanung mit Hilfe bildgebender Verfahren (CT, MRI) und entsprechender Darstellung der Isodosenverteilung im Zielgebiet durchgeführt. Die Reproduktion wird mittels Fixation und Einstellhilfen gewährleistet. Die Technik der Aquaplast-Moulagen zur Fixation hat zusätzlich den Vorteil, daß die zur Reproduktion notwendigen Farbstiftmarkierungen nicht auf der Haut des Patienten sondern auf der Einstellhilfe angebracht werden können (Abb. 1). Die perkutan zu applizierende Gesamtdosis variiert in Abhängigkeit von Tumorstadium und durchgeführter Vorbehandlung. Primär operativ und histologisch radikal entfernte Tumoren, werden adjuvant mit Dosen von 50 bis 55 Gy im ehemaligen Tumorbett sowie im Bereich der regionären Lymphknotenstationen belastet. Konnte histolo-

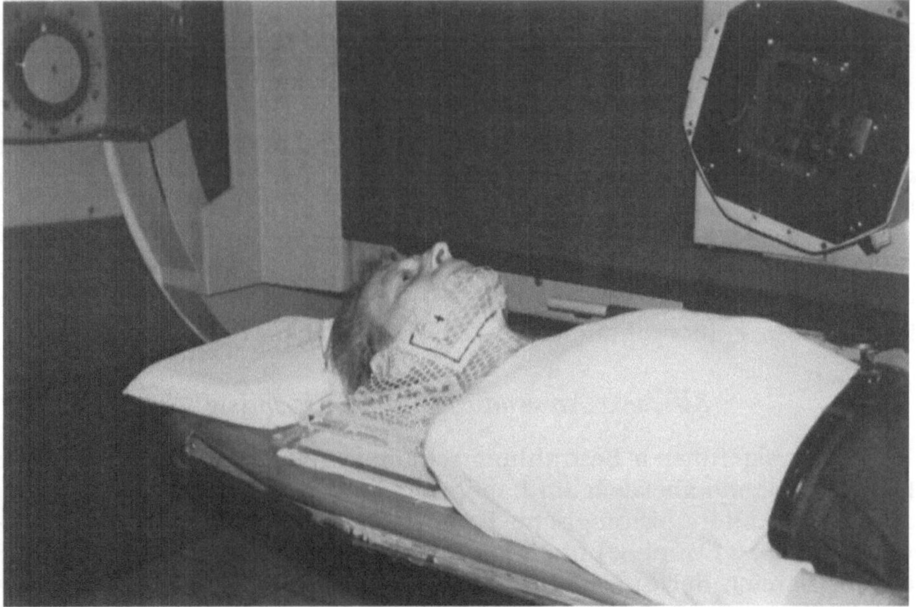

Abb. 1

gisch keine Radikalität erzielt werden, oder handelt es sich um eine primäre Radiotherapie, sind deutlich höhere Dosen (bis zu 75 Gy) zur Tumorkontrolle notwendig, die mittels feldverkleinernder Technik in Form einer
kleinvolumigen Boostbestrahlung appliziert werden.

Bezüglich der Dosis-Zeit-Relation bzw. Fraktionierungsstrategie bieten
sich mehrere Möglichkeiten an. Die übliche Form ist die Einzelfraktionie-
rung von 1,8 bis 2 Gy täglich, kontinuierlich bis zur vorgesehenen Gesamtdosis über einen Zeitraum von 6 bis 7 Wochen durchgeführt. Eine Alterna-
tivform bei stärkerer Schleimhautreaktion stellt das sogenannte „Split
course"-Verfahren dar, wobei 30 bis 40 Gy in erster Serie eingestrahlt werden, und man nach etwa zwei- bis dreiwöchiger Pause die zweite Bestrah-
lungsserie anschließt. Die Gesamtdosis sollte jedoch im Vergleich zu der
ohne Unterbrechung durchgeführten Radiatio dann um etwa 5 Gy höher
liegen. Ein Split course ist häufig notwendig, da viele Patienten mit orofazialen Malignomen den Alkohol- und Nikotinkonsum unter der Behandlung nicht einschränken und infolge dessen weitaus stärkere Schleim-
hautreaktionen auftreten.

Ein modernes Therapiekonzept ist CHART (Continuous Hyperfractionated Accelerated Radiotherapy). Dabei wird in zwei oder drei Sitzungen
pro Tag jeweils eine Einzeldosis von 1,4 bis 1,6 Gy akzeleriert und hyper-
fraktioniert verabreicht, sodaß die Bestrahlung insgesamt nach 14 bis 17
Tagen mit Erreichen einer etwas niedrigeren Gesamtdosis von ca. 55 Gy
beendet ist. Die Erfahrungen der englischen Gruppe unter Saunders [4]
zeigen, daß mit starken Mucositiden auf jeden Fall ab dem 16. Behand-
lungstag zu rechnen ist. So kann aber nach Verabreichen der vorgesehenen Gesamtdosis die intensive Therapie der akuten Schleimhautreaktion
eingeleitet werden.

Weiters gibt es eine Vielzahl von Versuchen und Kombinationsmöglich-
keiten von simultaner oder sequentiell verabreichter Chemotherapie zur
Verbesserung der Behandlungsergebnisse. Die Wirksamkeit der simulta-
nen Radio-Chemotherapie mit 5-Fluorouracil und Mitomycin wird derzeit
in einer Studie (Dobrowsky et al.) mit guten präliminären Resultaten an
der Universitätsklinik für Strahlentherapie Wien erprobt.

Eine zusätzliche Möglichkeit sauerstoffarme Tumoren gegenüber Bestrahlung zu sensibilisieren, steht durch die Verabreichung von elektroaffi-
nen Substanzen (Misonidazol etc.) bzw. durch die homogene Erwärmung
des gesamten Tumorvolumens auf 42 bis 43°C (Hyperthermie) [2].

Klinische Anwendungen und Ergebnisse

Die bisher angeführten Bestrahlungsschemata gelten im wesentlichen für
die im Oropharynxbereich am häufigsten vorkommenden Plattenepithelkarzinome. Andere histologische Tumorformen dieser Region sind Basal-
zellkarzinome, Lymphoepitheliome, embryonale Karzinome, Sarkome
und im Bereich der Speicheldrüsen das Zylindrom. Eine besondere Berücksichtigung bezüglich geänderter Dosierung betrifft die Hodgkin- und
Non-Hodgkin-Lymphome. Hierbei ist die höhere Strahlensensibilität zu

beachten (notwendige Dosis bei „High malignancy" zwischen 40 und 55 Gy, bei „Low malignancy" zwischen 30 und 45 Gy). Zusätzlich ist das unterschiedliche Ausbreitungsmuster dieser Tumoren und die stadienabhängige Kombination mit einer Systembehandlung zu berücksichtigen. Bei alleiniger Bestrahlung im Stadium I und II (ANN-ARBOR Klassifikation) maligner Lymphome wird die „extended field"-Behandlung angewendet, d.h. das Bestrahlungsgebiet reicht jeweils zumindest um eine Lymphknotenregion über das befallene Gebiet hinaus. Bei Kombination mit Polychemotherapie werden nach dem „involved-field"-Prinzip nur die klinisch befallenen Regionen nachbestrahlt.

Der Erfolg der Primärbehandlung ist weitgehend entscheidend für den weiteren Krankheitsverlauf. Prognostisch sehr ungünstig muß das Auftreten eines Lokalrezidivs oder eines regionären Halslymphknotenrezidivs gewertet werden. Fernmetastasen werden bei Karzinomen im „Head- and Neck"-Bereich eher selten beobachtet.

In der Behandlung niedriger Tumorstadien (T1, T2 sowie N0, N1) werden hauptsächlich kombinierte operative und strahlentherapeutische Methoden angewendet. Bei fortgeschrittenen inoperablen Lokalstadien ist eine palliative Tumorverkleinerung mit kombinierten radio-chemotherapeutischen Schemata die Methode der Wahl, mit dem Versuch ein inoperables Zustandsbild eventuell operabel zu gestalten.

Oberkiefer: Die bewährtesten Behandlungen sind operative Entfernung der Tumoren, sowie Abklärung des Lymphknotenstatus mit nachfolgender Bestrahlung, meist in Form von Keilfeldern mit individuellen Abschirmungen zur bestmöglichen Schonung des Auges und des Myelons. Die Dosisaufsättigung im Bereich der Tumorresiduen kann brachytherapeutisch (z.B. Moulage) oder teletherapeutisch (Feldverkleinerung) erfolgen.

Zunge: Die Zunge ist bezüglich der Funktionserhaltung ein besonders kritisches Organ, sodaß hier unbedingt der Versuch unternommen werden sollte, organ- und funktionserhaltend zu operieren. Auch mit primärer Radiotherapie werden, wie in der internationalen Literatur belegt, sehr gute Erfolge erzielt (Tabelle 1). Die vorderen zwei Zungendrittel sind außerdem einer etwaigen Brachycurietherapie gut zugänglich.

Unterkiefer: Die Bestrahlung von Malignomen der Unterkieferregion ist vorzugsweise in alleiniger perkutaner Technik durchzuführen, da aufgrund der ossären Situation eine Endocurietherapie meist technisch schwierig durchführbar ist und zusätzlich mit schweren Komplikationen (Radio-Osteonekrose der Mandibel) verbunden sein kann.

Mundboden: Für die Behandlung von Mundbodenkarzinomen gilt dasselbe wie für die Zunge. Es bestehen günstige strahlentherapeutische Voraussetzungen mit Kombination der Implantation. Die 5-Jahres-Heilungsziffern liegen zwischen 30 und 50%.

Als Nebenwirkungen im bestrahlten Bereich sind vor allem die radiogen induzierte Mucositis (speziell nach akzeleriert hyperfraktionierter Technik) zu nennen, die mit antientzündlicher Behandlung, Vermeidung von Superinfektionen, sowie flankierenden Analgetikamaßnahmen überbrückt werden muß. Radionekrosen des Knochens sind bei der heutigen Bestrahlungstechnik (Hochvolttherapie, Mehrfeldertechnik, Computerplanung) sehr selten zu beobachten. Die Zahnsanierung vor Strahlentherapie ist eine notwendige Voraussetzung um eine etwaige schwer beherrschbare Osteomyelitis durch infizierte Zahnkanäle zu verhindern. Alle beherdeten und devitalen Zähne sollten extrahiert und die gesunden Zähne mit Fluorlack versorgt werden. Die Folgebeschwerden nach Radiotherapie im Orofazialbereich (Xerostomie, Störungen oder Fehlen der Geschmacksempfindung) können, falls irreversibel, nur durch symptomatische Maßnahmen (z.B. synthetischer Speichel) gemildert werden.

III. Brachytherapie

Als Brachy- oder Curietherapie wird eine Kontakt- oder Kurzdistanzbestrahlung bezeichnet, die in der Regel mit umschlossenen Nukliden durchgeführt wird. Definitionsgemäß befinden sich, im Gegensatz zur Teletherapie, die radioaktiven Quellen im Abstand von weniger als 5 cm zum Tumor. Bereits 1901 erfolgte die erste medizinisch-therapeutische Anwendung von Radium bei Hauttumoren durch Danlos und Bloch (Frankreich), 1905 die erste interstitielle Applikation durch Abbe (USA). 1934 fand mit der Entwicklung der künstlichen Radionuklide die Anwendung dieser Elemente Eingang in die medizinische Klinik. 1948 Verwendung von Cobalt-60-Nadeln durch Mayers (USA), 1952 Anwendung von Tantal-182 und Gold-198 durch Sinclair (U.K.). Ab 1958 durch Heschke (USA) Verwendung von Iridium-192, welches auch heute noch das am häufigsten verwendete Radionuklid darstellt.

Mittels brachytherapeutischer Behandlungsstrategien bietet sich die hervorragende Möglichkeit, eine hohe Herddosis in einem kleinen Volumen (Tumor plus Sicherheitszone) zu applizieren. Aufgrund des rapiden und steilen Dosisabfalls um die jeweilige Strahlenquelle erfolgt auf diese Art eine optimale Schonung des umgebenden Normalgewebes. Durch die geringe Volumsdosis und die damit verbundene Beschränkung der hochdosierten Radiatio auf das Risikogebiet, ergibt sich eine Minimierung der radiogen bedingten Nebenwirkungen. Im Rahmen eines kurativen Konzeptes ist man so in der Lage, eventuell aggressivere Systembehandlungen zusätzlich in die Therapiemodalitäten miteinzubeziehen.

Im Rahmen einer individuellen, auf den einzelnen Patienten abgestimmten Behandlungsstrategie ergeben sich für die Endocurietherapie verschiedene Anwendungsgebiete und Einsatzbereiche:

a) als „Boostbestrahlung" („Shrinking field") in Kombination mit perkutaner Radiatio;

b) als alleinige Radiotherapie bei streng lokalisierten kleinen Tumoren mit histologisch negativen, regionären Lymphknoten (T1–T2, N0);
c) als Lokalrezidivtherapie bei nur kurz zurückliegender, hochdosierter perkutaner Strahlenbehandlung. Hierbei häufige Kombination mit adjuvanter Chemotherapie (5-FU, Mitomycin, Cisplatin).

Im klinischen Alltag bei der interdisziplinären onkologischen Behandlung orofazialer Malignome spielt die unter Punkt a) angeführte Einsatzform der Brachycurietherapie sicher die wichtigste Rolle. Die perkutan applizierbare Gesamtherddosis an Hochvoltgeräten ist, wie schon im vorhergehenden Kapitel erwähnt, auf ungefährt 65 bis 70 Gy begrenzt [5]. Eine weitere Steigerung würde das Risiko für das Auftreten schwerer, radiogen bedingter Nebenwirkungen (Osteo-Radionekrose, Haut- und Schleimhautulzerationen und -nekrosen) stark erhöhen. Speziell im Einsatz als Primärtherapie, und hier wiederum bei ausgedehnten, undifferenzierten Tumoren (T3–T4) werden jedoch deutlich höhere Strahlendosen zur Tumorkontrolle benötigt. Die Curietherapie in Form der volumsverkleinernden „Shrinking field"-Technik, bietet sich somit als ideale, risikoadaptierte Kombination zur Erzielung von hohen, lokalen Strahlendosen im Bereich von 75 bis 80 Gy an [6].

Generell stehen heute, abgesehen von weltweit wenigen medizinisch-physikalischen Forschungszentren, zwei Radionuklide in der Behandlung von malignen Kopf-Halstumoren in Verwendung [7]. Das nur selten und meist in Form von permanenten Implantaten in Gebrauch befindliche Jod-125, sowie das derzeit am häufigsten, in Form von temporären Implantationen angewendete Iridium-192.

Im Gegensatz zu den vor 10 bis 15 Jahren üblichen Implantationstechniken und Verfahren wird die an moderne Brachytherapie-Bestrahlungsgeräte gestellte Forderung nach optimalem Strahlenschutz für das Bedienungspersonal, einer Minimierung der Quellengröße, guter Dosisverteilung und auch ausreichendem Behandlungskomfort für den Patienten durch die neuen computergesteuerten Afterloading-Apparate mit Iridium-192 Quellen voll erfüllt. Entsprechend der unterschiedlich hohen Aktivität der Strahlenquelle wird in „high dose rate" (HDR), „medium dose rate" (MDR) und „low dose rate" (LDR) Verfahren unterschieden. Der cytotoxische Effekt von ionisierender Strahlung auf eine Zellpopulation ist immer bei höherer Dosisleistung stärker anzusetzen als bei niedriger. Generell gilt dies sowohl für die Tumorzellen als auch das Normalgewebe.

Bestrahlungen im HDR-Verfahren sollten deswegen, speziell in Anbetracht auf Spätfolgen im gesunden Gewebe, fraktioniert werden, wobei die jeweiligen Einzeldosen 7 Gy nicht überschreiten sollten. Die Fraktionierung hat zusätzlich den Vorteil, eine größere Zahl von Tumorzellen in der strahlensensiblen Mitosephase zu treffen. Bei der LDR-Bestrahlung werden in einer einzigen Applikation Dosen von 50 bis 70 Gy tumorumfassend appliziert [8]. Aufgrund der langen Bestrahlungszeit von mehreren Stunden bis einigen Tagen ist jedoch der Behandlungskomfort für den Patienten bei dieser Methode deutlich eingeschränkt. Andererseits wird gewährleistet, daß weit-

gehend alle Tumorzellen in diesem Bestrahlungszeitraum eine im Zellzyklus
äußerst strahlensensible Phase (frühe S-, G2 und M-Phase) durchlaufen.

Anwendungsbereiche der Curietherapie in der Behandlung orofazialer
Tumoren:

1. *Endokavitäre und Oberflächentherapie:* Hierbei werden in natürliche (z. B.
   Nasennebenhöhlen) oder operativ angelegte (Abb. 2), zur Implantation
   nicht geeignete Regionen, radioaktive Quellen eingebracht. Mittels einer
   individuell für den einzelnen Patienten interdisziplinär angefertigten
   Moulage [Kiefer-Hohlklossprothese (Abb. 3), Epipharynxprothese, etc.]
   wird das Risikogebiet fraktioniert in 3 bis 4 Sitzungen mittels HDR-Verfahren in Ergänzung zur Teletherapie aufgesättigt (Abb. 4).
2. *Interstitielle Therapie:* Diese Behandlungsart wird bei Tumoren in soliden
   Organen mit ausreichendem Gegengewebe zur Implantation (Mundboden, Zunge, Zungengrund, Halslymphknoten) angewendet. Entsprechend einer genau definierten Geometrie werden je nach Tumorausdehnung zwischen 3 und 12 Hohlkanülen aus Stahl oder Kunststoff
   (Außendurchmesser 1,2 bis 1,5 mm) in Lokal- oder Vollnarkose direkt
   in den Tumor oder das Tumorbett implantiert (Abb. 5).

Die wegen des erwünschten, steilen Dosisabfalls und der damit verbundenen, geringen therapeutischen Reichweite ist in der Brachytherapie eine
genaue Definition des Zielvolumens, die räumliche Verteilung des Strahlenquellen zueinander, eine exakte Dosimetrie und eine moderne Bestrahlungsplanung unumgänglich. Bei Verwendung von Schablonen mit fixer
Geometrie (Pariser System, Manchester System, mit Nadelabständen zwischen 10 und 18 mm) kann im praktischen klinischen Gebrauch meist
schon auf Berechnung dieser Dosenverteilungen aus Atlanten zurückgegriffen werden [9]. Zur Bestrahlung irregulärer Volumina ist jedoch eine
aufwendige CT- oder MR-gestützte Bestrahlungsplanung unbedingt erforderlich (Abb. 6). Durch die HDR-Afterloading-Geräte mit computergesteu-
erter Schrittbewegung und der Möglichkeit unterschiedlich langer Ver-
weildauer der Strahlenquellen an den einzelnen Haltepunkten, ist eine
derartige exakte optimierte Dosisverteilung erzielbar. In 2 bis 5 Fraktionen
mit einwöchigen Abständen werden auf diese Weise zwischen 15 und 35 Gy
Gesamtherddosis in dem berechneten Zielvolumen homogen eingestrahlt.
   Durch die in wenigen Minuten verabreichten hohen Strahlendosen,
die operative Manipulation sowie eine eventuell zusätzliche Hyperthermie,
kann es im Anschluß an die Endocurietherapie zum Auftreten von akuten
Strahlenreaktionen, vorwiegend im Sinne einer Ödembildung kommen.
Mittels systemisch verabreichter Antiphlogistika (z. B. Diclophenac) können diese akuten Nebenwirkungen meistens binnen 24 Stunden vollkom-
men zur Rückbildung gebracht werden. Eine gewissenhafte, mehrmals täglich durchgeführte Zahn- und Mundhygiene stellt zusätzlich eine absolute
Notwendigkeit zur Vermeidung von Superinfektionen der Mundhöhle
(Soor etc.) dar.

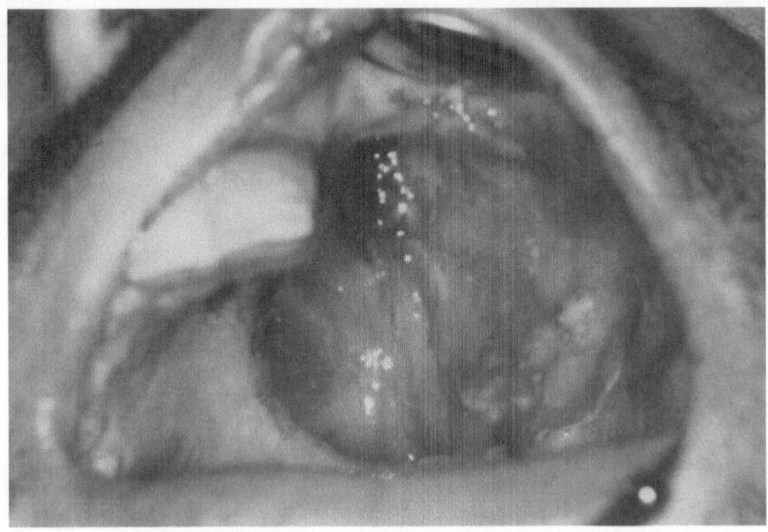

Abb. 2

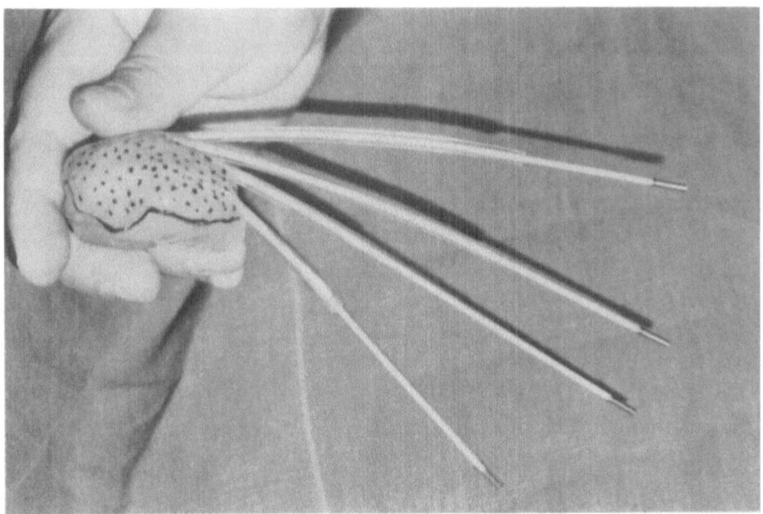

Abb. 3

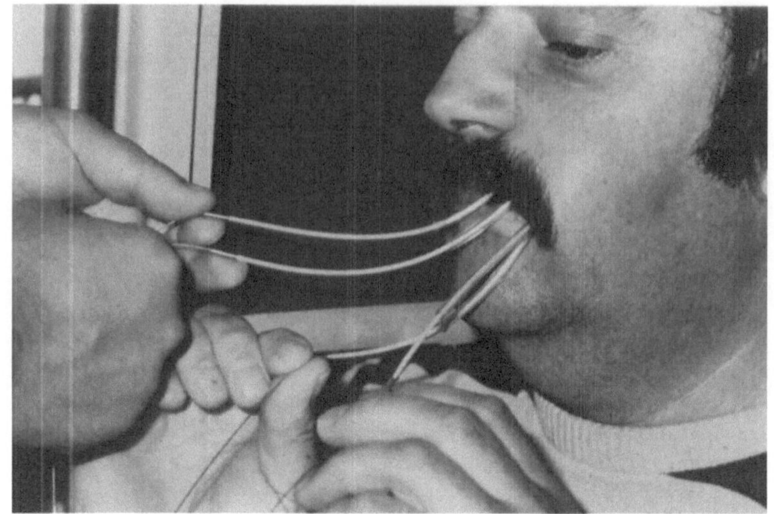

Abb. 4

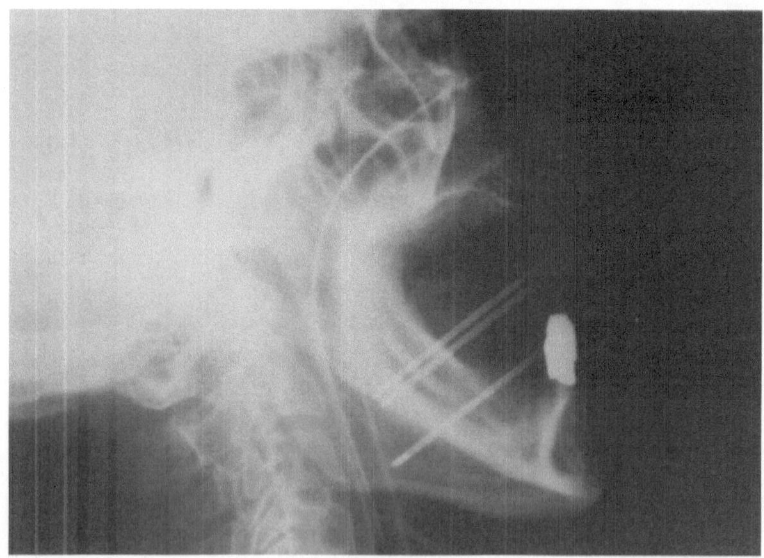

Abb. 5

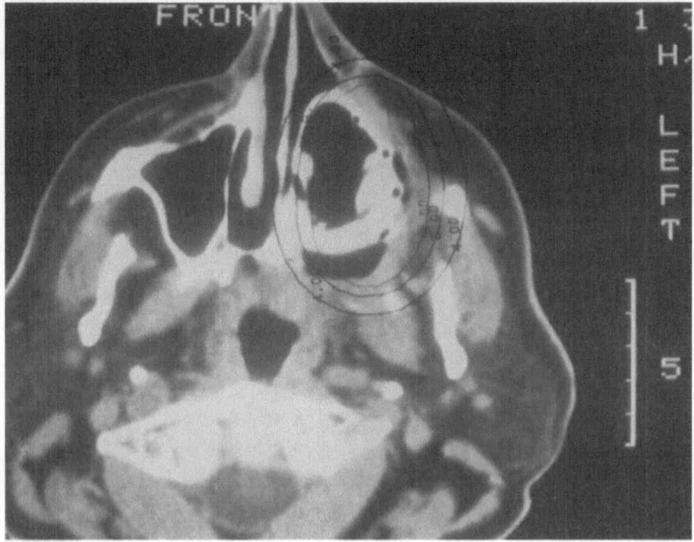

Abb. 6

Die modernen Methoden der Brachytherapie ersparen dem Patienten oft mutilierende und funktionseinschränkende, radikalchirurgische Maßnahmen bei ungünstig lokalisierten Tumoren. Einen hohen Stellenwert hat die Endocurietherapie auch in der multidisziplinären onkologischen Behandlung von T3- und T4-Tumoren. Speziell in Anbetracht der leider niedrigen 5-Jahres-Überlebensrate in diesen Tumorstadien (praktisch unabhängig von der Aggressivität der Behandlung) ist auch die Erhaltung einer möglichst hohen Lebensqualität mit minimalem Organ- und Funktionsverlust, kurzer Hospitalisierung und auch psychischer Rehabilitation, für den Patienten besonders zu berücksichtigen. Alle diese Punkte können durch eine moderne und exakte Brachytherapie meist optimal erzielt werden.

Zusammenfassend ist zu betonen, daß bei der Behandlung der Mundhöhlenkarzinome, unabhängig vom Tumorstadium, insgesamt nur durchschnittliche 5-Jahres-Überlebensraten von 30% erzielt werden. Bei Frühstadien ist jedoch in bis zu 80% eine anhaltende Heilung zu erreichen, wobei auch die primäre Radiotherapie gleichwertige Resultate wie das chirurgische Vorgehen zu liefern imstande ist. Die sauberste Methode bezüglich Tumorstaging, Dokumentation und Therapie, ist die kombinierte radio-chirurgische Behandlung der Frühstadien in Form von Tumorektomie, diagnostischer Lymphadenektomie und nachfolgender adäquater Bestrahlung bei gleichzeitiger Funktionserhaltung. Aufgrund der Multimodalität der Ausbreitungsformen und der komplizierten anatomischen Verhältnisse ist in jedem Fall, bei Einhaltung grundsätzlicher onkologischer Prinzipien, eine individuelle interdisziplinäre Behandlungsstrategie zu entwickeln.

Tabelle 1. Durchschnittliche Fünf-Jahres-Überlebensraten bei Mundhöhlenkarzinomen verschiedener Lokalisation (ohne Berücksichtigung der TNM-Klassifikation) [nach Wannenmacher M (1987) Mundhöhlentumoren. In: Scherer E (Hrsg) Strahlentherapie. Springer, Berlin Heidelberg New York Tokyo, S 492]

Lokalisation/ Autor	Patienten- zahl	Therapie	5-Jahres-Über- lebenszeit (%)
Zungenkörper			
Arnal (1968)	809	OP	19,8
Million und Cassisi (1984)	74	Rad + OP	58
Wang (1983)	117	Rad	41
Decroix und Ghossein (1981)	602	interst. + Rad	48
Oberkiefer			
Koch (1974)	82	OP	33
Gibb und Todd (1972)	162	OP + Rad	26,5
Ash (1962)	133	OP + Rad	34
Mundboden			
Chu und Fletcher (1973)	210	Rad/OP + Rad	56
Gibb und Todd (1972)	243	Rad	24,3
Unterkiefer			
Tayos (1973)	55	OP + Rad	40
Koch (1974)	124	OP + Rad	28,3

Literatur

1. Streffer C (1987) Biologische Grundlagen der Strahlentherapie. In: Scherer E (Hrsg) Strahlentherapie. Springer, Berlin Heidelberg New York Tokyo, S 213–281
2. Seegenschmiedt MH, et al (1990) Primary advanced and local recurrent head and neck tumours: effective management with interstitial thermal radiation therapy. Radiology 176: 267–274
3. Spiessl B, Beahrs OH, Hermanek P, Hutter RV, Scheibe O, Sobin LH, Wagner G (Hrsg) (1990) TNM-Atlas, 2. Aufl. Springer, Berlin Heidelberg New York Tokyo, S 1–55
4. Saunders M, et al (1989) Continuous hyperfractionated accelerated radiotherapy in locally and advanced carcinoma of the head and neck region. Int J Radiat Oncol Biol Phys 17: 1287–1293
5. Puthawala AA, et al (1985) Limited external irradiation and interstitial Ir-192 implant in the treatment of squamous cell carcinoma of the tonsillar region. Int J Radiat Oncol Biol Phys 11: 1595–1602
6. Driver N, Visser A G, Levendag PC (1989) The use of micro selection LDR for flexible catheter implants of head and neck tumours. In: Mould RF (ed) Brachytherapy 2. Nucletron Int BV. Hazel Watson Viney, pp 390–396
7. Goffinet DR (1985) Head and neck brachytherapy emphasizing afterloading removable oropharyngeal implants. In: Chretien P, et al (eds) Head and neck cancer, vol 1. BC Decker, Philadelphia Toronto, pp 359–364
8. Mazeron JJ (1990) Iridium-192 Curietherapy for T1 and T2 epidermoid carcinomas of the floor of mouth. In: ESTRO-taching course on modern brachytherapy, vol II. pp 311–336
9. Dutreix A (1988) Can we compare sysrems for interstitial therapy? Radiother Oncol 13 (2): 127–135

Neoadjuvante Chemotherapie von Kopf-Halskarzinomen

K. Böheim

HNO-Abteilung, A. ö. Krankenhaus St. Pölten, Österreich

Auch bei voller Ausschöpfung moderner chirurgischer und radiotherapeutischer Möglichkeiten sind die Heilungschancen für Patienten mit fortgeschrittenen Kopf-Halsmalignomen gering und liegen zwischen 10% und 30% [1, 2]. Eine Analyse der Rezidive zeigt, daß nicht nur lokale und/oder regionäre Tumorzellpersistenz zum therapeutischen Problem werden, sondern daß mit der verbesserten lokoregionären Beherrschung auch fortgeschrittener Fälle mehr Rezidive in Form von Fernmetastasen assoziiert sind [3]. In dieser Situation könnte der Einsatz einer Chemotherapie als zusätzliche Behandlungsmodalität einen Fortschritt bringen. Wird die Chemotherapie bereits in der initialen Behandlungsphase als sogenannte neoadjuvante Chemotherapie eingesetzt, dann werden in sie zwei kurative Ziele gesetzt:

1. die lokoregionale Tumorzellreduktion zur Vermeidung lokoregionärer Rezidive;
2. die Vernichtung von Fernmikrometastasen, die bei Behandlungsbeginn möglicherweise schon vorhanden sind, zur Verhinderung des Entstehens von definitiven Fernmetastasen.

Gegenwärtig kommen bei neoadjuvanter Chemotherapie fast ausschließlich Zytostatikakombinationen zur Anwendung, die in Form von Therapiezyklen, meist im Abstand von 3 Wochen, verabreicht werden. In den meisten Kombinationen finden sich Zytostatika wie Cisplatin, Methotrexat, Bleomycin, Vincristin oder 5-Fluorouracil. Die gegen Plattenepitheltumoren effektivste Substanz scheint dabei das Cisplatin zu sein. In histologischen Untersuchungen von menschlichen Mundhöhlentumoren, die in nackte Mäuse transplantiert wurden und mit subletalen Dosen von Monosubstanzen behandelt wurden, fanden sich die am ausgeprägtesten regressiven Veränderungen bei Cisplatin-behandelten Tumoren in Form von großen Pseudozysten, in denen reichlich Zelldetritus zu finden war. Diese pseudozystischen Regressionen waren bei Methotrexat-behandelten Tieren weniger ausgeprägt. Bleomycinbehandelte Tumoren zeigten die geringsten regressiven Veränderungen [4].

Die Gesamtremissionquote auf neoadjuvante Chemotherapie liegt – unter Berücksichtigung der Behandlungsergebnisse mit den in der Tabelle 1 angeführten Kombinationen an großen Patientenzahlen – zwischen 70% und 80%. Vollständige Tumorremissionen werden in durchschnittlich 20% erreicht. Die höchsten Remissionquoten werden gegenwärtig für die Kombination einer 24-Stunden-Infusion mit Cisplatin, der eine kontinuierliche 120-Stunden-Infusion mit 5-Fluorouracil folgt, angegeben, wobei nach 3 Zyklen in 90% eine Gesamtremission und in 40% eine Vollremission erreicht werden kann [5].

Faktoren mit Einfluß auf das Ansprechen auf Chemotherapie sind das T-Stadium und die Lokalisation des Primum. Kleinere Tumoren zeigen häufiger eine komplette Remission nach Chemotherapie als Fälle mit großer Tumormasse [6]. Tumoren der Mundhöhle bilden sich häufiger gut zurück als Zungengrundtumoren [7]. Ob der Differenzierungsgrad tatsächlich einen Einfluß auf das Ansprechen hat, wird unterschiedlich bewertet.

Auch nach vollständiger klinischer Remission muß unbedingt eine definitive lokale Behandlung erfolgen, da sonst mit einem Rezidiv innerhalb weniger Monate gerechnet werden muß. Die Patienten müssen deshalb vor Behandlungsbeginn über die gesamte geplante Behandlung aufgeklärt werden. Dies ist auch deshalb wichtig, weil sie unter der Chemotherapie eine rasche Linderung ihrer Schmerzen und eine Besserung ihrer funktionellen Störungen bis hin zur Symptomfreiheit erfahren und deshalb weiteren lokaltherapeutischen Maßnahmen uneinsichtig gegenüberstehen können.

Bei der definitiven Lokalbehandlung müssen unbedingt die ursprünglichen Tumorgrenzen berücksichtigt werden, weshalb eine exakte Dokumentation über Ausdehnung und Infiltrationstiefe vor Behandlungsbeginn erfolgen soll. Die neoadjuvante Chemotherapie kann nämlich nach eigenen Untersuchungen sowohl zu einer radialen Verkleinerung des Tumorvolumens, als auch zu einer Abnahme der Tumorzelldichte ohne we-

Tabelle 1. Remissionsraten bei neoadjuvanter Chemotherapie lokal fortgeschrittener Kopf-Hals-Malignome (Quelle: siehe Literaturangaben zur Tabelle 1)

Kombination	% Gesamtremission	%Vollremission	Anzahl Pat.
Cisplatin 5-Fluorouracil	88	39	241
Cisplatin Vincristin Bleomycin	84	26	127
Cisplatin Methotrexat Bleomycin	74	18	429
Vincristin Bleomycin Methotrexat	73	28	240

sentliche Veränderung der initialen Ausdehnung führen [8]. Auch eine tumornegative Kontrollbiopsie aus dem ursprünglichen Tumorareal ist nicht beweisend für eine vollständige, pathohistologische Tumorregression, da nicht ausgeschlossen werden kann, daß vitale Tumorzellen an anderer Stelle erhalten sind.

Therapieresultate

Der definitive Nachweis, daß eine neoadjuvante Chemotherapie tatsächlich zur Verbesserung der Prognose beiträgt, ist bis dato noch ausständig. In mehreren randomisierten Studien, in denen Ergebnisse nach neoadjuvanter Chemotherapie mit Resultaten nach alleiniger lokaler Therapie verglichen wurden, gibt es bislang keine überzeugenden Unterschiede hinsichtlich der Gesamtüberlebensrate bzw. des rezidivfreien Überlebens [9–14]. Dies mag unter anderem jedoch auch daran liegen, daß in diesen Studien die Patientenanzahl gering und die Patientenstratifizierung inadäquat war, oder die Ansprechquote auf Chemotherapie gering war oder ungenügend aufgeschlüsselt war, oder daß nach der Chemotherapie eine unterschiedliche oder reduzierte Lokaltherapie verabreicht wurde. Solange das Ausmaß der Remission auf Chemotherapie nicht berücksichtigt wird, scheint die neoadjuvante Chemotherapie insgesamt jedoch keine sicheren prognostischen Vorteile zu erzielen. In eindimensionalen Studien, in denen eine genaue Analyse hinsichtlich des Ansprechens auf Chemotherapie erfolgte, wird aber übereinstimmend angeführt, daß zumindest solche Patienten, bei denen eine komplette klinische Remission nach Chemotherapie erreicht wurde, eine deutlich bessere Prognose haben als sogenannte non-responder [6, 15].

Auch in unserem eigenen Krankengut von 103 Patienten mit resezierbaren T3–4, N0–3, M0 Malignomen, welche zwischen 1980–1984 eine neoadjuvante Chemotherapie erhielten, werden solche prognostische Unterschiede bestätigt. Dieses Patientengut, über das wir 1986 berichteten [6], wurde für dieses Referat statistisch überarbeitet (4 Patienten mit Nasennebenhöhlentumoren wurden nicht berücksichtigt). Wir fanden eine signifikante Verminderung der Rezidivrate und der Entstehung von Fernmetastasen sowie eine signifikante Verlängerung der mittleren Gesamtüberlebenszeit, bzw. des mittleren rezidivfreien Überlebens bei kompletten Respondern im Vergleich zu Patienten mit Residualtumor nach Chemotherapie (Tabelle 2). Es bleibt jedoch offen, ob die Patienten mit kompletter Remission nicht a priori eine bessere Prognose haben, zumal die kompletten Remissionen am häufigsten bei kleineren Tumoren erzielt wurden. Bei der Analyse des Ansprechens auf Chemotherapie in Relation zum T-Stadium war in unserem Patientengut das mittlere rezidivfreie Überleben bei T4-Tumoren mit komplettem Ansprechen jedoch noch deutlich besser, als bei T2–3-Tumoren, bei denen nach einer Chemotherapie ein Residualtumor zurückblieb. Damit scheint das Ausmaß der Remission doch eine wesentliche prognostische Einflußgröße darzustellen.

Tabelle 2. Behandlungsergebnisse bei 103 Patienten, welche zwischen 1980–1984 an der HNO-Klinik Innsbruck mit neoadjuvanter Chemotherapie vor der definitiven lokalen Therapie in Form von Resektion und postoperativer Bestrahlung behandelt wurden in Abhängigkeit von der Remission auf Chemotherapie

	Komplette Remission	Residualtumor
Rezidivrate	37%	63%
Fernmetastasen	4%	26%
Mittlere Gesamtüberlebenszeit	54 Monate	29 Monate
Mittleres rezidivfreies Überleben	43 Monate	26 Monate

Zusammenfassung

1. Die neoadjuvante Chemotherapie ist derzeit als eine zusätzliche Maßnahme und nicht als Ersatz zur chirurgischen Resektion oder Radiotherapie von Kopf-Hals-Malignomen zu verstehen.
2. Sie kann rasch zur Schmerzlinderung und Besserung funktioneller Störungen führen.
3. Das Ausmaß der Remission auf neoadjuvante Chemotherapie ist ein guter Parameter für die Prognose des Malignom-Patienten.

Literatur

1. Pera E, Moreno A, Galindo L (1985) Prognostic factors in laryngeal carcinoma. A multifactorial study of 416 cases. Cancer 58: 928–934
2. Richard JM, Sancho-Garnier H, Micheau C, Saravanne D, Cachin Y (1987) Prognostic factors in cervical lymph node metastasis in upper respiratory and digestive tract carcinomas: study of 1713 cases during a 15-year period. Laryngoscope 97: 97–101
3. Vikram B, Strong EW, Shah JT, Spiro R (1984) Failure at distant sites following multimodality treatment for advanced head and neck cancer. Head Neck Surg 6: 730–733
4. Böheim K, Teicher B, Ervin TJ, Shklar G (1986) The effect of chemotherapeutic agents on human oral squamous cell carcinoma transplanted to nude mice: a histologic study. Oral Surg Oral Med Oral Pathol 62: 50–56
5. Jacobs JR, Pajak TF, Kinzie J, Al-Sarraf M, Davis L, Hands GA, Weigensberg I, Leibel S (1987) Induction chemotherapy in advanced head and neck cancer. Arch Otolaryngol 113: 193–197
6. Picker H, Zingerle N, Böheim K, Spoendlin H (1986) The prognostic influence of induction chemotherapy on advanced head and neck carcinoma. Arch Otorhinolaryngol 243: 324–328
7. Böheim K, Böheim C, Rauchegger H (1981) Zytostatische Induktionstherapie mit Cis-Platinum bei Kopf-Halstumoren. Erste klinische Erfahrungen und histologische Untersuchungen. Arch Otorhinolaryngol 233: 31–40
8. Böheim K, Spoendlin H (1983) The effect of chemotherapy in relation to pathohistological tumor grading in head and neck cancer. Arch Otorhinolaryngol 238: 197–204
9. Holoye PY, Grossman TW, Toohill RJ, Kun LJ, Byhardt RW, Duncavage JA, Teplin RW, Ritch PS, Hoffman RG, Malin TC (1985) Randomized study of adjuvant chemotherapy for head and neck cancer. Otolaryngol Head Neck Surg 93: 12–17
10. Taylor SG, Applebaum E, Showel JL, Norusis M, Holinger LD, Hutchinson JC, Murthy AK, Caldarelli DD (1985) A randomized trial of adjuvant chemotherapy in head and neck cancer. J Clin Oncol 3: 672–679

11. Klima A, von Illberg C, Klippenstein T, Szepesi S (1987) Chemotherapie bei fortgeschrittenen Kopf- und Halstumoren. Eine propektive randomisierte Studie zur Unterscheidung der Wirksamkeit einer Chemotherapie allein gegenüber einem chemoradiotherapeutischen Vorgehen. Laryngol Rhinol Otol 66: 205–210
12. Toohill RJ, Duncavage JA, Malin TC, et al (1987) The effects of delay in standard treatment due to induction chemotherapy in two randomized prospective studies. Laryngoscope 97: 407–412
13. Stell PM, Dalby SE, Strickland P, et al (1987) Sequential chemotherapy in advanced head and neck cancer. Clin Radiol 34: 463–467
14. Schuller DE, Wilson H, Hodyson R, et al (1984) Preoperative reductive chemotherapy for Stage III or IV epidermoid carcinoma of the oral cavity, oropharynx, hypopharynx or larynx, phase III (Abstr). A Southwest Oncology Group. International Conference on Head and Neck Cancer, Baltimore, July 1984
15. Ervin TJ, Clark JR, Weichselbaum RR, Fallon BG, Miller D, Fabian RL, Posner MR, Norris CM, Tuttle SA, Schoenfeld DA, Price KN, Frei E III (1987) An analysis of induction and adjuvant chemotherapy in the multidisciplinary treatment of squamous cell carcinoma of the head and neck. J Clin Oncol 5: 10–20

Literatur zur Tabelle 1

Cisplatin-5-Fluorouracil Kombination

Rooney M, Kish J, Jacobs J, et al (1985) Improved complete response rate and survival in advanced head and neck cancer after three-course induction therapy with 120-hour 5-FU infusion and cisplatin. Cancer 55: 1123–1128
Amrein PC, Weitzman SA (1985) Treatment of squamous-cell carcinoma of the head and neck with Cisplatin and 5-Fluorouracil. J Clin Oncol 3: 1632–1639
Dasmahapatra KS, Citrin P, Hill GJ, et al (1985) A prospective evaluation of 5-Fluorouracil plus Cisplatin in advanced squamous-cell cancer of the head and neck. J Clin Oncol 3: 1486–1498
Jacobs JR, Pajak TF, Kinzie J, et al (1987) Induction chemotherapy in advanced head and neck cancer. Arch Otolaryngol Head Neck Surg 113: 193–197
Paterson JCM, Quilty PM (1985) Cisplatin-containing chemotherapy in advanced head and neck cancer. Clin Radiol 36: 607–610

Cisplatin-Vincristin-Bleomycin Kombination

Spaulding MB, Klotch D, Grillo J, et al (1980) Adjuvant chemotherapy in advanced head and neck cancer. Am J Surg 140: 538–542
Jacobs JR, Kish J, Ensley JF, et al (1986) Combined modality therapy utilizing a Cisplatin combination for effective chemotherapy in patients with previously untreated head and neck cancer. Am J Surg 152: 451–455

Cisplatin-Methotrexat-Bleomycin Kombination

O'Donnel MR, Mohr RM, Baxter DH (1985) Early recurrence following induction chemotherapy for stage IV head and neck cancer: rationale for additional therapy. J Surg Oncol 28: 207–208
Ervin TJ, Weichselbaum R, Miller D, et al (1981) Treatment of advanced squamous cell carcinoma of the head and neck with Cisplatin, Bleomycin, and Methotrexate (PBM). Cancer Treat Rep 65: 787–781
Elias EG, Chretien PB, Monnard E, et al (1979) Chemotherapy prior to local therapy in advanced squamous cell carcinoma of the head and neck. Cancer 43: 1025–1031
Coker DD, Don Morris, Elias EG, et al (1982) Head and neck cancer. Relationship of the prechemotherapy serum alkaline phosphatase levels to response rate of induction chemotherapy. Arch Otolaryngol 108: 28–29

Bruntsch U, Hiller T, Wandt H, et al (1985) Primäre Chemotherapie fortgeschrittener Plattenepithelkarzinome im Kopf-Hals-Bereich. Dtsch Med Wochenschr 110: 1889–1892

Picker H, Zingerle N, Böheim K, et al (1986) The prognostic influence of induction chemotherapy on advanced head and neck carcinoma. Arch Otorhinolaryngol 243: 324–328

Adelstein DJ, Hines JD, Sharan VM, et al (1985) Combination chemotherapy prior to definitive local therapy in squamous cell carcinoma of the head and neck. Oncology 42: 80–85

Weichselbaum RR, Clark JR, Miller D, et al (1985) Combined modality treatment of head and neck cancer with Cisplatin, Bleomycin, Methotrexate-Leucovorin chemotherapy. Cancer 55: 2149–2155

Vincristin-Bleomycin-Methotrexat Kombination

Bodemann H, Arnold H, Mann W, et al (1986) Neoadjuvante Chemotherapie bei Kopf-Hals-Karzinomen. Dtsch Med Wochenschr 111: 1097–1100

Weidauer H, Singer R (1981) Ergebnisse einer primären antineoplastischen Chemotherapie bei fortgeschrittenen vorhandenen Plattenepithelkarzinomen im Kopf-Hals-Bereich. Laryngol Rhinol Otol 60: 151–161

Ruffmann R, Seifert R, Ross H, et al (1981) Präoperativ-chemotherapeutische Behandlung bei Plattenepithelkarzinomen im Kopf-Hals-Bereich mit dem V-B-M-Schema. Laryngol Rhinol Otol 60: 271–271

Singer R, Kristen K, Weidauer H, et al (1980) Fünf Jahre Antineoplastische Chemotherapie fortgeschrittener Mundschleimhaut- und Oropharynxkarzinome mit Vincristin Methotrexat (MTX), Bleomycin (BLM) und Nukleosik-Rescue sowie erste Erfahrungen bei Hypopharynxkarzinomen. Dtsch Z Mund Kiefer Gesichtschir 4: 17–22

Intraarterielle Chemotherapie bei Tumoren im maxillo-facialen Bereich

F. Scholz[1], R. Scholz[1], A. Schratter[2] und K. Hollmann[1]

[1] Klinik für Kiefer- und Gesichtschirurgie der Universität Wien und
[2] Universitätsklinik für Strahlentherapie und Strahlenbiologie, Wien, Österreich

Einleitung

In der Literatur werden für die zytostatische Behandlung orofacialer Malignome vor allem Bleomycin, Methotrexat, Cis-Platin, Adriamycin, 5FU und Vincristin in verschiedenen Applikationsformen empfohlen [1, 2, 3, 4].

Bei intraarterieller Anwendung der Zytostatika wird eine höhere Zytostatikakonzentration im primär durchfluteten intraarteriellem Gebiet erreicht, sodaß ein größerer zytotoxischer Effekt erwartet werden kann. Diese Annahme wird durch die homolateral auftretenden lokalen Nebenwirkungen, wie unilaterale Mucositis und unilaterale Alopezie untermauert.

Erstmals beobachteten Klopp und Biermann 1950 [5, 6] einen gesteigerten Effekt bei intraarterieller Verabreichung von mustard nitrogen. Sullivan berichtete 1953 [7] über die erfolgreiche Anwendung der intraarteriellen Chemotherapie bei Kopf-und Halstumoren. Bitter [8] hat dazu die Kombination Methotrexat und Bleomycin empfohlen.

Eine weitere Verbesserung der therapeutischen Ergebnisse (ersichtlich an einer Steigerung der Remissionsrate) kann andererseits durch die Kombination der Methotrexat- und Bleomycingabe mit einer strahlentherapeutischen Behandlung erreicht werden [9].

An der Klinik für Kiefer- und Gesichtschirurgie der Universität Wien wird zur Behandlung primärer Carcinome wenn möglich die radikalchirurgische Behandlung angewendet.

Bei inoperablen Tumoren, oder aber wenn der Patient die chirurgische Therapie ablehnt, wurde von 1973 bis 1986 eine intraarterielle Polychemotherapie mit Methotrexat (MTX) und Bleomycin (BLEO) kombiniert mit einer Strahlentherapie verabreicht.

Patientengut und Methode

Insgesamt haben sich seit 1973 an unserer Klinik 134 Patienten einer intraarteriellen Therapie unterzogen. 114 Patienten mit fortgeschrittenen Tumoren im maxillo-facialen Bereich
wurden zwischen 1973 und 1986 mit 123 zytostatischen Zyklen behandelt.
99 Patienten mit 105 Zyklen erhielten zusätzlich simultan eine Strahlentherapie.
Pro Zyklus wurden täglich stets 25 mg MTX am Morgen und 15 mg Bleomycin am Abend
intraarteriell infundiert. Als Methotrexatantidot wurden 4 × 3 mg Calciumleucoverin i. m.
verabreicht. Grundsätzlich wurde versucht, bei einer Behandlungsdauer von drei Wochen
eine Mindestmenge von 300mg Bleomycin und 500 mg Methotrexat sowie eine Strahlendosis
von 60 Gy zu verabreichen.
Zur Erfolgsbeurteilung wurden die Ansprechrate der Tumoren auf dieses Therapieschema,
die Häufigkeit des Auftretens von Fernmetastasen, sowie das tumorfreie Intervall und die
Überlebenszeit festgehalten.

Ergebnisse

Nachuntersucht wurden jene 99 Patienten (105 intraarterielle zytostatische
Zyklen) mit fortgeschrittenen Plattenepithelcarcinomen im maxillo-facialen Bereich, die eine Polychemotherapie bestehend aus Methotrexat und
Bleomycin kombiniert mit einer Radiatio erhielten. Das Durchschnittsalter
zu Therapiebeginn betrug 58 Jahre. 71 Patienten waren männlich und 28
weiblich. Eine Prädisposition beziehungsweise eine familiäre Tumor-
anamnese wurde bei 34 Patienten registriert.

Die minimale Beobachtungszeit beträgt 24 Monate. Zu Beginn der
Therapie waren 82 Patienten nicht vorbehandelt, 13 Patienten wurden vorbestrahlt, zwei Patienten waren bereits chirurgisch und zwei Patienten zytostatisch behandelt.

92 Patienten wurden als T4 oder T3 klassifiziert (Tabelle 1). Lymphknotenmetastasen wurden bei 20 Patienten und Osteodestruktion bei 66
Patienten beobachtet.

Die histologische prätherapeutische Untersuchung der Probeexcisionen ergab bei neun Patienten grading 1, 1–2 bei 30 Patienten, 2 bei 13
Patienten, 2–3 bei 9 Patienten und ein grading von 3 bei 21 Patienten.
Nicht beurteilt wurde das grading bei 17 Patienten. Die Daten der Patienten mit kompletter Regression (klinisch nicht mehr nachweisbarer Tumor)

Tabelle 1. TNM-Einteilung (Pat.: n = 99)

TNM	Patienten-Anzahl
T4N0M0	63
T4N1M0	12
T4N2M0	6
T3N0M0	11
T2N0M0	5
T2N1M0	2

wurden der Gruppe der Patienten ohne Regression gegenübergestellt in der Meinung, daß bei beiden extremen Gruppen allfällige Unterschiede der Werte am ehesten zum Vorschein kommen würden.

Eine komplette Remission wurde bei 26 Patienten mit 28 Zyklen und keine Tumorregression bei 31 Patienten mit 33 Zyklen beobachtet (Tabelle 2).

Die durchschnittlich verabreichte Zytostatikadosis pro Zyklus betrug für MTX bei der Gruppe mit kompletter Regression 467 mg (max. 775 mg, min. 95 mg) und bei der Gruppe ohne Regression 510 mg (max. 1125 mg, min. 175 mg). Die durchschnittlich verabreichte Bleomycindosis pro Zyklus betrug für die Gruppe mit kompletter Regression 298 mg (max. 450 mg, min. 120 mg) und für die Gruppe ohne Regression 273 mg (max. 495 mg, min. 45 mg).

Durchschnittlich wurden pro Zyklus bei Patienten mit kompletter Remission 68 Gy (max. 127 Gy, min. 10 Gy) und 41 Gy (max. 108 Gy, min. 8 Gy) bei Patienten ohne Tumorregression verabreicht (Tabelle 3).

Tabelle 2. Ansprechen des Tumors auf die kombinierte Therapie
(Zyk.: n = 105, Pat.: n = 99)

	Zyk.	Pat.
CR	28	26
PR	44	42
NT	33	31

CR komplette Regression; *PR* partielle Tumorregression; *NR* keine Tumorregression; *Zyk* zytostatischer Zyklus

Tabelle 3. Verabreichte Zytostatika und Strahlendosis pro Zyklus
(Zyklen: n = 105)

Patienten (n = 26) mit kompletter Regression (Zyklen n = 28)

	Ø	Min.	Max.
BLEO	298	120	450
MTX	467	95	775
GY	68	10	127

Patienten (n = 31) ohne Tumorregression (Zyklen n = 33)

	Ø	Min.	Max.
BLEO	273	45	495
MTX	510	175	1121
GY	41	8	108

F. Scholz et al.

Tabelle 4. Posttherapeutische Überlebenszeit (Pat.: n = 99)

< 9 Wochen	n = 19	
> 9 Wochen	n = 80	100%
> 1 Jahr	n = 32	40%
> 3 Jahre	n = 12	15%
> 5 Jahre	n = 6	8%

Bei jenen 13 bereits vorbestrahlten Patienten betrug die durchschnittlich pro Zyklus applizierte Strahlendosis 46 Gy (max. 90 Gy, min. 18 Gy).

Das remissionsfreie Intervall betrug für die Patientengruppe mit kompletter Tumorregression im Durchschnitt 26 Monate, wobei ein Patient bereits 120 Monate tumorfrei ist.

Bei insgesamt 14 Patienten kam es während des posttherapeutischen Beobachtungszeitraumes zum Auftreten von Fernmetastasen: zwei Patienten (8%) aus der Gruppe mit kompletter Remission und sechs Patienten (19%) aus der Gruppe ohne Tumorregression.

Fünf Jahre nach Therapieende lebten noch sechs Patienten, länger als drei Jahre 12 Patienten, mehr als ein Jahr 32 Patienten und 80 Patienten lebten länger als neun Wochen. 19 Patienten verstarben innerhalb von neun Wochen nach Therapieende (Tabelle 4).

Die mittlere Überlebenszeit betrug für jene Patienten (n = 80), die mehr als neun Wochen nach Therapieende lebten, 20 Monate.

Diskussion

Auffallend ist ganz allgemein, daß zwar die jeweils durchschnittlich verabreichte Zytostatikadosis sich in beiden Gruppen nicht wesentlich unterschied, jedoch die applizierte Strahlendosis in der Gruppe mit kompletter Tumorregression um 50% höher war als bei der Gruppe ohne Tumorregression.

Die kombinierte Therapie zeigt wohl einerseits eine überaus hohe Ansprechrate (von 70% der Zyklen), andererseits aber eine relativ geringe Dauerwirkung, die sich nicht entsprechend in der beobachteten Überlebenszeit von durchschnittlich 20 Monaten manifestiert.

Erwähnenswert erscheint es auch, daß sich lange Remissionszeiten mit einem tumorfreien Intervall von durchschnittlich 26 Monaten bei jenen Patienten mit kompletter Regression zeigten.

Für die Beurteilung der vorliegenden Ergebnisse, wie die hohe Ansprechrate und die Überlebenszeit muß berücksichtigt werden, daß die infausten Fälle überrepräsentiert sind.

Wenn sich auch bisher, nicht vorhersehbar, erstaunlich erscheinende Behandlungserfolge einstellen, muß doch die Behandlung von Malignomen im maxillo-facialen Bereich als unbefriedigend bezeichnet werden.

Literatur

1. Schuller DE, Wilson HE, Smith RE,. Bately F, James AD (1983) Präoperative reductive chemotherapy for locally advances carcinoma of the oral cavity, oropharynx and hypopharynx. Cancer 51: 15–19
2. Decker DA, Drelichman A, Jacobs J, Hoschner J, Kinzie J, Loh JJK, Weaver A, Al-Sarraf M (1983) Adjuvant chemotherapy with cis-diamminochloroplatinum II and 120-hour infusion 5-Fluoracil in stage III and IV squamosa cell carcinoma of the head and neck. Cancer 51: 1353–1355
3. Mead GM, Jacobs C (1982) Changing role of chemotherapy in treatment of head and neck cancer. Am J Med 73: 582–595
4. Al-Sarraf M (1988) Head and neck cancer: chemotherapy concepts. Semin Oncol 15: 70–85
5. Klopp CT, Alford TC, Bateman J, Berry GN, Wipship P (1950) Fractionated intra-arterial cancer chemotherapy with methyl-bis-amin-hydrochloride; preliminary report. Ann Surg 132: 811–832
6. Biermann HR, Kelly KJ, Dod KS, Bryon RL (1951) Studies on the blood supply of tumors in man. Cancer Inst 12: 886–887
7. Sullivan RD, Jones R Jr, Schnabel TG Jr, Shorey J (1953) The treatment of human cancer with intraarterial nitrogen mustard utilising a simplified catheter technique. Cancer 6: 121–134
8. Bitter K (1973) Erste Ergebnisse der zytostatischen Behandlung von Plattenephitelcarcinomen der Mundhöhle mit einer Kombination von Methotrexat und Bleomycin. Dtsch Zahn Mund Kieferheilk 60: 81
9. Platz H, Garantziotis J (1979) Zur Überlebenszeit von inoperablen Karzinomen im Mundhöhlen- und Kieferbereich nach kombinierter Behandlung mit Bleomycin, Methotrexat und Colbat 60. Dtsch Zahn Mund Kiefer Gesichtschir 3: 55–63

Palliative Chemotherapie bei Karzinomen des Kopf-Halsbereiches

A. Scherlacher und **R. Jakse**

Universitäts-HNO-Klinik, Graz, Österreich

Trotz großer Bemühungen um die Entwicklung und Verbesserung von diagnostischen Methoden und Behandlungsstrategien ist bisher kein entscheidender, die Heilungsraten betreffender, Durchbruch gelungen. Die relativ hohe Inzidenz insanabler, ausgedehnter, aber auch rezidivierender Neoplasmen des Kopf-Halsbereiches macht die Indikation zum palliativen Einsatz der zytostatischen Chemotherapie ebenso notwendig wie unumstritten. Definiertes Ziel einer antineoplastischen Behandlung ist die Tumorreduktion, die zum palliativen Therapieerfolg, der Verbesserung der Lebensqualität, führen soll. Dies soll durch vollständige oder zumindest teilweise Wiederherstellung beeinträchtigter Funktionen wie Atmung, Schluckakt und Sprache, aber auch durch Beseitigung bzw. Verminderung von Schmerz und entstellenden Krankheitszeichen (Ulcus, Lymphödem) erreicht werden. Belastung und Risiko für den Patienten sollten in einem zumutbaren, wohlabgewogenen Verhältnis zum therapeutischen Nutzen stehen.

Eine Vielzahl von Publikationen gibt aufgrund äußerst unterschiedlicher teilweise widersprüchlich erscheinender Resultate keine klare Antwort, wie diese Forderungen am besten zu erfüllen sind. In einem bezüglich Tumorausdehnung, Leistungszustand, Vorbehandlung und anderen Faktoren oft sehr inhomogen zusammengesetzten Krankengut wird die Remissionsrate häufig fälschlicherweise als Konklusion des Behandlungsprotokolls interpretiert. Das Remissionsergebnis zytostatisch behandelter Patientenkollektive stellt die Beziehung – Patient, Tumor, Therapie und behandelnde Institution – dar, und ist also Resultierende einer Reihe von variablen, teilweise der subjektiven Beurteilung unterliegenden Faktoren. Einheitlich dagegen ist nur die Angabe kurzer Remissionsdauer und des geringen Anteils an kompletten Remissionen (CR), der zumeist unter einem Drittel der Remissionsrate (RR) liegt. Bezüglich der Wirksamkeit der Monosubstanzen: Cisplatin (CDDP), Methotrexat (MTX), Bleomycin

(BLM) und 5-Fluorouracil (5-FU) beim Plattenepithelkarzinom bestehen ebenfalls kaum Zweifel.

Einige randomisierte Studien haben eine Überlegenheit der Polychemotherapie gegenüber der Monotherapie auf Kosten höherer Toxizität gezeigt.

Die Unkenntnis vieler, den Chemotherapieeffekt betreffenden, prognostischen Faktoren, vor allem aber die Nichtberücksichtigung bekannter (Tumorstadium, Vorbehandlung) und möglicher (Leistungszustand, Lokalisation, Radio- und Chemotherapieresistenz) Einflußgrößen bei der Patientenselektion und Darstellung von Studienergebnissen läßt Rückschlüsse auf die therapeutische Effizienz eines Regimes kaum zu. Daher sollten palliativ behandelte Kollektive hinsichtlich ihrer unterschiedlichen Ausgangsposition und Erfolgsaussicht auch getrennt dargestellt werden:

1. Inoperable, primär unbehandelte Neoplasien mit weit fortgeschrittener lokalregionärer Ausdehnung
Diese Gruppe ist durch relativ hohe RR (35–93%) gekennzeichnet und durch die größte Chance mittels nachfolgender Lokalbehandlung eine Steigerung oder Erhaltung des Therapieeffektes zu erreichen.

2. Disseminierte Erkrankungsstadien +/– lokalregionäre (Rezidiv)-malignome
In dieser Gruppe ist die Erfolgsaussicht am geringsten, die Indikation zur palliativen Chemotherapie ist durch den Lokal/Lymphknotentumor gegeben, während sie bei alleinigem Vorliegen von Fernmetastasen nur selten gerechtfertigt erscheint.

3. Lokal vorbehandelte Rezidivtumore
Patienten in diesem Erkrankungstadium stellen wohl die Kerngruppe für eine palliativ-zytostatische Therapie dar. Die Wahrscheinlichkeit eines Behandlungserfolges ist deutlich geringer als bei primär unbehandelten Patienten, bedingt durch morphologische und tumorbiologische Veränderungen nach vorausgegangener Chirurgie und/oder Strahlentherapie (Tabelle 1). Bei „kurzem" Rezidivintervall, also zumeist persistierenden Malignomen nach Versagen der Primärbehandlung ist die Annahme einer besonders schlechten Prognose gerechtfertigt. Die Chemotherapie ist bei diesem Krankengut, mangels effizienter Alternativen, zumeist eine „Ultima Ratio". Möglichkeiten und Grenzen dieser Behandlungsmodalität, die nur in dieser Indikation als Einzelmaßnahme vertretbar ist, und ihre Bedeutung für den Krankheitsverlauf sind in diesem Kollektiv am unmittelbarsten zu verfolgen. An der Grazer HNO-Klinik wurden in den Jahren 1981 bis 1988 die Chemotherapieprotokolle Adriamycin (ADM)/CDDP, MTX/5-FU, CDDP/5-FU und als Zweitlinienregime CDDP/BLM bei ausschließlich vorbehandelten Patienten mit Plattenepithelkarzinomen geprüft (Tabelle 2).

Die Gesamtergebnisse zeigten keine signifikante Überlegenheit eines Regimes. Die RR von 40% bei MTX/5-FU, 35% bei CDDP/5-FU und 28% bei ADM/CDDP wurde allerdings nicht bei äquivalenter Verteilung der

Tabelle 1. Chemotherapie bei Rezidivtumoren

Studie	Regime	CR%	RR%
Kish	CDDP/5-FU	22	72
Rowland	CDDP/5-FU	17	60
Creagan	CDDP/5-FU	–	25
Jacobs	CDDP/MTX	18	33
Espana	CDDP/BLM/MTX	–	19
Schröder	CDDP/BLM	–	50
	VDS/MTX	–	14
Vogl	MTX/BLM/CDDP	16	48
Drelichman	VCR/BLM/MTX	11	40
Pitman	MTX/5-FU	13	65
Jacobs	MTX/5-FU	6	12
Dimery	MTX/5-FU/CDDP	9	45
Huang	BLM/MTX/VDS/CCNU	3	50

Tabelle 2. Palliative Chemotherapie Graz 1981–1988

Regime	Stad. II/III		Stad. IV	
	CR%	RR%	CR%	RR%
ADM/CDDP	10	30	–	22
MTX/5-FU	33	76	–	17
CDDP/5-FU	–	100	–	19
CDDP/BLM*	–	31	–	7

*Nur Zweitlinien-Protokoll

prognostisch wichtigen Tumorstadien erzielt, da in der CDDP/5-FU-Gruppe nur 2 Patienten im Stadium II waren. Daher ist nur der Vergleich des Therapieerfolges im Stadium IV, wo fast idente Resultate erreicht wurden, zulässig. Diese Darstellung soll nicht zuletzt auch demonstrieren, welch bedeutenden Einfluß die Konstellation des Krankengutes auf das Gesamtergebnis hat, und wie gering die Aussage desselben ohne exakte Angabe des Erfolgskollektives ist. Auffällig war bei ausgedehnten Rezidivtumoren auch das Fehlen von CR, besonders schlecht sprachen N2–3 Lymphknotenmetastasen auf die zytostatische Behandlung an.

Mit einem CDDP/BLM-Regime wurde eine Zweitlinientherapie durchgeführt. CR konnten nicht mehr erreicht werden, der Erfolg war signifikant schlechter.

Während bei Karzinomen geringerer Ausdehnung der Erfolg (RR = 31%) diese Maßnahme berechtigt erscheinen ließ, konnte bei Rezidiven des Stadiums IV keine nennenswerte Remission mehr erreicht werden. Gerade jenen Kranken mit der ungünstigsten Ausgangslage, aber gleichzeitig größten Bedarf an Palliation konnte damit keine Hilfe geboten werden.

Ebenso geringe Erfolge erreichten wir bei Patienten mit lokal-regionären Rezidivtumoren und Fernmetastasen. Wir konnten in keinem einzigen Fall eine Response eines disseminierten Erkrankungsherdes beobachten, und insgesamt nur 1 PR/15 erreichen.

Die subjektiven Nebenwirkungen waren bei CDDP-Protokollen deutlicher und regelmäßiger vorhanden als bei MTX/5-FU. Von den objektiven Toxizitätserscheinungen war die Myelosuppression insgesamt am schwerwiegendsten, sie führte bei 3 von derzeit insgesamt 130 behandelten Patienten zum sepsisbedingten Exitus. Im Rahmen der Zweitlinienbehandlung waren keine gravierenden Toxizitätsfolgen vorgekommen.

Die zytostatische Chemotherapie hat sich bisher als geeignet erwiesen, palliative Behandlungsziele bei Kopf-Halstumoren zu erreichen. Der Erfolg scheint aber in hohem Maße vom Tumorvolumen, aber auch von anderen Faktoren, wie Leistungszustand, Lokalisation, Art der Vorbehandlung und der Resistenz gegenüber Radiotherapie abzuhängen. Die Remission (CR, PR) identifiziert ein Kollektiv mit günstiger Prognose, bei dem auch weitere zytostatische Maßnahmen gerechtfertigt sind. Bei wiederholtem Erfolg erscheint auch eine Lebensverlängerung als erwünschter Begleiteffekt einer Palliativbehandlung möglich zu sein. Andererseits sind die Erfolge gerade bei Kranken, die infolge großer Tumorausdehnung besonders der Palliation bedürfen, sehr begrenzt. Die Bewertung der Effektivität dieser Behandlungsmodalität hat sich vermehrt an diesem Kollektiv zu orientieren, um die Grenzen dieser Therapie besser zu erkennen.

Die Retinoidbehandlung von Larynxpräkanzerosen

H. Picker, N. Zingerle und **E. Bichler**

Universitäts-HNO-Klinik Innsbruck, Österreich

Einleitung

Larynxpräkanzerosen zeigen klinisch oft ein einheitliches Bild im Sinne von Epithelverdickungen, grau-weißlichen Flecken mit fehlender Oberflächengefäßzeichnung und werden im klinischen Alltag üblicherweise als Larynxpachydermien bezeichnet. Histologisch können diesem Bild aber ganz unterschiedliche Befunde zu Grunde liegen, von den relativ harmlosen Epithelhyperplasien oder pathologischer Verhornung bis zu Zell-Dysplasie-Formen aller Schweregrade und zum Carcinoma in situ.

Nachdem auch ein invasives Karzinom indirekt laryngoskopisch als Larynxpachydermie imponieren kann, ist in den allermeisten Fällen eine bioptische Differenzierung des Befundes einer Larynxpachydermie angezeigt [5, 6].

Für histologisch gutartige Läsionen steht seit mehreren Jahren neben den üblichen konservativen Therapiemaßnahmen aromatisches Retinoid (Etretinat) zur Verfügung. Dieses ist ein wenig toxisches Derivat der Vitamin A -Säure, das oral eingenommen werden kann und sich vorerst in der Dermatologie als Medikament gegen Psoriasis und andere Verhornungsstörungen bewährt hat [3, 4].

Seit 1979 verwenden wir an der Innsbrucker HNO-Klinik Etretinat bei histologisch benignen Formen von Larynxpachydermien [1, 2].

Material und Methode

Wir haben 65 Patienten (60 Männer, 5 Frauen, Durchschnittsalter 54 Jahre) mit Larynxpachydermien, die mit aromatischen Retinoid (Etretinat) behandelt wurden, untersucht. Prätherapeutisch wurde bei allen Patienten eine Mikrolaryngoskopie mit Biopsieentnahme durchgeführt, wobei sich histologisch in 30 Fällen eine Hyperkeratose ohne Zell- oder Schichtungsstörungen und in 35 Fällen Hyperkeratose bei Dysplasien unterschiedlichen Schweregrades fand. Die Patienten erhielten während einer Behandlungsdauer von 2–6 Wochen eine Etretinatdosis von 0,5–1,0 mg/kg Körpergewicht, verteilt auf 3 Einzeldosen pro Tag.

Ergebnisse

48 Patienten (= 74%) zeigten ein komplettes Abheilen der Pachydermien, 12 Patienten (= 18%) eine Besserung und bei 5 Patienten (= 8%) wurde keine Änderung des Ausgangsbefundes festgestellt. Bei 10 Patienten traten durchschnittlich 6 Monate nach Therapiebeginn Rezidive auf, die aber wiederum erfolgreich mit Etretinat behandelt werden konnten.

Nebenwirkungen waren mit Ausnahme der fast obligat auftretenden Lippentrockenheit selten, insbesondere traten keine Beeinträchtigungen der Leber- oder Nierenfunktionsparameter auf.

Etretinat ist wegen möglicher Teratogenität kontraindiziert bei gebärfähigen Frauen, bei denen eine Schwangerschaft nicht sicher ausgeschlossen werden kann und sein Einsatz ist unserer Meinung nach bei fortgesetztem Nikotinabusus nicht angezeigt.

Von großer Bedeutung ist in jedem Fall eine exakte und vorerst engmaschige Nachkontrolle der Patienten. Diese muß bei schlechter indirekter Untersuchbarkeit oder bei Verdacht auf Erkrankungsprogredienz in Narkose durchgeführt werden, um die evtl. Entwicklung eines invasiven Karzinoms möglichst frühzeitig erkennen und entsprechend konsequent behandeln zu können.

Konklusion

An der Innsbrucker HNO-Klinik wird aromatisches Retinoid (Etretinat) seit 1979 eingesetzt und ist jetzt fester Bestandteil in der klinischen Routinebehandlung von histologisch benignen Larynxpachydermien geworden. Besonders vorteilhaft ist dabei der hohe Prozentsatz an Therapieerfolgen, die geringe Nebenwirkungsrate und die Möglichkeit, das Medikament auch bei Rezidivpatienten mit gutem Erfolg einsetzen zu können.

Literatur

1. Bichler E, Spoendlin H (1979) Behandlung von Larynxpachydermien mit aromatischem Retinoid. Arch Otorhinolaryngol 225: 9
2. Bichler E, Daxenbichler G (1982) Retinoid-binding protein in human squamous cell carcinomas of the ORL region. Cancer 49: 619–622
3. Elias PM, Williams ML (1981) Retinoids, cancer and the skin. Arch Dermatol 117: 160–180
4. Lotan R (1980) Effects of vitamin A and its analogs (retinoids) on normal and neoplastic cells. Biochem Biophys Acta 605: 33–91
5. Bichler E, Mikuz G, Zingerle N (1985) A comment on laryngeal cytology. Arch Otorhinolaryngol 241: 209–211
6. Lehmann W, Pidoux JM, Widmann JJ (1981) Larynx. In: Fanceschinis R, Lualdi P (eds) Microlaryngoscopy and histopathology. Inpharzam Medical Publications, Cadempino, Switzerland

Immundiagnostik und Immuntherapie bei Kopf-Hals-Malignomen

M. Micksche[1] und K. Vinzenz[2]

[1] Institut für Angewandte und Experimentelle Onkologie der Universität Wien und
[2] Abteilung für Kiefer- und Gesichtschirurgie, Evangelisches Krankenhaus Wien–Währing,
Wien, Österreich

I. Einleitung

Bereits Paul Ehrlich hat zu Beginn dieses Jahrhunderts die Hypothese aufgestellt, daß körpereigene Abwehrstoffe an Krebsabwehrreaktionen beteiligt sind. Diese Hypothese, die später als Immunosurveillance-Theorie von Thomas und Burnet neu definiert wurde, besagt, daß Tumorzellen durch die Expression von Tumor-assoziierten Antigenen vom Immunsystem als „fremd" erkannt und durch zytotoxische Immunreaktionen aus dem Organismus eliminiert werden [1, 2].

In den letzten Jahren wurde die Bedeutung zellulärer Immunphänomene bei Krebsabwehrreaktionen mehrfach dokumentiert. So konnte nachgewiesen werden, daß Tumorpatienten eine zelluläre tumorspezifische (?) Immunität aufweisen, die gegen Antigene an der Tumorzelle, die sogenannten Tumor-assoziierten Antigene (TAA), gerichtet ist. Diese zellulären Immunreaktionen können zur Lyse von Tumorzellen führen und in vitro und wahrscheinlich auch in vivo zur Tumorzellwachstumshemmung beitragen [3]. Weiters werden auch Antikörper in Antwort auf TAA gebildet, die ebenfalls Tumorzellen lysieren können. Diese Antikörper sind im Serum von Krebspatienten nachzuweisen.

Diese spezifischen Immunphänomene und auch die generelle Immunkompetenz kann mit Labormethoden beim Krebspatienten aus Blutproben bestimmt werden. Keiner dieser Tests ist jedoch zur Zeit für Krebsdiagnostik geeignet. Durch Methoden der Immundiagnostik können aber wesentliche Aussagen über die Biologie der Krebserkrankung der einzelnen Patienten getroffen werden [4].

So ist es möglich, durch Bestimmung der spezifischen Immunität eine Information bezüglich der Abwehrreaktion des Patienten gegenüber seinem eigenen Tumor erhalten, d. h. man prüft, inwieweit der Patient Lymphozyten oder Antikörper besitzt, die zytotoxisch auf autologe Tumorzellen wirken [4].

Eine wesentliche Bedeutung für die Prognose der Erkrankung hat auch der Nachweis einer intakten oder veränderten Immunkompetenz beim Krebspatienten. Durch verschiedenste Untersuchungsmethoden war nachgewiesen worden, daß mit oder durch Progression der Tumorerkrankung die zellulären Immunreaktionen vermindert bzw. verändert sind [5].

In der vorliegenden Übersicht werden Methoden zur Erfassung der Immunbiologie der Tumoren der Kopf-Halsregion besprochen und ihre Bedeutung für die Klinik dargestellt. Der Nachweis von Tumor-assoziierten Antigenen, deren Bedeutung als Tumormarker, der Nachweis einer spezifischen Antitumorimmunität und auch einer Veränderung der Immunkompetenz bei Krebspatienten wird abgehandelt. Ebenso wird der derzeitige Stand der Immuntherapie am Beispiel der Kopf-Halstumoren dokumentiert und Aspekte für die Zukunft aufgezeigt.

II. Nachweis von Tumor-assoziierten Antigenen

Aus tierexperimentellen Untersuchungen war schon lange bekannt, daß an Tumorzellen Membranveränderungen vorkommen (Expression von TAA), die sich von den Zellen des Ursprungsgewebes unterscheiden und im Organismus eine immunologische Reaktion auslösen können [6]. Beim Menschen ist es in den letzten Jahren mehrfach gelungen, TAA zu identifizieren und sie an Tumorzellen, im Serum und in Körperflüssigkeiten nachzuweisen. TAA können als Tumormarker daher von großer Bedeutung für die Klinik sein. Ein idealer Tumormarker läßt eine Aussage über Aktivität des Krankheitsgeschehens zu und korreliert mit Tumorstadium und Therapieergebnissen (Abfall der Aktivität bei Remission und Anstieg bei Rezidiv).

1. Onkofötale Antigene

Diese Gruppe von TAA ist dadurch gekennzeichnet, daß sie zunächst im fötalen Gewebe vorhanden sind, in adulten Organen aber nicht mehr, oder nur mehr in Spuren, nachweisbar sind. Durch die maligne Transformation werden onko-fötale Antigene wieder reexprimiert und sind, da sie von Tumorzellen abgegeben werden, auch im Serum und Körperflüssigkeiten nachweisbar. Sie sind als Tumormarker von klinischer Relevanz.

Alpha-Fetoprotein (AFP)

Dieses Protein wird vorwiegend von fötalen Leberzellen und primären Hepatomen produziert [7]. AFP war das erste onko-fötale Antigen, das beim Krebspatienten identifiziert und im Serum als Tumormarker beim Leberzellkarzinom Anwendung in der Klinik fand. AFP hat sich in Ländern mit hoher Inzidenz vom primären Leberkarzinom als Screening-Methode zum frühzeitigen Erfassen dieser Erkrankung als nützlich erwiesen. Zusätzlich erscheint es von Bedeutung bei der klinischen Verlaufskontrolle von Teratokarzinomen, wo es ebenfalls im Serum nachgewiesen werden kann und der Spiegel mit dem Verlauf der Erkrankung korreliert. Erhöhungen von AFP sind aber auch bei akuter viraler Hepatitis, chronischer Hepatitis und Leberzirrhose nachgewiesen worden. Zusätzlich wird es auch in der Geburtshilfe zum Nachweis von Defekten der Neuralleiste eingesetzt.

Karzinoembryonales Antigen (CEA)

CEA war ursprünglich als Tumor-assoziiertes Antigen von gastro-intestinalen Tumoren identifiziert worden [8]. Mit der Entwicklung von verfeinerten Nachweismethoden, wie etwa radioimmunologischen Testmethoden, mit denen Nanogramm dieses Antigens im Serum erfaßt werden, konnten jedoch bei einer Vielzahl von malignen Tumoren und auch bei entzündlichen Erkrankungen erhöhte CEA-Werte im Blut gefunden werden. Bei Krebspatienten korrelierten die Plasmaspiegel dieses Antigens mit der Tumormasse und können somit als Parameter für die Wirksamkeit von Therapiemaßnahmen herangezogen werden. Dementsprechend eignet sich der CEA-Test für die Verlaufskontrolle von Patienten mit initial positiven Tests, nicht aber für die Diagnostik einer Krebserkrankung [9, 10].

Andere onko-fötale Antigene

Verschiedene andere Tumor-assoziierte Antigene, wie das fötale Sulfoglykoprotein, das beim Magenkarzinom nachgewiesen werden kann, das Pankreas-onko-fötale Antigen und ein „onko-fötales Antigen", das bei einer breiten Palette von malignen Tumoren vorhanden ist, sind bisher beschrieben worden. Über die klinische Bedeutung dieser Antigene kann derzeit keine Aussage gemacht werden [11, 12].

2. Virus-assoziierte Antigene

Epstein-Barr-Virus (EBV)-assoziierte Tumoren (Burkitt Lymphom und nasopharyngeales Karzinom)

Die Rolle von EBV in der Ätiologie des Burkitt Lymphoms ist noch immer ungeklärt. Eine Hypothese besagt, daß zunächst eine virale Infektion bei Kleinkindern auftritt, wodurch immortalisierte oder transformierte B-Lymphozyten entstehen. Dies wird von einem zweiten Faktor, wie etwa Umwelteinflüsse, z.B. chronische Malariainfektion, wodurch ein kontinuierlicher Proliferationsstimulus besteht, gefolgt. Im weiteren Verlauf kommt es zum Auftreten von Zellen mit Chromosomenveränderungen, welche dem üblichen Feedback (Immunsurveillance) nicht mehr folgen und ungehindert proliferieren können. Schließlich kommt es zur klinischen Manifestation des Lymphoms [13].

Zwei Membranantigene sind mit der Virusinfektion assoziiert. Das erste wird als „Membranantigen" bezeichnet und ist durch Immunfluoreszenz mit Serum von seropositiven Individuen zu identifizieren. Ein zweites Antigen, das sogenannte Lymphozyten-definierte Membranantigen, scheint ein Tumor-spezifisches Antigen zu sein, insofern als es durch zytotoxische T-Lymphozyten von Patienten nachgewiesen werden kann [14 , 15].

Beim nasopharyngealen Karzinom, das vorwiegend im Süden Chinas vorkommt, ist ebenfalls – entsprechend von seroepidemiologischen Untersuchungen und dem Nachweis von EBV-assoziierten Antigenen an Tumorzellen – eine Ätiologie mit EBV-Virus-Infektion angenommen worden [15].

3. Histologie-spezifische Antigene

Untersuchungen mit absorbierten, heterologen Antisera, die gegen Tumorzellen oder Membranpräparationen daraus erzeugt worden sind, gaben die ersten Hinweise, daß an humanen Tumorzellen Gruppen-gemeinsame Antigene exprimiert werden. Antisera, die gegen Lungenkarzinomzellen produziert worden sind, reagierten nach eingehender Absorption nur mit Lungenkarzinomzellen, nicht aber mit Mammakarzinom-, Melanom- etc. und auch nicht mit den erwähnten onko-fötalen Antigenen [16, 17]. Ebenso waren im Blut von Krebspatienten Antikörper und auch Lymphozyten nachgewiesen worden, die fast ausschließlich mit Tumorzellen der identen Histologie bzw. Lokalisation des Patienten reagierten [18].

Die endgültige Bestätigung der Gruppengemeinsamkeit von Tumor-assoziierten Antigenen bei histologisch identen Tumoren gelang erst in den letzten Jahren durch Verwendung von monoklonalen Antikörpern. Durch in vitro-Hybridisierung von Antikörper-produzierenden Zellen mit Myelomzellen und anschließende Zellklonierung erhält man Klone, die Antikörper, die gegen nur eine Antigendeterminante von z. B. Tumorzellen gerichtet und damit hochspezifisch sind, produzieren [19].

Eine große Vielfalt von monoklonalen Antikörpern gegen alle histologischen Tumortypen stehen zur Zeit zur Verfügung und werden für immundiagnostische Zwecke eingesetzt. So konnten bei gastrointestinalen Tumoren, bei Melanomen, Sarkomen, bei Ovarial-, Lungen-, Blasen- und Mammakarzinomen und auch Plattenepithelkarzinome durch die Verwendung von monoklonalen Antikörpern Tumor-assoziierte Antigene nachgewiesen werden [20].

Diese monoklonalen Antikörper werden nun für die pathologische Charakterisierung von Tumoren und zum Auffinden von Mikrometastasen z.B. in Lymphknoten und Gewebsschnitten eingesetzt. Zusätzlich werden radioimmunologische Techniken entwickelt, um auch geringste Mengen von Antigenen in der Zirkulation beim Krebspatienten nachweisen zu können. So gibt es bereits kommerziell erhältliche Testkits, mit denen Antigene von gastrointestinalen Karzinomen (CA 19-9) bzw. bei Ovarialkarzionomen (CA 125) im Serum von diesen Krebspatienten bestimmt werden können.

Diese Tests haben sich als sehr nützlich für die Verlaufskontrolle von Patienten und die Beurteilung von Therapieergebnissen erwiesen. Neben pathologischen Tumorklassifizierungen, dem Nachweis von Tumor-assoziierten Antigenen im Serum oder Exsudatflüssigkeiten können monoklonale Antikörper durch radioaktive Markierung zur Auffindung von Metastasen durch Isotopentechniken herangezogen werden. Erste Untersuchungen in dieser Richtung sind bereits vielversprechend.

III. Nachweis einer tumorspezifischen Immunität

1. Zelluläre Immunität

Hauttest

Bei dieser Untersuchungsmethode wurden inaktivierte Tumorzellen bzw. isolierte Tumor-assoziierte Antigene aus Tumorgewebe (Operationsmaterial oder etablierte Zellinien) intrakutan injiziert. Eine positive Reaktion ist gekennzeichnet durch ein Infiltrat an der Injektionsstelle mit einem Maximum von 24–48 Stunden (Immunreaktion vom verzögerten Typ vom Tuberkulintyp). Histologisch ist das Infiltrat gekennzeichnet durch eine Akkumulation von Granulozyten, Lymphozyten und Makrophagen [24].

Untersuchungen mit dem Hauttest sind beim malignen Melanom, beim Mammakarzinom, Lungenkarzinom, Hypernephrom und auch beim Dickdarmkarzinom durchgeführt worden. Bis zu 50% der Patienten wiesen eine positive Reaktion gegenüber autologem und allogenem Tumormaterial auf. Die Spezifität der Reaktion war jeweils durch Injektion von Normalgewebe (Extrakten), gegen die keine Reaktion stattfinden soll, gesichert worden [25, 26, 27].

Zytotoxischer Test

Lymphozyten von Krebspatienten wirken zytotoxisch auf in vitro explantierte Krebszellen der gleichen Histologie, während keine Reaktion gegenüber anderen Histologien vorhanden ist. Diese zytotoxische Reaktion war jahrelang als Ausdruck einer spezifischen zellulären Immunität angesehen worden. Entsprechend den heutigen Erfahrungen kann man jedoch nur dann von einer Reaktion als spezifisch angesehen werden, wenn der Testansatz im autologen System (syngenem System beim Tier) durchgeführt wird [28]. Es konnte nämlich gezeigt werden, daß sowohl beim Gesunden, als auch beim Krebspatienten im Blut Lymphozyten vorhanden sind, die ohne jede Vorsensibilisierung zytotoxisch auf Tumorzellen in vitro wirken. Diese natürliche zelluläre Immunität kann daher einen wesentlichen Teil der sogenannten spezifischen allogenen Zytotoxizitätsreaktion ausgemacht haben [29, 30].

Lymphokinproduktion und deren Nachweis

Sensibilisierte Lymphozyten setzen bei in vitro-Exposition mit dem Antigen (gegen das sie eine Immunität aufweisen) Lymphokine – Mediatoren der zellulären Immunität – frei. Die biologische Bedeutung dieser Mediatorproduktion liegt offensichtlich in der Initiation bzw. Regulation von Immunphänomenen. Eine Vielzahl von Faktoren ist bereits bekannt, die alle in die Gruppe der Lymphokine eingereiht werden. Sie können mehrfach Effektorzellen der zellulären Immunität rekrutieren (chemotaktische Faktoren), sie am „Ort der Auseinandersetzung festhalten", i.e. Migrationshemmfaktoren, oder können zytotoxische Reaktionen induzieren, i.e. zytotoxischer Faktor. Weiters sind die Lymphokine, wie zum Beispiel Interleukin 2, an Proliferations- und Funktionssteigerung von Lymphozyten wesentlich beteiligt [4].

Der Nachweis der Lymphokine erfolgte früher durch biologische Testsysteme. Ein häufig angewandter Test zum Nachweis der Lymphokinfreisetzung nach Inkubation von Patientenlymphozyten mit löslichen oder zellgebundenen Tumor-assoziierten Antigenen ist der Migrationshemmtest. Dabei wurden Überstände nach Co-Kultivierung von Antigenen mit Lymphozyten zu Indikatorzellen (autologe Lymphozyten, Peritonealmakrophagen oder lymphatische Zellinien) zugesetzt. Diese Indikatorzellen besitzen eine genormte Migrationstendenz aus Glaskapillaren oder Agarosetröpfchen. Ist nun ein Migrationshemmfaktor (MIF) gebildet worden, so kann dieser durch Migrationshemmung der Indikatorzellen quantitativ bestimmt werden. Mit diesem Test ist gezeigt worden, daß bis zu 70% der Krebspatienten im peripheren Blut sensibilisierte Lymphozyten haben, die in Reaktion auf autologe oder allogene TAA einen MIF produzieren [26, 31, 32].

Der Leukozyten-Adhärenz-Inhibitionstest (LAI-Test) ist ebenfalls zum Nachweis von Lymphokinen herangezogen worden. Bei Antigenzusatz wird von sensibilisierten Lymphozyten ein Lymphokin gebildet, das die Adhärenz von Leukozyten an Glasflächen vermindert. Diese Adhärenzveränderung kann lichtmikroskopisch oder durch Imageanalyse gemessen werden. Mit dem LAI-Test konnte bei Dickdarmkarzinomen, Mammakarzinomen und auch Melanomen eine spezifische zelluläre Immunität nachgewiesen werden, wobei auch eine Korrelation mit dem Stadium der Erkrankung bestand [33]. Auch erfolgt der Nachweis von Zytokinen durch radioimmunologische Testmethoden.

Lymphozytenproliferationstest

Intakte, im Stoffwechsel inhibierte Tumorzellen induzieren in Patientenlymphozyten eine Proliferationsreaktion, die durch Einbau von radioaktiven DNA-Präkursoren quantitativ bestimmt werden kann. Diese gemischte Tumorzell-Lmyphozytenkultur kann, wenn im autologen System durchgeführt, eine Aussage über eine spezifische zelluläre Immunität zulassen und es ist auch eine Korrelation mit der Erkrankung nachgewiesen worden [34].

2. Humorale Immunität

Antikörper, die mit Bestandteilen der Zellmembran, dem Zytoplasma und auch mit dem Zellkern von Tumorzellen reagieren und im Serum von Krebspatienten zirkulieren, wurden als Ausdruck einer bestehenden Tumorspezifischen humoralen Immunität gewertet [18]. Mit Hilfe von verschiedensten serologischen Methoden wie Immunfluoreszenz, zytotoxischen Tests, immunelektrophoretischen und radioimmunologischen Untersuchungen war vorwiegend bei Patienten mit malignen Melanomen und Sarkomen im Serum Antikörper nachgewiesen worden, die eine gewisse Spezifität für diese Tumoren aufweisen, wobei auch darauf hingewiesen wurde, daß mit Progression der Tumorerkrankung der Antikörperspiegel im Serum sank [35]. Dent und Mitarbeiter haben nun versucht, in einem sogenannten „autologous typing" festzustellen, inwieweit eine Spezifität der Reaktion gegenüber autologen Tumorzellen gegeben ist [36]. Von 35 Patienten, die über einen weiten Zeitraum von 1–6 Monaten untersucht worden sind, waren bei 2 Patienten kontinuierlich hohe Titer von autolog reagierenden Antikörpern im Serum festgestellt worden, 2 hatten Fluktuationen im Titer und bei 7 Patienten waren niedere, aber positive Antikörperreaktionen festgestellt worden.

Andere Autoren konnten durch Immuntherapie mit autologen Tumorzellvakzinen autolog-reaktive Antikörper induzieren. Insgesamt scheint eine spezifische Antikörperreaktion, die gegen autologe Tumorzellen gerichtet ist, bei Krebspatienten eher selten zu finden zu sein, sodaß die biologische Signifikanz der Antikörperreaktion gegenüber Tumorzellen zur Zeit nicht voll geklärt erscheint. Inwieweit Antikörper von Bedeutung bei der Antikörperabhängigen Zytotoxizitätsreaktion in vivo sind, ist zur Zeit ebenfalls unklar. In vitro konnte man zeigen, daß Antikörper-beladene Tumorzellen von Monozyten/Makrophagen bzw. Granulozyten lysiert werden[16].

Zusammengefaßt gibt es Hinweise, daß Patienten Antikörperreaktionen gegenüber ihrem eigenen Tumor aufweisen, die Frequenz ist jedoch eher gering, sodaß die biologische Signifikanz dieser Reaktion fraglich ist.

IV. Nachweis einer veränderten Immunkompetenz

Es gilt heute als gesichert, daß der Funktionszustand des zellulären Immunsystems mit der Prognose der Erkrankung korreliert. So konnte gezeigt werden, daß Patienten mit einer normalen immunologischen Reaktionslage wesentlich besser auf konventionelle Therapiemaßnahmen – wie etwa Chemo- oder Strahlentherapie – angesprochen haben, als Patienten mit Immundefekt. Eine anerge Reaktion war mit einer ungünstigen Prognose gleichzusetzen [37, 38].

In den letzten Jahren sind zahlreiche in vivo- und in vitro-Tests etabliert worden, um den Immunstatus von Patienten zu messen.

1. Hauttest

Durch intrakutane Applikation von mikrobiellen Antigenen wie etwa Tuberkulin, Mumps, Toxoplasmin, Varidase und Candidin, kann gemessen werden, inwieweit eine Patientengruppe bzw. der individuelle Patient eine zelluläre Immunität gegenüber diesen Antigenen aufweist. Der Reaktionsdurchmesser ist ein Maß für die Präsenz oder Absenz einer Immunität, die innerhalb einer Normalpopulation durchaus genormt erscheint, i.e. etwa 80–90% der Gesunden weisen eine Reaktion gegenüber diesen Antigenen auf. So konnte bei Tumorpatienten in weit fortgeschrittenen Stadien der Erkrankung eine Verminderung dieser Hauttestreaktionen nachgewiesen werden. Entsprechend unseren Untersuchungen bei einem sehr großen Patientenkollektiv einschließlich Melanom-, Lungen-, Mamma-, Colon-, Zervikalkarzinompatienten ist diese Reaktion meist im Spätstadium der Erkrankung vermindert und weist auf eine ungünstige Prognose hin [40, 41, 42].

Bei Verwendung des primären Antigens Dinitrochlorbenzol (DNCB) wird der Patient zunächst gegenüber diesen Hapten sensibilisiert und die entstandene Immunität wird durch eine Zweittestung nach 10–14 Tagen gemessen [42, 43, 44]. Dieser Epikutantest gibt eine wesentliche Aussage über die de novo-Sensibilisierbarkeit des Patienten, d.h. der erstmaligen Immunisierung mit einem Antigen und die Fähigkeit, eine Immunität dagegen zu entwickeln. Mit diesem DNCB-Test konnten wir zeigen, daß Patienten mit Kopf-Halstumoren zum Zeitpunkt der Diagnose einen zellulären Immundefekt aufweisen. Diese Defizienz korrelierte mit Tumorstadien und teilweise mit der Prognose der Erkrankung [42].

2. Bestimmung der Lymphozytensubpopulationen

Die Feststellung, daß bestimmte T-Lymphozytenpopulationen mit Schaf-erythrozyten Rosetten bilden, daß dies auch temperaturabhängig ist (aktiv rosettenbildende Zellen), hatte auch in zahlreichen Untersuchungen bei Krebspatienten Verwendung gefunden. So konnte mehrfach gezeigt werden, daß bei verschiedenen Patienten mit wie z.B. Kopf-Halskarzinomen, Melanom, Mamma-, Lungenkarzinom, etc. die Zahl der spontan Rosetten bildenden und auch der aktiv Rosetten bildenden Zellen im peripheren Blut gegenüber den Gesunden signifikant vermindert ist. Es war auch gezeigt worden, daß vorangegangene Therapiemaßnahmen wie etwa Strahlentherapie und/oder Chemotherapie, die Zahl der T-Lymphozyten im Blut signifikant vermindern, wobei dieser Defekt oft noch Monate nach der Therapie nachweisbar war [45, 46, 47, 48].

Monoklonale Antikörper zur Bestimmung der Lymphozytenphänotypen

Durch die Methodik der Hybridomtechnologie war es in den letzten Jahren gelungen (durch Hybridisierung von Myelomzellen mit Milzzellen von immunisierten Tieren) Antikörper zu erhalten, die nur gegen ein Antigenepitop gerichtet sind [19]. Diese monoklonalen Antikörper sind gegen eine Vielzahl von Antigenen, u.a. auch gegen Oberflächencharakteristika von menschlichen Lymphozytensubpopulationen erzeugt worden. Mittels der indirekten Immunfluoreszenz, immunhistochemischer

Methoden oder auch Zellsorter können nun die Lymphozyten-Subpopulationen von Patienten auch quantitativ bestimmt bzw. eine Unterscheidung in Gesamt-T-Population, T-Helfer- und T-Suppressorzellen im peripheren Blut definiert werden. Mit Hilfe dieser Antikörper kann der Normbereich von Gesamt-T-Lymphozyten bzw. der Anteil an Helfer- und Suppressorzellen bestimmt werden. Bei bestimmten Erkrankungen kann es zu einer Verschiebung des Prozentanteiles von Lymphozytensubpopulationen, wie etwa bei AIDS zu einem signifikanten Anstieg der Suppressorzellen durch Verlust der Helferzellpopulation, kommen. Bei Krebspatienten waren ebenfalls Verschiebungen der Lymphozytensubpopulationen mehrfach festgestellt worden [49].

3. Lymphozytenproliferationsreaktion

Inkubation von Patientenlymphozyten mit pflanzlichen Mitogenen wie z.B Phytohämagglutinin, Concanavalin A, Pokeweed Mitogen bewirkt, daß diese Zellen proliferieren. Diese Proliferationsreaktion kann durch Einbau von radioaktiv markierten DNA-Präkursoren in die DNA der Lymphozyten gemessen werden. Zellen mit Mitogenzusatz werden, als Zeichen der Proliferationsstimulation, vermehrt aktiviert.

Diese Lymphozytentransformationsrate ist bei Krebspatienten vermindert, wobei sowohl Serumfaktoren (immunsuppressive Proteine, Prostaglandine), als auch zelluläre Regulationsmechanismen, i.e. Suppressorzellen dafür verantwortlich gemacht werden [47, 48].

Ein weiterer Einblick in die Proliferationsreaktion von Lymphozyten durch Mitogene war gerade in den letzten Jahren durch den Nachweis von T-Zellwachstumsfaktoren (Interleukin 2; IL 2) möglich. So scheinen diese Mitogene nicht direkt die Proliferation von Lymphozyten anzuregen, sondern durch die Produktion von IL 2 bzw. die Expression von IL 2-Rezeptoren an Lymphozyten diese in Proliferation zu bringen. So konnte erst kürzlich gezeigt werden, daß die verminderte Proliferationsrate von Lymphozyten bei Krebspatienten, u.a. auch auf eine verminderte IL 2-Produktion bei Co-Kultivierung mit Mitogenen zurückzuführen ist. Interessanterweise bestand eine inverse Reaktion zur Produktion von PGE durch mononukleäre Zellen des Blutes, d.h. verminderte IL 2-Aktivität war gleichzusetzen mit erhöhtem PGE-Spiegel [49].

4. Natürliche zelluläre Immunität

Natürliche Killerzellaktivität

Schon seit etwa 10 Jahren ist bekannt, daß im Blut von Normalpersonen und auch Krebspatienten Lymphozyten vorhanden sind, die zytotoxisch auf Tumorzellen wirken, wobei keinerlei Restriktionen bezüglich Histokompatibilitäts-Schranken bestehen [50]. Diese natürlichen Killerzellen

(NK-Zellen), wie sie später benannt wurden, können ohne Vorsensibilisierung Tumorzellen, virusinfizierte Zellen und auch Mikroorganismen in der Kultur lysieren. NK-Zellen sind morphologisch als große granulierte Lymphozyten charaktierisert. Sie sind 10–15 μ groß, besitzen einen nierenförmigen Zellkern und sind durch azurophile Granula im Zytoplasma gekennzeichnet. NK-Zellen kommen im peripheren Blut und den lymphatischen Organen wie Lymphknoten, Milz, Knochenmark vor und können in vitro aufgrund ihrer zytotoxischen Wirkung auf besonders NK-sensitive Tumorzellen (K562-Zellen) in einem zytotoxischen Test funktionell charakterisiert werden [50, 51, 52].

Diese Zellen können entsprechend tierexperimentellen Untersuchungen zirkulierende Tumorzellen eliminieren und sind somit von wesentlicher Bedeutung bei hämatogenen Metastasierungsprozessen. Zusätzlich können sie auch eine Primärtumorentstehung verhindern [53].

Bei Krebspatienten und besonders auch bei Patienten mit Kopf-Hals-Malignomen waren in fortgeschrittenen Tumorstadien signifikant verminderte NK-Aktivitäten im peripheren Blut nachgewiesen worden. Gleichzeitig konnte eine verminderte NK- Aktivität im tumordrainierenden Lymphknoten in Abhängigkeit zur Nähe des Primärtumors festgestellt werden. Es kann daher angenommen werden, daß die NK-Aktivität durch das Tumorwachstum beeinflußt wird. Wiewohl die biologische Signifikanz der NK-Zellen bei der Krebserkrankung noch nicht bekannt ist, scheint es sich um eine Zellpopulation zu handeln, die durch Therapiemaßnahmen in ihrer Aktivität beeinflußt werden kann. So wurde gezeigt, daß eine Operation eine Suppression der NK-Zellaktivität im Blut mit sich bringt, während immuntherapeutische Maßnahmen wie z.B. Interferon-Therapie (in niederer Dosierung) oder mit anderen biologischen Substanzen (Biological Response Modifiers; BRM; siehe später) eine Stimulation der NK-Aktivität mit sich bringt [54, 55, 56, 57].

Monozyten/Makrophagenzytotoxizität

Schon lange ist bekannt, daß Zellen des mononukleären phagozytierenden Systems, d.h. Monozyten/Makrophagen zytostatisch oder zytotoxisch auf Tumorzellen wirken [58]. Dies war vorwiegend in Tiermodellen nachgewiesen worden. Die Bedeutung dieser Reaktion beim Krebspatienten war lange Zeit ungesichert. Heute weiß man aber, daß Monozyten und auch Gewebsmakrophagen eine wichtige Rolle bei der zellulären Abwehr spielen [58]. Es gibt Hinweise, daß Immuninterferon (IFN-γ) ident mit dem Makrophagen-aktivierenden Faktor, welcher von T-Lymphozyten in Antwort auf Antigen- oder Mitogenexposition gebildet wird [59, 60] und die zytotoxische Wirkung von Makrophagen und Monozyten stimuliert. Daraus ist deutlich ersichtlich, daß spezifische und natürliche zelluläre Immunreaktionen eng miteinander bei der Eliminierung von Tumorzellen beteiligt sind.

V. Immuntherapie

Basierend auf dem Nachweis, daß zelluläre und humorale Abwehrreaktionen bei der Krebserkrankung von Bedeutung sind, wurden in den letzten Jahren zahlreiche Methoden zur therapeutischen Beeinflussung des Immunsystems und damit zur Therapie der Krebserkrankung entwickelt [61, 62].

Wiewohl erste Versuche zur Immuntherapie bei Krebserkrankung bereits zu Beginn dieses Jahrhunderts durchgeführt wurden, ist die Immuntherapie erst jetzt – teilweise basierend auf neuen Erkenntnissen der Tumorbiologie bzw. Immunologie – zu einem eigenständigen klinischen Forschungsbereich herangereift [63].

Der klinische Einsatz der unspezifischen Immuntherapie basiert auf Ergebnissen von tierexperimentellen Untersuchungen, bei denen mehrfach gezeigt werden konnte, daß eine Therapie mit Bacille Calmette Guerin-Impfstoff (BCG) neben einer Immunstimulation auch zu einer Regression von bestehenden Tumoren bzw. zu einer Hemmung der Metastasierung führt. Dieses Ergebnis und die Erkenntnis, daß eine verminderte Immunitätslage bei Krebspatienten mit einer ungünstigen Prognose bzw. geringen Therapieansprechrate korreliert, bildeten die Basis für die erstmalige klinische Anwendung der Immuntherapie. Diese Therapieform wurde erstmals 1963 von Mathe klinisch eingesetzt. Diese ersten positiven Erfolge bei der Remissionserhaltung von akuten Leukämien durch BCG resultierten dann in einem breiten Einsatz von unspezifischen Immuntherapeutika zur Behandlung von Krebspatienten [65].

Ziel der unspezifischen Immuntherapie ist es, durch Immunmodulation eine Potenzierung der spezifischen und unspezifischen gegen Tumorzellen gerichteten Abwehrreaktionen zu erreichen. Für diese Methodik der Immuntherapie wurde 1980 der Begriff der „biological response modifiers" (BRM) eingeführt [65]. Als BRM sind Therapiemethoden oder Agentien definiert, die einen direkten Einfluß auf Krebszellen haben (Modulation der Antigenexpression an Tumorzellen), die Abwehrkräfte steigern und auf Krebszellen zytotoxisch/zytostatisch wirken [65]. Der Prototyp für BRM sind die Interferone.

Der Wirkungsbereich von BRM umfaßt Einflüsse auf die Tumorzellenoberfläche, z.B. verstärkte Exprimierung von TAA oder Histokompatibilitätsantigenen, wobei eine gesteigerte Antigenität zur verbesserten Erkennung durch Zellen des Immunsystems führt. Weiters ist der regulierende (modulierende) Einfluß auf Immunfunktionen ein wesentliches Kennzeichen der BRM; so kann eine durch zytostatische oder Strahlentherapie verursachte Immunsuppression verhindert bzw. eine durch das Tumorgeschehen gestörte Immunfunktion wiederhergestellt werden. Eine Hemmung der Tumorzellentwicklung bzw. Steigerung der Tumorzellreifung bedingt, daß sich der maligne Phänotyp einer Zelle in eine eher benigne Wachstumsform (Reversion) verändert. Ansatzpunkte für eine derartige Wirkung konnten sowohl mit Interferon als auch mit Retinoiden (siehe später) – und da besonders bei prämalignen Zustandsbildern wie Präleukämien und Leukoplakien – gezeigt werden [66].

Eine Einteilung der BRM kann aufgrund ihrer Substanz-Stoffklassen in solche biologischen und solche synthetischen Ursprungs getroffen werden.

1. Immuntherapie mit bakteriellen Produkten

Eine Vielzahl von Therapiestudien sind bei Krebspatienten mit bakteriellen Impfstoffen wie BCG, Corynebacterium parvum, etc. bisher durchgeführt worden [67].

Initiale Berichte über positive Ergebnisse mit der BCG-Therapie beim Melanom, bei kolorektalen und auch Mammakarzinomen waren durch Einbeziehung von größeren Patientenkollektiven und bei Vergleich mit aktuellen konventionellen Therapieformen in randomisierten Studien nicht bestätigt worden [68, 69, 70, 71]. Eine intravesikale Therapie mit BCG scheint aber beim Blasenkarzinom (TIS) eine Rezidivrate signifikant zu senken [72].

Eine der Ursachen für die fehlende klinische Effektivität der BCG-Therapie mag darin liegen, daß sich immer wieder Schwierigkeiten mit der Standardisierung der Präparation und damit mit der Stärke des Impfstoffes ergeben haben. Weiters wurden in den verschiedenen Studien unterschiedliche Bakterien-Substämme und Applikationsrouten verwendet. Schon allein dadurch war die Vergleichbarkeit der Therapieergebnisse von Studien bei in etwa identen Patientengruppen nicht immer gegeben.

Ebenfalls aus tierexperimentellen Untersuchungen abgeleitet, wurde C. parvum in klinischen Studien zur Immuntherapie bei fortgeschrittener Krebserkrankung eingesetzt. Wieder waren die anfangs erzielten positiven Ergebnisse durch Nachfolgestudien nicht zu bestätigen. Es gibt jedoch Hinweise, daß eine Kombination von C. parvum mit Chemotherapie eine Leukodepression in Ausmaß und Dauer verhindert [73].

Eine lokale intraperitoneale und intrapleurale C. parvum-Therapie war bei Lungenkarzinom- bzw. Ovarialkarzinomergüssen erfolgreich angewandt worden [74]. In einer multizentrischen Studie, bei der C. parvum als adjuvante Therapie beim nicht-kleinzelligen Lungenkarzinom intrapleural in der postoperativen Phase appliziert wurde, konnte durch diese Therapie keine Verminderung der Rezidivrate und Verlängerung der Überlebenszeit erreicht werden [75]. Vielmehr war C. parvum-Therapie mit einer Verschlechterung dieser Parameter korreliert worden [76]. C. parvum wird aus diesen Gründen und auch aus anderen Überlegungen, wie sie schon bei BCG aufgezeigt wurden, heute zur systemischen Therapie von malignen Erkrankungen nur mehr selten eingesetzt.

Eine Ausnahme in dieser Gruppe der bakteriellen Immunmodulatoren scheint OK-432, ein Streptococcus pyogenes Präparat, darzustellen. In zahlreichen tierexperimentellen Untersuchungen war durch OK-432-Therapie eine Hemmung von Primärtumorwachstum und auch Metastasierung nachgewiesen worden [77]. Gleichzeitig war gezeigt worden, daß durch OK-432-Therapie eine Vielzahl von immunologischen Reaktionen, die an der Tumorabwehr beteiligt sind, stimuliert werden. OK-432 selbst hat einen antiproliferativen Effekt auf Tumorzellen, sodaß diese Präparation auch als Prototyp eines BRM eingestuft werden kann [78].

Untersuchungen bei Krebspatienten, ursprünglich ausschließlich in Japan durchgeführt, haben deutlich gezeigt, daß eine OK-432-Therapie sowohl bei fortgeschrittenen Tumorstadien als auch in der adjuvanten Therapie wirksam ist [79, 80].

Wir selbst haben unsere ersten klinischen Untersuchungen mit OK-432 nach eingehendster präklinischer Testung 1976 begonnen [81]. In einer Phase-I-Untersuchung bei Patienten mit fortgeschrittenen therapierefraktären Krebserkrankungen konnten wir durchaus ermutigende Therapieergebnisse erzielen [82]. In der weiteren Folge wurden – da die OK-432-Therapie gut verträglich war – weitere Untersuchungen zur Immunpharmakologie und klinischen Wirksamkeit von OK-432 durchgeführt. Wir konnten zeigen, daß die i.v.- und i.d.-Injektion von OK-432 die natürliche Killerzell (NK)-Aktivität signifikant gegenüber einer i.m.-Gabe verstärkt [83]. Sowohl in in vitro als auch in in vivo Untersuchungen konnten wir zeigen, daß OK-432 auf die NK-Aktivität von Lymphozyten aus den verschiedenen Kompartments, wie peripheres Blut, Pleuraexsudate (maligne Ergüsse), Lymphknoten, stimulierend wirkt [84]. Weiters konnten wir nachweisen, daß OK-432 sowohl nach in vitro als auch in vivo Applikation zu einer Steigerung von Lymphozytenzytotoxizitäts-Reaktionen gegenüber autologen, frischen (nicht kultivierten) Tumorzellen führt [85]. Ebenso fanden wir, daß durch OK-432 eine Suppressorzell-Aktivität für NK-Zytotoxizität und für Mitogen-response reduziert wird [86]. Nach intrapleuraler Injektion von OK-432 bei Patienten mit malignen Pleuraergüssen kam es zu einem Anstieg der NK-Aktivität im Exsudat und gleichzeitig zu einem Abfall der Suppressorzellaktivität, was sich letztlich in einer Reduktion des Exsudatvolumens als klinisches Korrelat manifestierte [87]. Ebenso wurde nach einer periläsionalen OK-432-Therapie bei Patienten mit fortgeschrittenen Kopf- und Halstumoren festgestellt, daß eine postoperative Immunsuppression ausblieb, und daß die NK-Aktivität in tumordrainierten Lymphknoten signifikant gesteigert war [88]. Neben diesen Wirkungen von OK-432-Therapie auf die Immunfunktion von Krebspatienten konnte aber auch eine therapeutische Wirksamkeit bei fortgeschrittenen Tumormanifestationen erreicht werden, wobei auch über längere Zeit anhaltende Tumorremissionen dokumentiert worden sind [89]. Aus Japan sind inzwischen eine Vielzahl von positiven Ergebnissen mit OK-432-Therapie bei verschiedensten Indikationen, sowohl als Monotherapie als auch als Kombinationstherapie, berichtet worden [90].

Diese Untersuchungen, eigene klinische Erfahrungen und auch die Vielfalt der biologischen Aktivitäten (wobei auch die Induktion von Lymphokinen wie IFN, IL 2 und TNF berichtet wurde) lassen OK-432 als ein interessantes und auch wirksames Therapeutikum der BRM-Gruppe erscheinen, das aber in Europa noch eingehend klinisch untersucht werden sollte.

Andere bakterielle Produkte wie Nocardia rubra, Klebsiella pneumonia, etc. sollen hier nur der Vollständigkeit halber aufgelistet werden. Mit Ausnahme von Nocardia rubra 6 (CWS) sind keine immunpharmakologischen bzw. immuntherapeutischen Untersuchungen beim Krebspatienten bekannt, sodaß die endgültige Beurteilung dieser Agentien noch ausständig ist.

2. Immuntherapie mit Pilzprodukten

Diese Agentien leiten sich teilweise aus der Volksmedizin der Japaner ab, wobei lange bekannt war, daß Aufgüsse oder Extrakte aus Pilzen die Symptomatik bei verschiedenen Erkrankungen, u.a. Krebserkrankungen, zu lindern vermögen. Andererseits wurden beim Antibiotika-Screening auch immunologisch aktive Substanzen entdeckt, die dann als Immunmodulatoren weiterentwickelt wurden. Diese Gruppe von Substanzen ist teilweise chemisch definiert und gehört der Stoffklasse der immunmodulierenden Polysaccharide an. Lentinan [91, 92], Schizophyllan und auch Krestin (PS-K) sind Präparationen aus Basidomyceten der Polyporacea-Familie, während Glucan ein Hefeprodukt (Saccharomyces cerevisiae) ist [93, 94,95, 96, 97]. Bestatin (2S-3R)-3-amino-hydroxy-phenylbutanoyl-L-leucin) wird aus Kulturfiltraten von Streptomyces olivoreticuli gewonnen und unterscheidet sich rein strukturell von den vorhergenannten Polysacchariden [38]. Da diese Produkte vorwiegend in Japan erzeugt und angewandt werden, ist ihr Stellenwert für die Immuntherapie der Krebserkrankung noch nicht klar definiert. Aufgrund der vorliegenden Publikationen sind diese Stoffklassen potentielle Immunmodulatoren [39], die sich sowohl bei palliativen als auch bei adjuvanten Therapiestudien als wirksam erwiesen haben.

3. Immuntherapie mit Zellprodukten (Zytokintherapie)

Die BRM dieser Gruppe sind dadurch charakterisiert, daß sie aus Zellen nach Induktion aktiv sezerniert und/oder durch Extraktion [100] aus diesen gewonnen werden. Gerade in diesen Substanzen, die heute meist schon durch gentechnologische Methoden bzw. Syntheseverfahren in nahezu 100%iger Reinheit hergestellt werden, scheint ein wesentlicher Ansatzpunkt für die Zukunft zu liegen. Mehrere Produkte, wie z.B. IL-3 und Granulozyten-Makrophagen-Colony-stimulierender Faktor (GM-CSF), sind hier nicht gelistet, da ihre Bedeutung für Immunmodulation bzw. Immunstimulation noch nicht etabliert ist. Diese Faktoren sind jedoch wesentlich für die Behebung von Knochenmarkszytotoxizitäten nach chemotherapeutischen Maßnahmen. Sie werden in Phase II-III-Studien derzeit auf ihr therapeutisches Potential überprüft.

Thymusfaktoren

Der Thymus wird heute als ein zentrales Organ, welches für die Entwicklung und Funktion des Immunsystems verantwortlich ist, angesehen [101]. 1966 wurde erstmals aus Kalbsthymus eine Fraktion isoliert, welche in der Folge als Thymosin weiter aufgetrennt und charakterisiert worden ist [102]. Heute kennt man eine Vielzahl von Thymusfaktoren, die als Peptide sequenziert sind und auch teilweise synthetisch hergestellt werden können [103]. Thymuspräparate wurden Mitte der 70er Jahre erstmals klinisch in kontrollierten Studien zur Verbesserung der Immunsituation bei Krebspatienten eingesetzt. In diesen Untersuchungen war die Thymustherapie als nebenwirkungsfrei eingestuft worden [103]. Weiters konnte gezeigt werden, daß die Thymosintherapie einen restaurierenden Effekt auf T-Lymphozytenfunktionen von immunsupprimierten und/oder immundefizienten Krebspatienten hat [104]. Die klinische Wertigkeit der Immunmodulation durch Thymusfaktortherapie bei Krebspatienten ist aber trotz jahrelanger Anwendung noch nicht etabliert [106, 107].

Zytokine

Zytokine sind Polypeptide, die spontan oder nach Induktion sowohl von Zellen des Immunsystems als auch anderen Körperzellen einschließlich Krebszellen gebildet werden können. Sie haben multiple Effekte auf biologische Systeme einschließlich des Immunsystems [108].

Interferone

Interferone werden entsprechend ihren ursprünglichen Quellen in IFN-α (Leukozyten), IFN-β (Fibroblasten) und IFN-gamma (T-Lymphozyten oder Immun-IFN) klassifiziert [109].

Als eine der wesentlichen biologischen Aktivitäten – neben der antiviralen Wirkung von IFN – ist der antiproliferative Effekt auf entartete Zellen und auch die immunmodulierende Eigenschaft anzusehen [110]. Weiters kann eine IFN-Behandlung in vitro den Phänotyp von Tumorzellen und auch deren Antigenexpression modulieren. Es gibt auch Hinweise dafür, daß IFN-Therapie die Onkogenexpression, wie z.B. bei der chronisch myeloischen Leukämie beschrieben, verändert [111]. Wie weit all diese Wirkungsmechanismen von IFN auch in vivo zum Tragen kommen, muß erst durch weitere Studien geklärt werden.IFN stellen den Prototyp eines BRM dar. Die rekombinanten a-IFN, von denen zur Zeit die Subtypen a-2a, a-2b und a-2c am besten charakterisiert sind, besitzen ein in etwa identes biologisches Wirkungsspektrum wie natürliches IFN-a [112, 113, 114]. Sie werden in einer Reinheit von 95–98% für den therapeutischen Einsatz bei onkologischen, hämatologischen und viralen Erkrankungen pharmazeutisch hergestellt [115].

Nach nahezu 9jähriger Erfahrung mit rekombinantem IFN bei hämatologisch-onkologischen Krankheitsbildern ist eine therapeutische Wirksamkeit [116, 117] von IFN bei folgenden Erkrankungen dokumentiert:

An erster Stelle steht sicher die Haarzell-Leukämie, eine seltene B-Zell-Leukämie, bei der die Ansprechrate mit IFN-Therapie bei 80% liegt[118].

Bei chronisch myeloischer Leukämie, myeloproliferativen Erkrankungen – die mit Thrombozytose einhergehen –, Non-Hodgkin-Lymphomen, kuratem T-Zell-Lymphom – konnte mit IFN-Therapie bei bis zu 40% der Fälle eine Remission und damit ein wesentlicher therapeutischer Effekt nachgewiesen werden [119].

Beim malignen Melanom, Hypernephrom und auch Kaposi bei AIDS zeigt IFN eine therapeutische Wirksamkeit. Eine Kombination von IFN-α und Chemotherapie hat bei kolorektalen Karzinomen zu beachtlichen Tumorremissionen geführt.

Derzeit wird die Wirksamkeit von IFN bei operierten Malignomen (adjuvante Therapie) und auch in Kombination mit Chemo- und/oder Strahlentherapie untersucht. Die Zukunft wird weisen, inwieweit IFN in das gesamte Behandlungskonzept von Krebspatienten integriert werden kann.

IFN-gamma, welches vorwiegend im Rahmen von zellulären Immunreaktionen von T-Lymphozyten gebildet wird (Immun-IFN), wird heute ebenfalls durch rekombinante Techniken hergestellt. Bisher durchgeführte Phase I-II-Studien dokumentierten ein ähnliches Nebenwirkungsspektrum von IFN-gamma wie es von IFN-α-Therapie bekannt war. Im derzeitigen Stadium der klinischen Prüfung scheint IFN-gamma eine besondere therapeutische Wirkung beim Hypernephrom zu haben [123].

Entsprechend präklinischen Studien hat IFN-gamma in Kombination mit IFN-α einen additiven bzw. synergistischen, antiproliferativen Effekt auf Tumorzellen. Eine Kombinationstherapie mit beiden IFN-Typen könnte daher zu einer Erhöhung der Ansprechrate führen. Therapiestudien mit dieser Kombination sind derzeit in Durchführung.

Tumor-Nekrose-Faktor (TNF)

TNF wurde ursprünglich bei Tieren mit Endoxinschock im Serum nachgewiesen. TNF-Wirkung war durch die Induktion einer Tumornekrose im Tierexperiment charakterisiert. Zusätzlich wirkt TNF auch in vitro zytotoxisch auf etablierte Zellinien von Mensch und Tier [124].

Heute ist TNF als ein Zytokin, das von Makrophagen produziert wird und zytotoxisch auf Tumorzellen in vitro und in vivo wirkt, charakterisiert (TNF-α). Zusätzlich besitzt TNF weitere biologische Aktivitäten, wie z.B. Stimulation der Fibroblastenproliferation und Förderung der Knochenresorption und hat auch eine zytotoxische Wirkung auf Malariaparasiten [125]. Strukturell hat TNF eine Gemeinsamkeit mit dem Kachektin. Dieser Faktor soll für die bei Patienten mit parasitären oder malignen Erkrankungen auftretenden Gewichtsreduktionen verantwortlich sein [125]. Weiters ist TNF entsprechend jüngsten Untersuchungen auch antiviral wirksam und soll zusätzlich die antiproliferative Wirkung von IFN-gamma auf Tumorzellen synergistisch verstärken [126].

Rekombinantes TNF-α wird zur Zeit in klinischen Phase II- Studien auf Toxizität und therapeutische Wirksamkeit bei Krebspatienten untersucht [127]. Bis jetzt konnten aber weder eine Immunmodulation noch signifikante antitumorale Effekte bei der angewandten Dosierung nachgewiesen werden. Da die Toxizitäten teilweise akzeptabel waren, werden weitere Studien durchgeführt, um die Wertigkeit der TNF-Tumortherapie zu evaluieren [128, 129].

Interleukin-2

Dieses ursprünglich als T-Zellwachstumsfaktor (TGCF) charakterisierte Lymphokin besitzt vielfältige biologische Aktivitäten. Die Wirkung von IL 2 auf die T-Zellproliferation wie auch die Produktion dieses Lymphokins von T-Helfer-Zellen ist von der Expression von IL 2-Rezeptoren abhängig [130]. IL 2 ist auch ein Wachstumsfaktor für NK-, „Lymphokin-aktivierte Killer" (LAK)-Zellen und auch für tumorinfiltrierende Lymphozyten [131]. Durch Kultur mit IL 2 entwickeln diese Zellen eine starke Zytotoxizität sowohl gegenüber autologen als auch allogenen frischen und kultivierten Tumorzellen.

Bei einer Vielzahl von Erkrankungen konnte ein Defekt der endogenen IL 2-Produktion nachgewiesen werden, welcher sich in einer verminderten zellulären Immunitätslage, wie herabgesetzte Mitogenstimulierbarkeit und NK-Aktivität manifestierte [131]. Durch Zellkulturtechniken war es gelungen, genügend natürliches IL 2 für den erstmaligen klinischen Einsatz zu gewinnen. Heute wird IL 2 durch rekombinante Techniken erzeugt, sodaß ausreichende Mengen für klinische Therapiestudien zur Verfügung stehen. Initial war die IL 2-Therapie von beträchtlichen Nebenwirkungen begleitet. Flüssigkeitsretentionen im Ausmaß von mehr als 10% des Körpergewichtes standen dabei im Vordergrund [132, 133). Daher war die IL 2-Therapie mit oder ohne Lymphozyteninfusion nur an Intensivstationen durchzuführen. Heute werden durch Verwendung von niederen Dosierungen bzw. durch Applikation von IL 2 als kontinuierliche Infusion nicht mehr so gravierende Nebenwirkungen mit dieser Therapie festgestellt. Kombinationen von IL 2 mit IFN-α bzw. IFN-gamma oder mit Chemotherapie scheinen vielversprechende Ansätze für die Zukunft darzustellen.

Immuntherapie mit synthetischen Produkten

Levamisole

Die erste rein synthetische Substanz, deren immunstimulierende Wirkung durch Zufall im Tierversuch entdeckt wurde, ist Levamisole. Basierend auf einer Reihe von in vitro und auch tierexperimentellen Untersuchungen wurde das Wirkungsprofil von Levamisole als thymomimetisch eingestuft, d.h. daß vorwiegend differenzierungs- und reifungsabhängige T-Lymphozytenreaktionen durch Levamisole positiv beeinflußt werden [134].

In Pilotuntersuchungen bei Krebspatienten war der in vivo Effekt von Levamisole auf T-zellabhängige, zelluläre Immunreaktionen nachgewiesen worden [134]. Eine gesicherte therapeutische Wirksamkeit ist aber bisher in wenigen klinischen Studien nachgewiesen worden. So gibt es Hinweise für eine Effektivität dieses synthetischen BRM beim Lungen- und Mammakarzinom, bei der Erhaltung von Tumorremissionen und bei Kopf- Halstumoren in der Kombination mit konventioneller Therapie [135–139]. Verhagen berichtete erstmals 1980, daß eine adjuvante Levamisoletherapie

das rezidivfreie Intervall gegenüber einer placebobehandelten Kontrollgruppe bei Patienten mit kolorektalen Adenokarzinomen signifikant verbesserte [140]. Bedauerlicherweise ist bisher keine weitere Auswertung dieser Studie vorgenommen worden.

1986 wurden auf der Jahrestagung der American Association for
Clinical Oncology erstmals die Ergebnisse einer adjuvanten Therapie mit
Levamisole in Kombination mit Chemotherapie bei Patienten mit Kolon-
karzinomen vorgestellt. Durch adjuvante Immuntherapie wurde das
rezidivfreie Intervall von Dukes C Stadien signifikant verlängert. Diese Ergebnisse wurden nun im Rahmen einer großangelegten, multizentrischen
Studie bestätigt [141].

Retinoide

Vitamin A und seine synthetischen Analoga – Retinoide – wurden seit Jahren im Tierversuch als potentielle Hemmer der chemischen Kanzero-
genese und auch der Tumorzellproliferation eingesetzt. Ein Teil dieser
tumorhemmenden Wirkung wird der Stimulation von zellulären und auch
humoralen Immunreaktionen von Vitamin A zugeschrieben [142]. Besonders T-Lymphozyten-abhängige zelluläre Immunreaktionen wie Transplan-
tatabstoßung, Immunreaktion vom verzögerten Typ (Hauttestreaktion
vom Tuberkulintyp) wird durch Vitamin A-Gabe in vivo verstärkt [143].
Weiters ist auch über eine Verstärkung der NK-Aktivität in vitro und in vivo
durch Vitamin A berichtet worden [144–147].

Bei Patientinnen mit Zervixkarzinomen des Stadiums II und III (FIGO)
war durch gleichzeitige Gabe von Vitamin A die Strahlentherapie-induzier-
te Nebenwirkungsrate – vorwiegend subjektiver Natur – und eine Immunsuppression deutlich vermindert worden [148].

Meyskens untersuchte die Wirksamkeit einer adjuvanten Vitamin A-
Therapie, alleine oder in Kombination mit BCG, auf das rezidivfreie Intervall bei Patienten mit high risk malignem Melanom. Eine vorläufige Auswertung zeigt einen positiven Trend in der Kombinationstherapiegruppe
[149].

Da Vitamin A, wie eingangs erwähnt, auch einen Einfluß auf die Zelldifferenzierung hat, wurde es auch bei Patienten mit Präkanzerosen des oberen Respirationstraktes eingesetzt. Durch die Vitamin A-Therapie wurde eine
signifikante quantitative Reduktion der präkanzerösen Läsionen sowie eine
Normalisierung einer pathologischen Sputum-Zytologie erreicht [150].
Diese Ergebnisse implizieren, daß Vitamin A bzw. Retinoide ihren Platz bei
der Chemoprävention der Krebserkrankung haben könnten. Untersuchungen dieser Art werden derzeit in mehreren Zentren durchgeführt [151].
Vitamin A bzw. Retinoide haben pleotrope Wirkung im Rahmen des Krebsge-
schehens. Sie verändern die Differenzierung und Proliferation von Tumorzellen und bewirken auch eine Modulation von zellulären Immunreaktionen.
Die therapeutische Wirkung war aber bisher durch das Auftreten von Nebenwirkungen beeinträchtigt. Neue Retinoide mit geringer Toxizität und großer
therapeutischer Wirkung (im Tiermodell) werden derzeit entwickelt.

Andere synthetische Produkte

Die Cyanaziridinabkömmlinge Imexon und Azimexon bzw. Imuthiol, Cimetidin, Thymopeptide, Cumarin, PolyA:PolyU, etc. sind weitere Stoffe, die synthetisch hergestellt werden und als potentielle Immunmodulatoren eingestuft werden können. Die Palette der synthetischen BRM ist keineswegs ausgeschöpft und es sind weitere Entwicklungen in der Zukunft zu erwarten. Diese hier angeführten Produkte sind jedoch bei Krebserkrankungen noch nicht eingehend untersucht, sodaß ihre therapeutische Effizienz noch nicht eindeutig definiert ist.

5. Ausblick

Entwicklungen auf dem Gebiet der spezifischen Immuntherapie wie Vaccinetherapie, Immuntoxine oder Onkotoxine sowie die Verwendung von aktivierten Effektorzellen stellen ein großes Potential für eine künftige effektive Krebstherapie dar. Am Beispiel von IFN konnte gezeigt werden, daß bisher schwer beeinflußbare Erkrankungen wie Haarzell-Leukämie und auch chronisch myeloische Leukämie durch biologische Therapeutika erfolgreich behandelt werden können.

Diese neuentwickelten biologischen und synthetischen BRM werden derzeit auf ihre Wirksamkeit bei der Krebserkrankung weltweit untersucht und es besteht berechtigte Hoffnung, daß sie in Zukunft bei individuellen Patienten als Therapie zum Einsatz gelangen.

Die Immuntherapie der Krebserkrankung stellt sich heute als eine Bereicherung der klassischen Therapieformen wie Chemo- und Hormontherapie dar.

Literatur

1. Boyd W (1966) Spontaneous regression of cancer, 3rd edn. Charles C Thomas, Springfield
2. Burnet FM (1967) Immunological aspects of malignant diseases. Lancet i: 1171
3. Takasugi M, Mickey MR, Terasaki PI (1974) Studies on specificity of cell-mediated immunity to human tumors. J Natl Cancer Inst 53: 1527
4. Herberman RB (1976) Immunologic approaches to the diagnosis of cancer. Cancer 37: 549
5. Hersh EM, Gutterman JU, Mavligit GM (1976) Immunodeficiency in cancer and the importance of immune evaluation of the cancer patient. Med Clin North Am 60: 623
6. Davies, DA (1957) What are tumor specific antigens? Nature 254: 653
7. Abelev GI (1974) α-Fetoprotein as a marker of embryospecific differentlation in normal and tumor tissue. Transpl Res 20: 3
8. Gold P, Freedman SO (1965) Specific carcinoembryonic antigens of the human digestive system. J Exp Med 122: 467
9. Thomson DMP, Krupey I, Freedman SO, Gold P (1969) The radioimmunoassay of circulating carcino embryonic antigens of human digestive syst. Proc Natl Acad Sci 64: 161
10. Terry WD, Henkart PA, Coligan JE, Todd CW (1974) Carcinoembryonic antigen: characterization and clinical applications. Transpl Rev 20: 100
11. Hakkinen I, Viikari S (1974) Occurence of fetal sulfoglycoprotein antigen in gastric juice of patients with gastric disease. Ann Surg 169: 277

12. Häkkinen IPT (1974) FSA-Foetal Sulphoglycoprotein antigen associated with gastric cancer. Transpl Rev 20: 61

13. de Thé G, Geser A, Day NE, et al (1978) Epidemiologic evidences for causal relationship between Epstein-Barr virus and Burkitt's lymphoma from Uganda prospective study. Nature 274: 756–761

14. Evans AS, Niederman JC, McCollum RW (1968) Seroepidemiological studies on infection mononucleosis with EB-virus. N Engl J Med 279: 1121–1127

15. Merijan TA (1981) Virology and immune mechanisms. Cancer 47: 1091–1094

16. Herberman RB (1977) Immunogenicity of tumor antigens. Biochem Biophys Acta 473: 93

17. Wolf A, Micksche M, Bauer H (1981) An improved antigen marker of human lung carcinoma and its use in radioimmunoassay. Br J Cancer 43: 267–275

18. Winters WD (1979) Humoral response to tumor-associated antigen-melanomas. In: Herberman RB, McIntire KR(eds) Immuno-diagnosis of cancer, part 2. M Dekker, New York Basel, p 825

19. Köhler G, Howe SC, Milstein C (1976) Fusion between immuno-globulin-secreting and non-secreting myeloma cell lines. Eur J Immunol 6: 292–295

20. Mitchell MS, Oettgen HF (eds) (1982)Hybridomas in cancer diagnosis and therapy. Prog Cancer Res Ther 21: 1–264

21. Holmgren J (ed) (1985) Tumor marker antigens. Chartwell Bratt Ltd, pp 1–145

22. Bast RJ Jr, Feeny M, Lazarus H, Nadler LM, Colvin RB, Krapp RB (1981) Reactivity of a monoclonal antibody with numan ovarian carcinoma. J Clin Invest 68: 1331–1378

23. Bast RC, Knapp RC (1986) Antigenic marker for ovarian carcinoma. In: Rose NR, Friedman, H, Fahey JL (eds) Manual of clinical laboratory. Am Soc Microbiol, Washington, pp 817–821

24. Herberman RB, Hollinshead AC, Alford TC, McCoy I, Halterman RH, Leventhal BG (1973) Delayed cutaneous hypersensitivity reactions to extracts of human tumors. Natl Cancer Inst Monogr 37: 189

25. Hollinshead AC, Jaffurs WR, Alpert LK, Harris JE, Herberman RB (1974) Isolation and identification of soluble skinreactive membrane antigens of malignant and normal human breast cells. Cancer Res 34: 296

26. Kokoschka EM, Cerni C, Micksche M (1978) Active specific immunotherapy for stage II malignant melanoma. In: Rainer H (ed) Immunotherapy of malignant diseases. Schattauer, Stuttgart New York, pp 308–313

27. Micksche M, Cerni C, Fischer P, Vetterlein M (1979) Tumor-associated antigens on somatic cell hybrids derived from human lung cancer cells. In: Flath HD, Herfarth Ch, Betzler M (eds) Immunodiagnosis and immunotherapy of malignant tumors – relevance to surgery. Springer, Berlin Heidelberg New York, pp 91–92

28. Catalona WJ, Ratliff TL, McCool RE (1979) Discordance among cell mediated cytolytic mechanisms in cancer patients: importance of assay system. J Immunol 122: 1009

29. Vose BM, Gallagher P, Moore M, Schofield PF (1981) Specific and non-specific lymphocyte cytotoxicity in colon carcinoma. Br J Cancer 44: 846–855

30. Herberman RB (ed) (1982) NK cells and other natural effector cells. Academic Press, New York

31. McCoy JL, Jerome LF, Dean JH, Cannon GB, Doering T, Herberman RB (1974) Inhibition of leukocyte migration by tumor-associated antigens in soluble extracts of human breast carcinoma. J Natl Cancer Inst 53: 11

32. McCoy JL (1979) Clinical applications of assays of leukocyte migration inhibition. In: Herberman RB, McIntire KR (eds) Immunodiagnosis of cancer, part 2. M Dekker, New York Basel, p 979

33. Halliday WJ, Miller S (1972) Leukocyte adherence inhibition: simple test for cell mediated tumour immunity and serum blocking factors. Int J Cancer 9: 477

34. Vanky FT, Stjernsward I (1979) Lymphocyte stimulation (by autologous tumour biopsy cells). In: Herberman RB, McIntire KR (eds) Immunodiagnosis of cancer, part 2. M Dekker, New York Basel, p 998

35. Byfield JE, Weintraub I, Klisak I, Lagasse LD (1973) Inhibition of colony formation by cytotoxic antibodies in cervical epidermoid carcinoma. Radiology 107: 685

36. Dent PB, Liao SK, McCulloch PB, Stone BR, Singal DB (1982) Absence of melanoma specificity in the reactivity of melanoma patient's sera with cultured allogeneic melanoma cell lines. Cancer 49: 2043–2048

37. Eibler FR, Morton DL (1970) Impaired immunologic reactivity and recurrence following cancer surgery. Cancer 25: 362

38. Penn I (1981) Depressed immunity and the development of cancer. Clin Exp Immunol 46: 459–474

39. Micksche M, Luger TA (1983) Tumorimmunologie. In: Luger A, Gschnait F (Hrsg) Dermatologische Onkologie. Urban und Schwarzenberg, Stuttgart, S 22–35

40. Nemoto T (1974) Cell-mediated immune status of breast cancer patients: evaluation by skin tests. J Natl Cancer Inst 53: 641

41. Micksche M, Luger TA, Michalica W, Tatra G (1978) Investigations of general immune reactivity in untreated cervical carcinoma patients. Oncology 35: 206–209

42. Micksche M (1980) Immunologische Aspekte des Lungenkarzinoms. In: Denck H (Hrsg) Lungenkarzinom. Holzhausen, Wien, S 255–283

43. Chakravorty RC, Curutchet HP, Coppolla FS, Park CM, Blaylock WK, Lawrence W (1973) The delayed hypersensitivity reaction in the cancer patient: observations on sensitization by DNCB. Surgery 73: 730

44. Cunningham TJ, Daut D, Wolfgang PE, Mellyn M, Maciolek S, Sponzo RW, Horton J (1976) A correlation or DNCB-induced delayed cutaneous hypersensitivity reactions and the course of disease in patients with recurrent breast cancer. Cancer 4: 1696

45. Keller SE, Ioachim HL, Pearse T, Siletti DM (1976) Decreased T-lymphocytes in patients with mammary cancer. Am J Clin Pathol 65: 445

46. Bolton PM, Teasdale C, Mander AM, James SL, Davidson JM, Whitehead RH, Newcombe RG, Hughes LE (1976) Immune competence in breast cancer – Relationship of pretreatment. Immunologic test to diagnosis and tumor stage. Cancer Immunol Immunother 1: 251

47. Micksche M, Colot M, Kucera H (1981) Radioimmunotherapy in advanced cervical cancer. In: Serrou B, Rosenfeld C (eds) Immunopharmacological effects of radiation therapy. EORTC Monogr 8: 499–518

48. Micksche M (1978) Immunologie und Immunotherapie des Lungenkarzinoms. Experimentelle und klinische Untersuchungen. Wien Klin Wochenschr 90 [Suppl]: 1–28

49. Westermann J, Pabst R (1990) Lymphocyte subsets in the blood: a diagnostic window. Immunol Today 11: 406–410

50. Herberman RB (ed) (1980) Natural cell-mediated immunity against tumors. Academic Press, New York

51. Lotzova E, McCredie KB (1978) Natural killer cells in mice and man and their biological significance. Cancer Immuno Immunother 215–221

52. Antonelli P, Stewart W II, Dupont B (1981) Distribution of natural killer cell activity in peripheral blood, cord blood, thymus, lymph nodes and spleen, and the effect of in vitro treatment with interferon preparations. Clin Immunol Immunopathol 19: 168–172

53. Gorelik E, Wilhout RH, Okumura K, Hobu, S, Herberman, B (1982) Role of NK cells in the control of metastatic spread and growth of tumor cells in mice. Int J Cancer 30: 107–112

54. Uchida, A, Micksche, M (1981) Suppressor cells for natural killer cell activity in carcinomatous pleural effusions of cancer patients. Cancer Immunol Immunother 11: 255–263

55. Uchida A, Kolb R, Micksche M (1982) Generation of suppressor cells for natural killer cell activity in cancer patients after surgery. J Natl Cancer Inst 68: 735–741

56. Uchida A, Colot M, Micksche M (1984) Suppression of natural killer cell activity by adherent effusion cells of cancer patients: suppression of motility, binding capacity and lethal hit of NK cells. Br J Cancer 49: 17–23

57. Micksche M, Vinzenz K, Kokoschka EM, Kokoschka R (1985) Natural killer cell activity in tumor-drainig lymph nodes: investigations in patients with malignant melanoma and head and neck cancer. Natl Immunol Cell Growth Regul 4: 315–327

58. Gerrard TL, Terz JJ, Kaplan AM (1980) Cytotoxicity to tumor cells of monocytes from normal individuals and cancer patients. Int Cancer 26: 585

59. Yanagawa E, Uchida A, Kokoschka EM, Micksche M (1984) Natural cytotoxicity of lymphocytes and monocytes and its augmentation by OK-432 in melanoma patients. Cancer Immuno Immunother 16: 131–136

60. Jett JR, Mantovani A, Herberman RB (1980) Augmentation of human monocyte-mediated cytolysis by interferon. Cell Immunol 54: 425–429

61. Burnet FM (1967) Immunological aspects of malignant diseases. Lancet i: 1171

62. Herberman RB (ed) (1980) Natural cell-mediated immunity against tumors. Academic Press, New York

63. Klein G (1980) Immune and non-immune control of neoplastic development: contrasting effects of host and tumor evolution. Cancer 45: 2486–2499

64. Mathé G, Schwarzenberg L, Amiel JL (1967) The role of immunology in the treatment of leukaemias and haematosarcomas. Cancer Res 27: 2542–2546

65. Biological response modifiers: Subcommittee Report (ed) NCI Monograph Nr. 63

66. Meyskens FL Jr (1984) Prevention and treatment of cancer with vitamin A and retinoids. In: Prasad (ed) Vitamins, nutrition and cancer. Karger, Basel, pp 266–273

67. Morton DL, Eilber FR, Holmes EC, et al (1976) Present status of BCG immunotherapy of malignant melanoma. Cancer Immunol Immunother 1: 93–98

68. Gutterman JU, Cardenas JO, Blumensein GR, et al (1976) Chemoimmunotherapy for advanced breast cancer: prolongation of remission and survival with BCG. Med J 2: 1222–1225

69. Mavligit GM, Gutterman JU, Burgess MA, et al (1975) Adjuvant immunotherapy and chemoimmunotherapy in colorectal cancer of Duke's classification. Cancer 36: 2421–2427

70. McKneally MF, Maver C, Kausel HW (1976) Regional immunotherapy of lung cancer with intrapleural BCG. Lancet i: 377–381

71. Holmes EC, Eagan RT (1984) Lung cancer study group: surgical adjuvant therapy of resectable carcinoma of the lung. Proc ASCO Abst C-860: 220

72. Herr HW, Pinsky CM, Whitmore WF, et al (1983) Effect of intravesical Bacillus Calmette-Guerin (BCG) on carcinoma in situ of the bladder. Cancer 51: 1323–1326

73. Kokoschka EM, Micksche M, Luger T (1978) Immunochemotherapie bei Patienten mit disseminiert metastasierendem Melanom Stadium III. Onkologie 1: 98–103

74. Bast RC, Berek JS, Obrist R, et al (1983) Intraperitoneal immunotherapy of human ovarian carcinoma with corynebacterium parvum. Cancer Res 3: 1395

75. Ludwig Lung Cancer Cooperative Group (1978) Clinical experience with the intrapleural administration of corynebacterium. In: Rainer H (ed) Immunotherapy of malignant disease. Schattauer, Stuttgart New York, pp 164–167

76. Ludwig Lung Cancer Cooperative Group (1982) Intrapleural corynebacterium parvum as adjuvant therapy in operable bronchogenic non-small cell carcinoma: preliminary report. In: Terry WD, Rosenberg SA (eds) Immunotherapy of human cancer. Elsevier, Amsterdam, pp 111–115

77. Chugai Pharmaceutical Company (1975) Host defense stimulator: antitumor Str. pyogenes preparation: Picibanil (OK-432). Chugai, Tokyo

78. Okamoto H, Koshimura S, Shoin S, et al (1972) B-hemolytic streptococcus as cancer controller. In: Okamoto H (ed) Chugai Pharmaceutical Company, Tokyo

79. Micksche M, Klein E (eds) OK432 – a biological response modifier. Ber Postgr Service, Tokyo

80. Kimura I, Ohnishi T, Yasuhara S, et al (1976) Immunochemotherapy in human lung cancer using the streptococcal agent OK-432. Cancer 37: 2201–2203

81. Micksche M, Kokoschka EM, Sagaster P, et al (1978) Clinical and immunological studies with OK-432 (Streptococcus pyogenes) on immunotherapy in cancer patients. Onkologie 1: 106–111

82. Micksche M, Kokoschka EM, Jakesz R, et al (1982) Phase I study of immunotherapy with Streptococcus pyogenes preparation (OK-432). In: Terry W, Rosenberg SA (eds) Immunotherapy of human cancer. Elsevier, New York, pp 443–451

83. Micksche M, Kokoschka EM, Luger T, et al (1982) Experimental and clinical studies with OK-432, a streptococcal preparation with immune modulating properties. In: Serrou B, Rosenfeld C (eds) Human cancer immunology, vol 3. Elsevier Biomedical, New York, pp 31–54

84. Yanagawa E, Uchida A, Micksche M (1984) Natural cyototoxicity of lymphocytes from lymph nodes draining breast carcinoma and its augmentation by interferon and OK-432. Cancer Immunol Immunother 17: 1–6
85. Uchida A, Micksche M (1983) Lysis of fresh human tumor cells by autologous blood lymphocytes and pleural effusion lymphocytes activated by OK432. JNCI 71: 673
86. Uchida A, Micksche M, Hoshino T (1984) Intrapleural administration of OK432 in cancer patients: augmentation of autologous tumor killing activity of tumor-associated large granular lymphocytes. Cancer Immunol Immunother 18: 5
87. Micksche M, Uchida A (1983) Intrapleural adminstration of OK-432 in cancer patients: activation of NK cells and reduction of suppressor cells. Int J Cancer 31: 1–5
88. Vinzenz K, Porteder H, Matejka M, et al (1987) Modulation of NK-activity in regional lymphnodes by preoperative immunotherapy with OK-432 in patients with cancer of the oral cavity. J Cancer Detect Prevent 1: 463–475
89. Ishida N (ed) (1986) Immunopotentiating activities of OK-432. Recent advances in the understanding of its mechanism of action. Excerpta Medica, Tokyo
90. Hoshino T, Uchida A (ed) (1984) Clinical and experimental studies in immunotherapy OK432. Excerpta Medica, Tokyo
91. Maeda YY, Chihara G (1971) Lentinan, a new immuno-accelerator of cell-mediated responses. Nature 229: 634–635
92. Chihara G, Taguchi T (1982) Lentinan: biological activities and possible clinical use. In: Sigmatan (ed) EOS 3, pp 93–104
93. Micksche M (1983) Immuntherapie. In: Denck H, Karrer K (Hrsg) Chirurgische Onkologie. Edition Medicine, pp 221–236
94. Golde DW, Burgaleita C (1978) Glucan activated macrophages: functional properties and cytotoxicity against syngeneic leukemia cells. Prog Cancer Res Ther 7: 201–206
95. Mansell PWA, Rowden G (1978) Clinical experiments with the use of glucan. Prog Cancer Res Ther 7: 255–280
96. Taguchi T (1979) Clinical studies with PSK. Combination therapy of PSK with surgery and chemotherapy research results. Cancer Res 68: 236–240
97. Experimental on Clinical Studies on Krestin (1978) Investigation Broschüre, pp 1–22
98. Cmezawo H, Aoyagi T, Suda H, et al (1976) Bestatin, an inhibitor of aminopeptidase B produced by actinomycetes. J Inhib 29: 97–99
99. Blomgren H, Stronder LE, Easmyr F (1980) Changes in blood lymphocyte population in cancer patients trialed with Bestatin, a new immunomodulator. Biomedicine 32: 178–195
100. Krown SE, Pinsky CM, Hirshaut Y, et al (1978) Effect of transfer factor in patients with advanced cancer. Br J Med Sci 14: 1026–1038
101. Kirchner H (1978) Suppressor cells of immune reactivity in malignancy. Eur J Cancer 14: 453–459
102. Byron NA, Hobbs RJ (1984) Human lymphocyte studies can predict response to thymic factor therapy. In: Fenichel RL, Chirigas MA (eds) Immunomodulating agents and their mechanisms. M Dekker, New York, pp 565–586
103. Goldstein AL, Low TLK, Rossio JL, et al (1978) Recent developments in chemistry and biology of thymosin. In: Chirigos MA (ed) Immune modulation and control of neoplasia by adjuvant therapy. Raven Press, New York, pp 281–291
104. Wara DW, Goldstein A, Doyle NE, et al (1975) Thymosin activity in patients with cellular immune deficiency. N Engl J Med 292: 70–74
105. Trainin N, Rotter V, Jakir Y, et al (1979) Biochemical and biological properties of THF in animal on human models. Ann NY Acad Sci 332: 9–14
106. Goldstein G, Meinaro A (1971) Thymin: a thymic polypeptide causing neuromuscular block of myasthenia gravis. Ann NY Acad Sci 183: 230–240
107. Cohen MH, Chrétien DC, Ihde B, et al (1978) Thymosin fraction V prolongs the survival of small cell lung cancer patients treated with intensive combination chemotherapy. Proc Am Assoc Cancer Res 19: 117
108. Micksche M, Luger Th (1983) Tumorimmunologie. In: Luger A, Gschnait F (Hrsg) Dermatologische Onkologie. Urban und Schwarzenberg, München Wien, S 22–35
109. Pohl A, Moser K, Micksche M (1981) Human Interferone – Eigenschaften und Möglichkeiten. Wien Klin Wochenschr 93: 439–457

110. Clemens MJ, McNurlan MA (1985) Regulation of cell proliferation and differentiation by interferons. Biochem J 226: 345–360
111. Clemens M (1985) Interferons and oncogenes. Nature 313: 531–532
112. Cantell K (1970) Preparation of human leukocyte interferon. Proc Symp Ser Immunobiol Standard 14: 5–8
113. Strander H, Cantell K, Carlström G, et al (1973) Clinical and laboratory investigations on man: systemic adminsitration of potent interferon to man. J Natl Cancer Inst 51: 733–742
114. Gutterman JV, Blumenschein GR, Alexanian A (1980) Leukocyte interferon-induced tumor regression in human metastatic breast cancer, multiple myeloma and malignant lymphoma. Ann Intern Med 93: 399–406
115. Spiegel RJ (1986) Intron A (Interferon alfa 2b): clinical overview and future directions. Seminars Oncol XIII [Suppl 2]:89–101
116. Micksche M, Flener R, Babits R, et al (1985) Recombinant interferon alpha (IFN-alpha 2) for treatment of metastatic melanoma (stage III). In: Ishipami J (ed) Proc 14th Int Congr Chemotherapy: Anticancer Section. Tokyo Press, Toyko, pp 784–785
117. Ortaldo JR, Pestka S, Slease RB, et al (1980) Augmentation of human NK-cell activity with interferon. Scand J Immunol 126: 1120–1125
118. Ratain MJ, Golomb HM, Bardawil RG, et al (1987) Durability of responses to interferon alfa-2b in advanced hairy cell leukemia. Blood 69: 872–877
119. Foon KA, Roth MS, Bunn PA (1986) Alpha interferon treatment of low-grade B-cell Non-Hodgkin's lymphomas, cutaneous T-Cell lymphomas, and chronic lymphocytic leukemia. Semin Oncol 3 [Suppl 2]: 35–42
120. Kirkwood JM, Ernstoff M (1986) Potential applications of the interferons in ocology: lessons drawn from studies of human melanoma. Semin Oncol 3 [Suppl 2]: 48–56
121. Kempf RA, Grunberg SM, Daniels JR, et al (1986) Recombinant interferon alfa-2 (intron A) in a phase II study of renal cell carcinoma. J Biol Resp Modif 5: 27–35
122. Abrams DI, Volberding PA (1986) Alpha interferon therapy of AIDS-associated Kaposi's sarcoma. Semin Oncol 3 [Suppl 2]: 43–47
123. Bonnem EM, Oldham RK (1987) Gamma-interferon: physiology and speculation on its role in medicine. J Biol Resp Modif 6: 275–301
124. Old LJ (1985) Tumor necrosis factor. Science 230: 630
125. Beutler B, Cerami A (1987) Cachectin: more than a tumor necrosis factor. N Engl J Med 316: 379–385
126. Philip R, Epstein LB (1986) Tumor necrosis factor as immunomodulator and mediator of monocyte cytotoxicity induced by itself – interferon and interleukin 1. Nature 323: 86–89
127. Pennica D, Hayflick JS, Bringman TS, et al (1985) Cloning and expression in Escherichia coli of the cDNA for murine tumor necrosis factor. Proc Natl Acad Sci USA 82: 6060–6064
128. Murase T, Hotta T, Saito H, et al (1987) Effect of recombinant human tumor necrosis factor on the colony growth of human leukemia progenitor cells and normal hematopoietic progenitor cells. Blood 69: 467–472
129. Balkwill FR, Ward BG, Moodie E, et al (1987) Therapeutic potential of tumor necrosis factor – alfa- and gamma-interferon in experimental human ovarian cancer. Cancer Res 47: 4755–4758
130. Ruscetti F, Mier J, Gootenberg J, et al (1982) The interaction of human Tcell growth factor with normal and neoplastic T cells. In: Mihich E (ed) Biological responses in cancer. Plenum, New York, pp 121–168
131. Robb JR (1984) Interleukin-2. The molecule and its function. Immunol Today 5: 203–207
132. Mule JJ, Shu S, Schwarz S, et al (1984) Adoptive immunotherapy of established pulmonary metastases with LAK cells and recombinant interleukin 2. Science 225: 1487–1489
133. Rosenberg SA, Lotze MT, Muul LM, et al (1985) Observation on the systemic administration of autologous lymphokine activated killer cells and recombinant interleukin-2 to patients with metastatic cancer. N Engl J Med 313: 1485–1492
134. Renova G (1978) Modulation of immunity by levamisole. Pharmacol Ther 2: 397–423

135. Amery WK (1978) A hypothesis: the mechanism of action of levamisole: immune-storation through enhanced cell maturation. F Reticuloendoth Soc 20: 187–193
136. Amery WK, Cosemans J, Goolen HC, et al (1987) Adjuvant therapy with levamisole in resectable lung cancer. Rec Results Cancer Res 68: 168–277
137. Anthony JM (1982) Yorkshire trial of adjuvant therapy with Levamisole in surgically treated lung cancer. In: Rosenberg SA (ed) Immunotherapy of human cancer. Elsevier, North Holland, pp 35–140
138. Klefström P (1985) Levamisole in treatment of stage II breast cancer: five year follow up of a randomized double blind study. Cancer 55: 2753–2757
139. Pinsky CM, Wanebo HJ, Elias Y, et al (1982) Randomized trial of levamisole in patients with squamous cell carcinoma of the head and neck. In: Terry W, Rosenberg SA (eds) Immunotherapy of human cancer. Elsevier, North Holland, pp 353–359
140. Verhagen H, DeCree J, De Cock, et al (1982) Levamisole therapy in patients with colorectal cancer. In: Terry W, Rosenberg SA (eds) Immunotherapy of human cancer. Elsevier, North Holland, pp 225–229
141. Laurie JA, Moertel CG, Fleming TR, et al (1989) Surgical adjuvant therapy of large bowel cancer: an evaluation of levamisole and fluorouracil. J Clin Oncol 7: 1447–1456
142. Dresser DW (1968) Adjuvanticity of vitamin A. Nature 217: 527–529
143. Micksche M, Cerni C, Kokron O, et al (1977) Stimulation of immune response in lung cancer patients by vitamin A therapy. Oncology 34: 234–238
144. Micksche M, Colot M, Uchida A, et al (1985) Immunomodulation in cancer patients by synthetic biological response modifiers. Cancer Treatm Symp I: 27–35
145. Hoefer-Janker H, Khazne F, Scheef W (1969) Erste klinische Erfahrungen mit subtoxischen Vitamin-A-Dosen im Rahmen der radiologischen und zytostatischen Tumortherapie. Krebsarzt 4: 203–207
146. Kokron O, Cerni C, Micksche M, et al (1977) Zur Therapie des inoperablen Bronchuskarzinoms (Ergebnisse einer Pilot-Study). Österr Z Onkol 4/5–6: 106–110
147. Micksche M (1980) Immunologische Aspekte des Lungenkarzinoms. In: Denk H, Sighart W (Hrsg) Das Bronchuskarzinom heute. Holzhausen, Wien, S 255–283
148. Micksche M, Colot M, Kucera H (1981) Radio-immunotherapy in advanced cervical cancer. In: Dubois JB, Serrou B, Rosenfeld C (eds) Immunopharmacologic effects of radiation therapy. EORTC Monograph Series, vol 8. Raven Press, New York, pp 499–518
149. Meyskens FL, Alberst d S, Appro MS, et al (1983) Clinical studies of vitamin A and its synthetic derivatives in cancer prevention and treatment. In: Meyskens FL, Prosad KN (eds) Modulation and mediation of cancer by vitamins. Karger, Basel, pp 306–310
150. Meyskens FL, Gilmartin E, Alberst DJ, et al (1982) Activity of isoretinoin against squamous cell cancer and preneoplastic lesions. Cancer Treatm Resp 66: 1315–1319
151. Breitman TR, Jelonick SE, Collins SJ (1980) Induction of differentiation of the promyelocytic cell line (HL-60) by retinoic acid. Proc Natl Acad Sci USA 77: 2936–2940

Nachsorge, Rehabilitation

Anästhesiologische und intensivmedizinische Betreuung von onko-chirurgischen Patienten

Ch. Spiss und **F. Lackner**

Klinik für Anästhesie und Allgemeine Intensivmedizin, Universität Wien, Österreich

Einleitung

Veränderungen der humoralen und zellulären Immunität nach Operationen und Narkose wurden mehrfach beschrieben [5, 13]. Hierbei blieb kontrovers, ob die postoperative Immunsupression allein durch das chirurgische Trauma und den perioperativen Streß ausgelöst wird, oder ob es zusätzlich eine Anästhetika induzierte Immunsupression gibt [8]. Die *humorale Immunität* wird durch nicht spezifische Faktoren wie Komplement, Fibronektin und die spezifischen Immunglobuline gewährleistet.

1. Phagozyten

Darunter versteht man die polymorphen mononukleären Neutrophilzellen wie Monozyten, Makrophagen und eosinophile Leukozyten. Sie sind besonders wichtig zur Abwehr der akuten bakteriellen Infektion und werden bekanntlich im Knochenmark produziert. Ihre Hauptaufgabe ist Chemotaxis.

2. Komplement

Das Komplementsystem setzt sich aus ungefähr 5 bis 10% des Gesamtplasmaproteins zusammen. Eine Aktivierung des Komplements führt zur Opsonisation, Chemotaxis und Leukozytenaggregation. Der wichtigste Bestandteil des Komplementsystems ist zweifellos das C3, welches auch in der höchsten Konzentration von 1200 ug/ml im Serum vorhanden ist.

3. Fibronektin

Fibronektin, ein Glykoprotein, stimuliert die Clearenz von pathologischen Blutpartikeln durch das Retikulo-endotheliale System.

4. Immunglobuline

Diese sind Proteine, die spezifisch an Antigen binden und Antikörper genannt werden. Wir unterscheiden IGG, IGM, IGA, IGB, IGD und IGE, wobei jede dieser Subklassen eigene physikalisch-chemische Eigenschaften und Funktionen besitzen.

Nun zur *zellulären Abwehr:* Die Lymphozyten unterteilen sich in T-Zellen (60 bis 80%) und B-Zellen (10 bis 15%). Die Zellen, deren Reifung im Thymus erfolgt, sind für die zelluläre Abwehr verantwortlich. Reifende B-Zellen transformieren sich nach einem antigenen Stimulus in antikörperbildende Plasmazellen. Mittels monoklonaler Antikörper lassen sich die T-Zellen weiter in T4 oder Helferzellen und Immunsuppressorzellen, sogenannte T8 Zellen aufteilen. Bei dem Gesunden beträgt das Verhältnis T4 zu T8 ungefähr 2:1. Dieser Quotient gilt als Index der Immunregulation.

Mittels eines Hauttests, bei dem Antigen in einer geringen Dosierung (z.B. Candida 1:100 verdünnt, oder Mumpsantigen) subcutan meist im Bereich des Oberarmes injiziert wird, kann die zelluläre Abwehr überprüft werden. Es besteht eine gute Korellation zwischen relativer oder anergischer Reaktion und der Sepsis bzw. Mortalitätsrate [1, 4].

Spezifische Problematik onkochirurgischer Patienten (Tabelle 1)

Der karzinomkranke Patient ist meist mit einer Mehrzahl pathophysiologischer Störungen an verschiedenen Organsystemen belastet [7].

Alkoholismus und Leberzirrhose

Eine signifikante Anzahl von Patienten mit Karzinomen im Kopf- und Halsbereich sind Alkoholiker [11]. In dieser Patientenpopulation sind die Immunglobuline normal oder sogar leicht erhöht. Das Komplementsystem ist reduziert. Durch die direkte knochenmarksdepressive Wirkung des Alkohols ist die Produktion von Leukozyten vermindert. Die zelluläre Immunität ist selbstverständlich bei diesen Patienten ebenfalls stark in Mitleidenschaft gezogen. Besonders die Anzahl der T-Lymphozyten ist vermindert. Sehr oft liegt eine Leberverfettung oder sogar eine Leberzirrhose mit portaler Hypertension vor. Ebenfalls muß die alkoholische Myokardiopathie

Tabelle 1. Onkochirurgische Patienten – polymorbid

1. Alkoholismus	Leberzirrhose
	Myokardiopathie
2. Mangelernährung	
3. Beschleunigter Drug-Metabolismus	

Beachtung finden. Durch die Induktion von mikrosomalen Leberenzymen wird der Metabolismus zahlreicher Substanzen erheblich beschleunigt (Hypnotika, Relaxantien etc.)

Malnutrition

Sehr oft liegt bei dieser Patientengruppe auch zusätzlich eine Mangelernährung vor. Hierbei sind besonders die Immunglobuline IGG und IGM als auch das Komplement vermindert. Zusätzlich muß noch mit einer verminderten Vitaminresorption gerechnet werden, deren Folge meist Blutgerinnungsstörungen sind.

Einfluß der Chemotherapie (Tabelle 2)

Die meisten Chemotherapeutika beeinflussen Enzyme, die für die Synthese oder Funktion der Desoxyribonukleinsäure verantwortlich sind [10, 11]. Die Folge sind Knochenmarkdepression mit Thrombozytopenie, Leukopenie und Anämie, Übelkeit, Erbrechen, Durchfall, sowie Blutungsgefahr aus dem Gastrointestinaltrakt. Während alkylierende Substanzen eine Hemmung der Plasmacholinesterase bewirken (die Folge ist verlängerte Lysthenonwirkung) wurde mit Doxorubicin schwere Myokardiopathien beschrieben. Bleomycin ist schwer Lungentoxisch und kann leicht bei schlechter perioperativer Betreuung in Lungenversagen führen.

Tabelle 2. Einfluß der Chemotherapie

Knochenmarksdepression	Thrombozytopenie Leukopenie Anämie
Gastrostinale Störungen	Übelkeit Erbrechen Durchfall
Myokardiopathien	
Lungentoxizität	
Verlängerung der Wirkung von Muskelrelaxantien	

Tabelle 3. Perioperatives Management

- Abklärung über operatives Vorgehen, ev. Intubationsprobleme, Tracheostomie
- Erhalten der Vitalfunktionen (Kreislauf, Lunge, Niere)
- Antibiotika (Augmentin, Dalacin, Penicillin G, Floxapen)
- Ernährung
- Schmerzbekämpfung und Sedierung

Einfluß des chirurgischen Traumas

Eine Vielzahl von Publikationen konnten die negativen Einflüsse der Operation auf das Immunsystem beweisen [2]. Eine Verminderung von Immunglobulin, Komplement, Fibronektin, Praealbumin und Antithrombin 3 kann zu einem Capillary-leak Syndrom mit zusätzlicher Exudation von Komplement und Gerinnungsfaktoren führen.

Einfluß des Narkoseverfahrens auf die zelluläre Immunität

Mit Hilfe monoklonaler Antikörper wurde in einer klinischen Studie die Verteilung 8 verschiedener Lymphozytensubpopulationen im Blut vor und nach Narkose sowie am 1. postoperativen Tag Immunfluoreszenz mikroskopisch untersucht [3]. Eine Gruppe erhielt für gynäkologische Operationen entweder eine Narkose mit dem halogonierten Kohlenwasserstoff Halothan, die Kontrollgruppe bekam eine Neuroleptanalgesie mit Fentanyl.

Im Gegensatz zur Neuroleptanalgesie konnte durch Halothan eine ausgeprägte Veränderung festgestellt werden, und zwar eine Reduktion der T-Zellen, gleichzeitig sank der P4 T8 Quotient von 1,5 auf 1,1.

Die postoperative Immunsupression stellt besonders für Patienten im reduzierten Allgemeinzustand und für Tumorpatienten eine nicht zu unterschätzende Gefährdung dar. Primär wurden bis dato das chirurgische Trauma per se und die damit verbundene Streßreaktion für diese Immunsuppression verantwortlich gemacht. Doch es häufen sich in letzter Zeit die Hinweise auf eine anästhetikainduzierte Beeinträchtigung des Immunsystems. In einer rezenten Untersuchung konnte jedoch festgestellt werden, daß nur in der Halothangruppe die T11 Zellen im Zeitverlauf erniedrigt und die Supressorzellen am 1. postoperativen Tag signifikant erhöht sind [6]. Diese spezielle Veränderung der T-Lymphozyten scheint den halogenierten Kohlenwasserstoff eigen zu sein. In der NLA-Kontrollgruppe zeigen wie bei der Halothangruppe eine negative Beeinträchtigung der unspezifischen humoralen Abwehr, so daß zusammenfassend festgestellt werden kann, daß bei identischen chirurgischen Traumata in Abhängigkeit von angewandten Narkoseverfahren das Immunsystem im Sinne einer Supression beeinträchtigt werden kann. Besonders nach der Anwendung von Halothan ist nach den vorliegenden Ergebnissen eine besondere immunsupressive Wirkung möglich, die mit der Expositionsdauer zu korrelieren scheint. Im Zusammenhang mit der aus der Literatur bekannten Wirkung aller Halothananästhetika auf immunkompetente Zellen sollte der Einsatz von halogeniertem Kohlenwasserstoff (Halothan, Enfluran und Isofluran) bei Patienten mit Karzinomen besonders kritisch betrachtet werden. Eine Alternative stellt hier zweifellos die modifizierte Neuroleptanalgesie mit dem jetzt neu auf den Markt gekommenen sehr potenten Sufentanyl dar.

Intensivmedizinische Maßnahmen onkochirurgischer Patienten

Präoperativ sollte zwischen dem Chirurgen und dem Anästhesieteam das operative Vorgehen genauestens besprochen werden. Bei Patienten mit

Tumoren im Kiefer- und Gesichtsbereich muß schwierigen Intubationsproblemen gerechnet werden, sodaß die Möglichkeit der fiberoptischen Intubation im Operationssaal gegeben sein muß [9]. Eine Nottracheostomie ist manchmal sogar notwendig.

Die postoperative optimale Betreuung erfordert eine multidisziplinäre Behandlung des ganzen Patienten, ein integrierendes System einzelner, aber ineinandergreifender Subsysteme von denen jedes entsprechende Abklärung und angemessene Therapie erfordert. Der Intensivmediziner hat die Aufgabe sämtliche Anstrengungen aller Ärzte und des Pflegepersonals für seine Patienten zu koordinieren, damit diese reibungslos die bestmögliche Pflege erhalten.

Das Ziel der Intensivtherapie muß in der Überwachung der Gesamtkörperfunktion bestehen, mit Berücksichtigung sämtlicher Organsysteme. Auf diese Weise können Morbidität und Mortalität als Krise kritischer Krankheitsphasen spürbar reduziert werden.

Literatur

1. Christou NV (1987) Immune system dysfuction in multiple organ failure. Chapter 9. State of the art. Critical care society
2. Christou NV, Mc Lean APH, Meakins JL (1980) Host defence in blunt trauma. Interrelationships of kinetics of anergy an depressed neutrophil function, nutritional status, and sepsis. J Trauma 20: 833
3. Griffith CDM, Kamath MB (1986) Effect of halothane and nitrous oxide anaesthesia on natural killer lymphocytes from patients with benign and malignant breast disease. Br J Anaesth 58: 540
4. Johnson WC, Ulrich R, Meguid MM, et al (1979) Role of delayed hypersensitivity in prediicting postoperative morbidity and mortality. Am J Surg 137: 536
5. Käbisch S, Zitnik B, Krumholz W, et al (1980) Veränderungen von Lymphozytensubpopulationen in Abhängigkeit von Narkoseverfahren. Anasth Intensivther Notfallmed 21: 327
6. Koenig A, Koenig UD, et al (1987) Differences in lymphocyte mitogenics stimulation pattern depending on anaesthesia and operative trauma. I. Halothane-nitrous oxide anaesthesia. II. Combined neuroleptanaesthesia. Eur J Anaesthesiol 4: 17
7. Mc Cammon RL (1987) Cancer. Chapter 30. State of the art. Critical care society
8. Nunn JF, Sharp JA, Kimball KL (1970) Reversible effect of inhalation anaesthetics on lymphocyte motility. Nature 226: 85
9. Patil VU, Stehling LC, Zauder HL (1983) Fiberoptic endoscopy in anesthesio. Year Book Medical Publishers, Chicago
10. Selvin BL (1981) Cancer chemotherapy: implications for the anesthesiologist. Anesth Analg 60: 425
11. Van Epps DE, Strickland RG, Williams jr RC (1975) Inhibitors of leukocyte chemotaxis in alcoholic liver disease. Am J Med 59: 200
12. Wise RP (1962) A myasthenic syndrome complicating bronchial carcinoma. Anaesthesia 17: 488–490
13. Zimmerli W (1985) Impaired host defence mechanisms in intensive care patients. Intensive Care Med 11: 174

Die postoperative physikalische Rehabilitation von Kopf-Halskarzinomen

V. Fialka[1] und **K. Vinzenz**[2]

[1] Klinik für physikalische Medizin und Rehabilitation der Universität Wien und [2] Abteilung für Kiefer- und Gesichtschirurgie, Evangelisches Krankenhaus Währing, Wien, Österreich

Die chirurgische Entfernung von Tumoren im Kopf-Halsbereich kann unter Umständen beträchtliche Folgen nach sich ziehen. Dies deshalb, weil es sich um die Behandlung einer lebensbedrohenden Erkrankung im meist exponierten Körperteil handelt. Je nach Ausdehnung der Operation sind dabei lebenswichtige Funktionen behindert. So steht nach Laryngektomie die Beeinträchtigung der Sprache im Vordergrund. Operative Eingriffe im Oropharynx führen zu einer Behinderung des Kauens und Schluckens. Entfernungen von Tumoren in den perimandibulären Weichteilen wiederum haben sehr häufig eine Kieferklemme zur Folge und können weiters eine Beeinträchtigung der Mimik nach sich ziehen.

Darüberhinaus ist es die sichtbare Verunstaltung durch Ödeme, Narben oder Facialisschädigung, die einen erheblichen Leidensdruck erzeugt. Eine zusätzlich beeinträchtigte Schultergürtelfunktion nach Neck dissection vermindert körperliche Beweglichkeit und Wohlbefinden.

Ziel der nichtchirurgischen Rehabilitation ist es, größtmögliche körperliche, emotionelle und soziale Fähigkeiten wiederherzustellen. Es gilt sowohl die Lebensqualität zu bessern als auch die Abhängigkeit von öffentlichen Einrichtungen und Verwandten zu reduzieren. Dazu ist ein Team von Fachkräften notwendig. Dem Physikalisten innerhalb dieses Teams kommt dabei die Aufgabe zu, die Probleme von Seiten des Bewegungsapparates zu diagnostizieren, rehabilitative Behandlungskonzepte zu erarbeiten und Behandlungsziele zu definieren. Zur Durchführung dieser Behandlungskonzepte ist jedoch die aktive Mitarbeit des Patienten notwendig. Seine Fähigkeit und der Wille dazu sind die notwendigen Voraussetzungen für eine erfolgreiche Rehabilitation.

Eine der Hauptursachen für mangelnde Motivation ist der *Schmerz*, der jede weitere Therapie unmöglich macht. Diesen zu dämpfen ist das erste Ziel im Rahmen des physikalischen Therapiekonzeptes. Für eine gezielte

Behandlung ist jedoch die Kenntnis von Schmerzentstehung, -lokalisation, -qualität und -quantität von Bedeutung. Hier gilt es in Zusammenarbeit mit dem Anästhesisten neben der symptomatischen Schmerzbehandlung vor allem funktionelle Aspekte zu berücksichtigen [1].

Neben dem Eindämmen des Schmerzes richtet sich die Therapie vor allem darauf, die funktionelle Unabhängigkeit zu trainieren. Sogenannte *Activities of Daily Living (ADL)* [12] wie Mobilität, Hygiene, An- und Auskleiden und Essen werden mit dem Patienten geübt [16]. Der Schwerpunkt der Behandlung liegt hier zweifelsohne beim Kauen und Schlucken. Ziel der Behandlung ist dabei das Verhindern der Aspiration mit allen ihren Folgeerscheinungen wie z. B. Pneumonie aber auch die Prävention der bei diesen Patienten sehr häufig vorkommenden Malnutrition. Voraussetzung dazu ist eine enge Zusammenarbeit mit der Diätassistentin.

Um eine möglichst große Selbständigkeit zu erreichen, gilt es, *eingeschränkte Beweglichkeiten* jeglichen Ursprungs zu erweitern und die *Muskelbalance* so weit wie möglich wiederherzustellen [14]. Bei Patienten mit Kopf-Halskarzinom richtet sich dabei die Aufmerksamkeit vor allem auf den Kiefer-, den Schulterbereich und auf die HWS.

Weiters sollen *Kraft und allgemeine Ausdauer* verbessert werden.

Bedeutend, nicht nur nach dem subjektiven Empfinden des Patienten ist die Behandlung von *Narben und Weichteilschwellungen* im Gesichts- und Halsbereich, die häufig auch funktionell behindern können.

Weiters darf die Schulung richtigen *Atmens* in keinem Behandlungsplan fehlen. Neben der Pneumonieprophylaxe bildet sie einen wichtigen Bestandteil zur allgemeinen Entspannung und Wiederherstellung des Muskelgleichgewichtes im Hals-Schulterbereich.

Die physikalische Medizin bietet zur Rehabilitation eine Fülle von Möglichkeiten, auf die im folgenden näher eingegangen werden soll.

Ödeme

Ödeme im Gesicht aufgrund von Lymphknotenentfernungen, Narben oder Bestrahlung wirken sich nicht nur äußerst verunstaltend aus, sondern beeinträchtigen darüberhinaus auch Atmung und Nahrungsaufnahme (Abb. 1). In diesen Fällen kann manuelle Lymphdrainage die Schwellung reduzieren, ödembedingte Schmerzen lindern, Atmung und Nahrungsaufnahme erleichtern [15].

Mimik

Operationsnarben

Operationsnarben im Gesicht verursachen neben einer Störung der Mimik und einer Schwellung gelegentlich auch Schmerzen. Hier kann Ultraschalltherapie mit Kontraktubexsalbe in Kombination mit heilgymnastischen Übungen eine Besserung der Beweglichkeit und eine Linderung der Schmerzen bewirken [5].

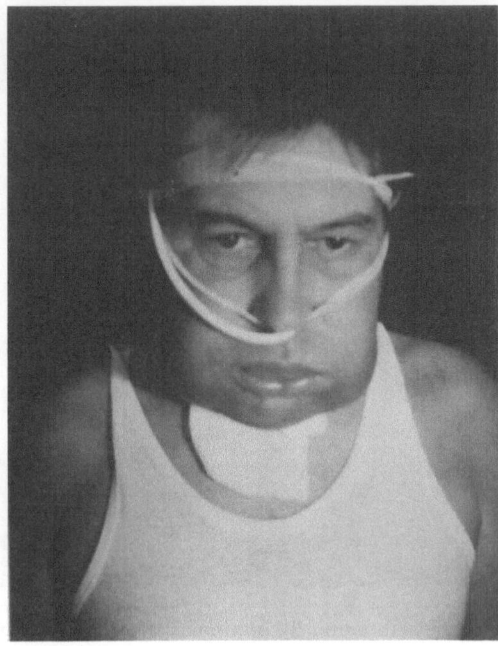

Abb. 1. Lymphödem des Gesichts nach Operation eines Zungenkarzinoms

Operative Schädigung des Nervus facialis

Ebenso störend für den Patienten ist eine durch Verletzung oder Durchtrennung des Nervus facialis beeinträchtigte Mimik. Ziel der Rehabilitation dabei ist es, die Gesichtssymmetrie in Ruhe und Bewegung wiederherzustellen oder zumindest Kontrakturen und Mitbewegungen so gering wie möglich zu halten. Mit der Behandlung sollte so früh wie möglich begonnen werden.

Schwerpunkt des Therapiekonzeptes bildet die Krankengymnastik: Sie enthält folgende Elemente:

– den manuellen Kontakt auf beiden Seiten des Gesichtes als sensiblen Reiz für den jeweils zu übenden Muskel,
– den kurzen Dehnreiz für den Muskel und
– den deutlichen Auftrag für die Bewegung.

Die optische Kontrolle vor dem Spiegel erleichtert das Üben der schwierigen, isolierten mimischen Bewegungen [2]. Die Heilgymnastik unterstützende Maßnahmen sind:

– *Galvanisation mit Bergoniemaske:* Sie beeinflußt Haut- und Muskeldurchblutung, wirkt schmerzstillend und eignet sich als Vorbehandlung zur Exponentialstromtherapie [10] (Abb. 2).

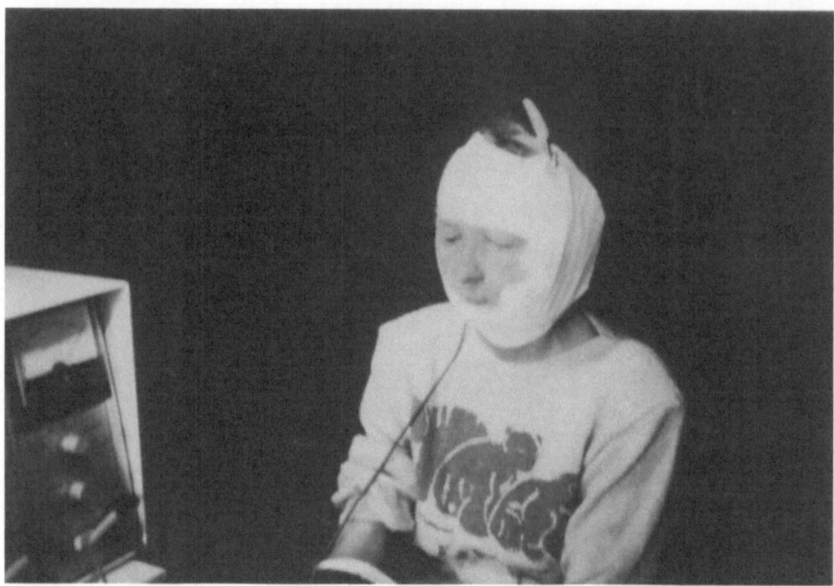

Abb. 2. Galvanisation mit Bergoniemaske bei Facialisparese

- *Die Exponentialstromtherapie* wird mit Hilfe von Knopfelektroden durchgeführt. Sie dient zur Reizung von denervierten Muskeln soferne eine
  Regeneration für möglich erachtet wird. Bei deutlich sichtbarer Re-
  innervation ist sie abzusetzen [10].
- *Massagen* in Form von Fingerzirkelungen und Knetungen fördern die
  Haut- und Muskeldurchblutung und werden vor der Heilgymnastik angewendet.

Im günstigsten Fall können auch jene automatischen Bewegungen der Ge-
sichtsmuskulatur, die Ausdruck emotioneller Regungen sind, wiederhergestellt werden.

Kauen

Behinderungen der Kaufunktion sind häufig auf therapeutische Eingriffe
wie Bestrahlungen und Operationen im Bereich des Kiefergelenks und seiner umgebenden Strukturen zurückzuführen. Es kommt zu schmerzhaften
Bewegungseinschränkungen.
Ziel der physikalischen Therapie in diesem Bereich ist es, durch heilgym-
nastische Übungen die Kieferfgelenksbeweglichkeit zu erweitern und die
Muskelbalance wiederherzustellen. Geübt werden:

- passive Mobilisationen [16] (Abb. 3),
- aktives Öffnen und Schließen,

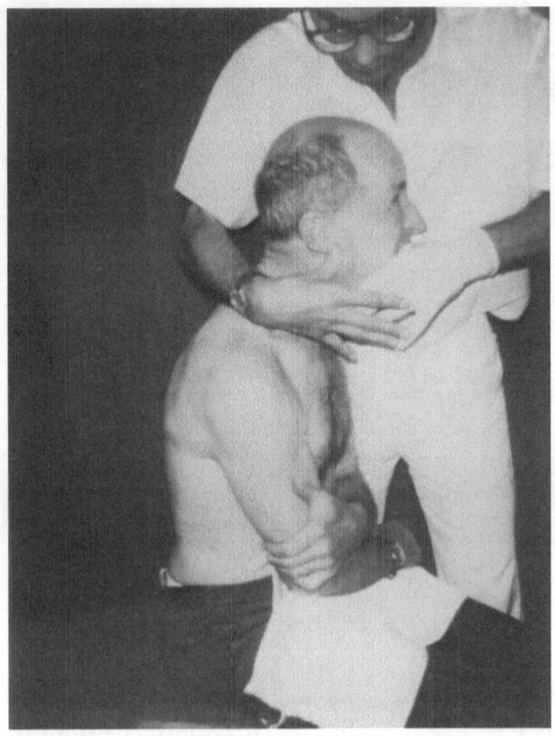

Abb. 3. Passive Kiefergelenksmobilisation nach Radiatio im Kieferbereich

- ventral Gleiten mit Betonung der Rotation,
- später laterale Deviation.
- Isometrische Anspannungsübungen [17] und Übungen aus dem PNF [13] dienen der Muskelkräftigung bzw. -dehnung.

Bei Schmerzen bewirken Streichmassagen im Gesicht eine fühlbare Linderung.

Schlucken

Operative Eingriffe im Oropharynx führen neben Substanzdefekten zu motorischen (N. hypoglossus , N. glossopharyngeus) und sensiblen (N. trigeminus, N. glossopharyngeus, N. vagus) Nervenausfällen. Erhebliche Schluckstörungen sind die Folge.

Aufgabe des Therapeuten dabei ist es, zunächst für den Schluckakt notwendige Funktionen zu trainieren. Es gilt:

- die Zungenmotilität durch entsprechende Heilgymnastik zu verbessern (Abb. 4),

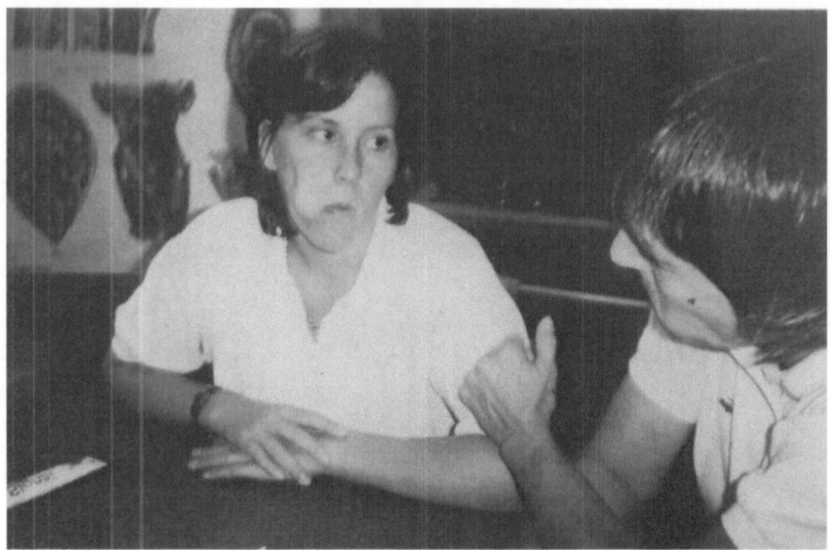

Abb. 4. Zungenmobilisation

- den Gaumenbogen mit Eisstäbchen zu stimulieren und
- das Kauen von z. B. Apfelstückchen in einem Kosmetiktuch zu üben.

Sobald es der Gesundheitszustand des Patienten erlaubt, kann der Therapeut mit ihm das Essen beginnen. Breiige Speisen erleichtern besonders die ersten Male das Schlucken. Wichtig ist eine aufrechte Sitzposition. Wenn nötig soll sich der Patient abstützen, um sich voll auf den oralen Trakt konzentrieren zu können [18].

Stimme

Der Verlust oder die Veränderung der Stimme nach Larynxoperationen bedeutet für den Betroffenen eine deutliche Minderung der Lebensqualität. Hier ist es Aufgabe des Logopäden, die Rehabilitationsbehandlung durchzuführen [11]. Der Physikotherapeut kann jedoch unterstützend mitarbeiten. Seine Aufgabe ist es, die Atmung zu schulen. Je nach klinischem Zustandsbild kommen dabei folgende Maßnahmen in Betracht [4]:

- Allgemeine Entspannungs- und Lösungsmaßnahmen,
- Thorax- und Wirbelsäulenmobilisation,
- Atemübungen (Abb. 5),
- Maßnahmen zur Verbesserung der Sekretabgabe und Abhustenschulung und
- haltungsverbessernde Maßnahmen.

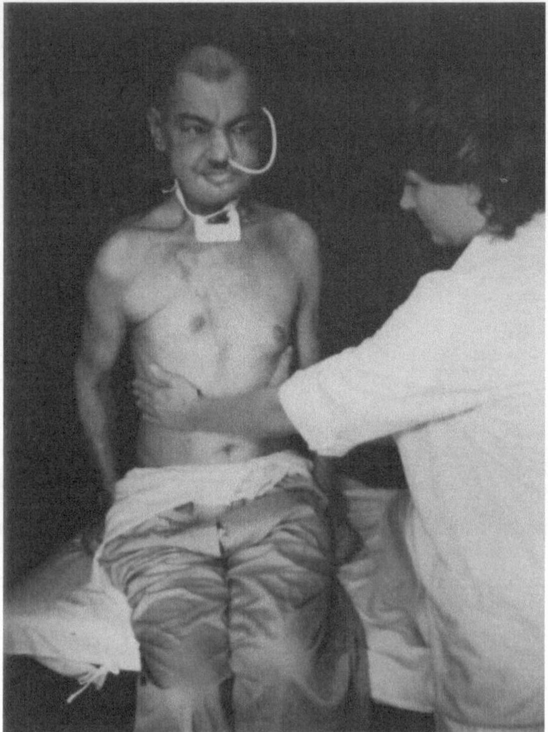

Abb. 5. Atemtherapie

Schultergürtel

Häufig hat eine Neck dissection einen Schultergürtelfehlstand zur Folge.
Dies deshalb, weil je nach Radikalität des Eingriffes der Nervus Accessorius
und Äste aus dem Plexus cervicalis durchtrennt werden.Die Patienten weisen die für die Accessoriusparese charakteristische Atrophie des oberen
Trapeziusrandes auf. Weil das Schulterblatt nicht genügend fixiert werden
kann, kommt es zur typischen Schaukelstellung der Scapula, d. h. das
Schulterblatt steht tiefer und weicht nach seitlich vorne ab. Die Scapula
kann nicht mehr genügend rotiert werden, die Abduktion in der Frontal-
ebene ist dadurch deutlich behindert (Abb. 6).

Um diese Funktionseinbuße zu objektivieren, haben wir anhand klinischer und elektrophysiologischer Parameter die Abweichung im Vergleich
zur gesunden Seite beurteilt. Dabei fand sich eine neurogene Trapezius-
schädigung unterschiedlicher Beteiligung und Ausprägung aller drei Anteile. Die Restversorgung von gesunden oder nur leicht geschädigten Ner-
venfasern erfolgte aus Ästen des Plexus cervicalis [7, 9].

Diese Erkenntnisse bilden zugleich den Ansatzpunkt für die physikalische Therapie.

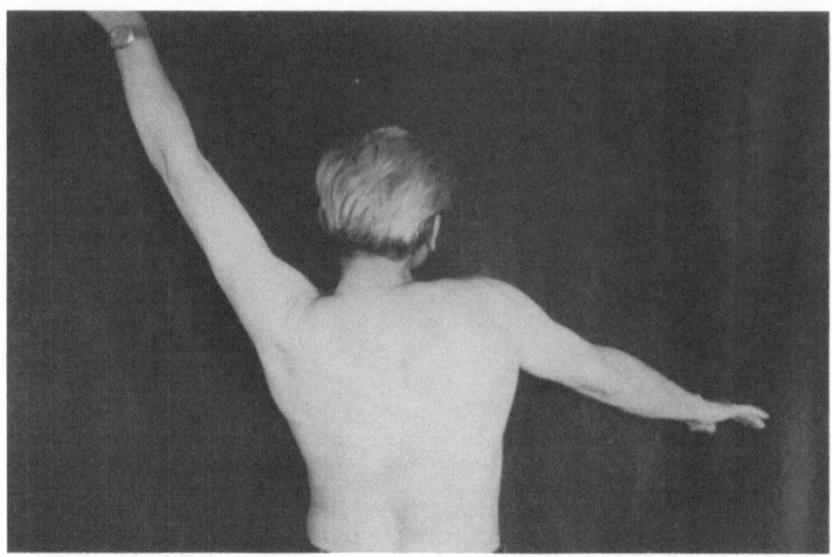

Abb. 6. Behinderung der Schultergürtelfunktion nach radikaler Neck dissection

Aus dem Angebot ihrer Möglichkeiten hat sich folgende Kombination bewährt:

– Galvanisation zur Verbesserung der Trophik und Linderung des Schmerzes,
– Exponentialstrom und Schwellstrom zur Stimulation des Musculus trapezius,
– Massage für die Halswirbelsäule zur Lockerung von verspannten Muskeln und
– Heilgymnastik für den Schultergürtel und die Halswirbelsäule.

Es wird dabei sowohl der Muskulus trapezius gekräftigt als auch die übrige Schultergürtelmuskulatur wie M. levator scapulae, Mm. rhomboidei und M. serratus ant. trainiert. Die Kräftigung und Koordination dieser Muskeln sowie eine verringerte Schmerzsymptomatik gewährleisten nicht nur eine verbesserte Schulterblattposition, sondern ermöglichen auch eine Zunahme der Beweglichkeit im betroffenen Schultergelenk. Negative Folgeerscheinungen wie schmerzhafte Schultersteifen, Cervicobrachialsyndrome, Subluxationen des Sternoclaviculargelenkes bis hin zu Überlastungsbrüchen der Clavicula werden vermieden.

Hausübungsprogramm

Ein individuell zusammengestelltes Hausübungsprogramm sowie Verhaltensmaßregeln im Alltag sind Teil des physikalischen Therapiekonzeptes.

Sie erleichtern Patienten wie deren Angehörigen das Leben mit der Behinderung.

Betrachtet man Heilung nicht nur als Beseitigung von Krankheit, sondern als Prozeß zu weitestgehender Wiedererlangung ursprünglicher Fähigkeiten, so stellt das Therapieangebot der physikalischen Medizin einen unverzichtbaren Beitrag für die Rehabilitation nach Kopf-Halskarzinom-Operationen dar.

Literatur

1. Baines M, Kirkham SR (1984) Carcinoma involving bone and soft tissue. In: Wall PD, Melzack R (eds) Textbook of pain. Churchill Livingstone, Edinburgh London Melbourne New York, pp 457–458
2. Cotta H, Heipertz W, Hüter-Becker A, Rompe G (1983) Krankengymnastik, Bd 9. Thieme, Stuttgart New York, S 123–126
3. De Lateur BJ (1984) Exercise for strength and endurance. In: Basmajian JV(ed) Therapeutic exercise, 5th edn. Williams and Wilkins, Baltimore London, pp 88–109
4. Edel H, Knauth K (1977) Grundzüge der Atemtherapie, 3. Aufl. Steinkopff, Dresden, S 104–270
5. Edel H (1983) Fibel der Elektrodiagnostik und Elektrotherapie, 5. Aufl. Müller und Steinicke, München, S 277–278
6. Evjenth O, Hamberg J (1981) Muskeldehnung warum und wie? Teil I. Remed, Zug, S 146–152
7. Fialka V, Vinzenz K (1988) Investigations into shoulder function after radical neck dissection. J Cranio Max Fac Surg 16: 143–147
8. Fialka V, Vinzenz K (1983) Zur physikalischen Therapie und Diagnostik der postoperativ geschädigten Schulter nach radikaler Neck dissection. Dtsch Z Mund Kiefer Gesichtschir 13: 220–225
9. Fialka V, Vinzenz K, Pawelka R (1989) Zur Schultergürtelfunktion nach radikaler Neck dissection. Z Phys Med Baln Med Klim 18: 69–76
10. Jantsch H, Schuhfried F (1981) Niederfrequente Ströme zur Diagnostik und Therapie, 2. Aufl. Maudrich, Wien München Bern, S 186–188
11. Kaplan E, Gumport SI (1988) Cancer rehabilitation. In: Goodgold J (ed) Rehabilitation medicine. Mosby, St. Louis Washington Toronto, pp 288–289
12. Katz S, Ford AB, Moskowitz RW (1963) Studies of illness in the aged. The index of ADL: a standardized measure of biological and psychosocial functions. JAMA 185: 914–919
13. Knott M, Voss DE (1968) Proprioceptive neuromuscular facilitation, 2nd edn. Harper and Row, New York
14. Kottke FJ (1982) Therapeutic exercise to maintain mobility. In: Kottke FJ, Stillwell GK, Lehmann JF (eds) Krusen's handbook of physical medicine and rehabilitation, 3rd edn. Saunders, Philadelphia London Toronto Mexico City Rio de Janeiro Sidney Tokyo, pp 389–402
15. Kurz I (1979) Einführung in die manuelle Lymphdrainage, Bd 3. Haug, Heidelberg
16. Leslie LR (1982) Training for functional independence. In: Kottke FJ, Stillwell GK, Lehmann JF (eds) Krusen's handbook of physical medicine and rehabilitation, 3rd edn. Saunders, Philadelphia London Toronto Mexico City Rio de Janeiro Sidney Tokyo, pp 501–507
17. Liberson WT (1984) Brief isometric exercises. In: Basmajian JV (ed) Therapeutic exercise, 5th edn. Williams and Wilkins, Baltimore London, pp 236–256
18. Weaver A, Fleming S (1985) Swallowing rehabilitation. In: Chretien PB, Johns ME, Shedd DP, Strong EW, Ward PH (eds) Head and neck cancer, vol 1. Decker, Philadelphia Toronto, pp 532–537

Schmerztherapie bei Kopf-Halstumor-Patienten

W. Ilias

Abteilung für Anästhesie und Allgemeine Intensivmedizin,
Krankenhaus der Barmherzigen Brüder, Wien, Österreich

Das Problem der Nachbehandlung incurabel erkrankter Personen mit und ohne Schmerzen wird derzeit grundsätzlich als Gesamtheit betrachtet. Dies deshalb, weil sich unabhängig von der Art der Grunderkrankung sowohl therapeutisch als auch sozial keine wesentlichen, krankheitsspezifischen Unterschiede bezüglich des Nachsorgeaufwandes abzuzeichnen scheinen. Diese Betrachtungsweise ergab sich nicht zuletzt unter dem Druck der ständig zunehmenden Zahl der betroffenen Personen und der Medien, wobei hier nicht nur die Patienten selbst sondern auch die Mitglieder ihres sozialen Umfeldes, in den Kreis der Betroffenen und damit der Meinungsbildner miteinzubeziehen sind. Angestrebt wird, und dies soll auch höchstes Ziel der Nachsorge incurabel Erkrankter sein, *„ein Sterben in Würde"*. Wie mißverständlich diese Zielsetzung aufgefaßt werden kann, hat nicht zuletzt die polarisierte Diskussion der „Euthanasie" [6] gezeigt. Zwar in gegensätzlicher Weise, aber ebenfalls unter dem Titel *„dying in dignity"* setzt sich die „Time" [1] mit der Krebsnachsorge in Hospizen auseinander. Nach Auffassung der Medien bzw. deren Meinungsbildner scheint also ein *„Leben in Würde"* bei incurabel Erkrankten grundsätzlich ausgeschlossen.

Sowohl bezüglich des Therapiezieles bei incurablen Erkrankungen, welches wohl nur *„ein Leben (und Sterben) in Würde"* sein kann, als auch der Uniformierung der Nachsorge im allgemeinen, welche erfahrungsgemäß immer patientenspezifisch adaptiert sein muß, wird und muß die medizinische von der allgemeinen Auffassung der Nachsorge abweichen.

Neben den unmittelbar mit dem incurablen Leiden und den Therapiefolgen im Zusammenhang stehenden Patientenbelastungen wie Schwäche, äußere Entstellung u.a.m. repräsentiert der „Tumorschmerz" wohl die intensivste Einschränkung des Selbstwertes und der Lebensqualität. Laut WHO ergab die Analyse von 32 einschlägigen Publikationen, daß bei 70% der an malignen Tumoren erkrankten Personen Schmerzen als Hauptsymptom zu beobachten sind. Nach antineoplastischer Therapie unter Ausschöpfung aller pharmakologischen, strahlungstechnischen und chirurgischen Möglichkeiten geben etwa 50% der Tumorpatienten permanente Schmerzen an [20]. Diese Zahl kann insgesamt auch als repräsentativ für Patienten angenommen werden, welche an Tumoren im Kopf-Halsbereich erkrankt sind [23]. Für den Bereich der Universitätskliniken für Hals-Nasen-Ohren Erkrankungen sowie der Maxillo-Facialen-Chirurgie in Wien sind jährlich etwa 300 bis 400 Neuerkrankungen im Kopf-Halsbereich, mit einem adequaten Anteil an Schmerzleidenden anzunehmen.

1. Tumorschmerz bei Kopf-Halstumoren

Im Gegensatz zum physiologischen Schmerz als Früh- und Alarmsystem zur Erhaltung der körperlichen Integrität, ist der Tumorschmerz nach erfolgter, ursächlicher Therapie wegen fehlender Schutz- und Warnfunktion als unphysiologisch, sinnlos zermürbend und wegen Behinderung der körperlichen Erholungs- bzw. Ruhephasen und resultierender Erschöpfung sogar per se als lebensbedrohend anzusehen. Unabhängig von seiner ursprünglichen, morphologisch begründeten Intensität ist der Tumorschmerz wegen seiner Dauerhaftigkeit maßgeblich durch Emotion, soziale Stellung, Persönlichkeit, und Erziehung wechselseitig beeinflußt. Die wesentlichsten dieser Wechselwirkungen zeigt Abb. 1 in schematisierter Form [14].

Bei Tumoren im Kopf-Hals-Bereich ist ein Teil der in Abb. 1 angeführten „schmerzverstärkenden" Faktoren besonders betont. Die Auflistung dieser Faktoren in Abb. 2 verdeutlicht, warum gerade bei diesem Patientengut eine besondere Einschränkung des Selbstwertgefühles und der Lebensqualität zu erwarten sind.

Die möglichen Ursachen onkologischer Schmerzen, modifiziert nach Bonica [2], sind in Abb. 3 angeführt. Tumoren der Kopf-Hals-Region imponieren zunächst durch expansives Wachstum mit Nerv- und Gefäßkompressionen und daraus resultierenden Schmerzen. Speziell Zylindrome haben die Eigenschaft, entlang von Nerven vorzuwachsen und führen deshalb sehr oft zu Schmerzen im entsprechenden neuralen Versorgungsbereich. Besonders heftige Schmerzen sind bei Tumorlokalisationen im Bereich der Orbita zu beobachten. Schmerzursache ist hier die Bulbusverlagerung mit Dehnung der Augennerven und -muskeln. Neben den Schmerzen selbst sind die Patienten oft auch durch optische Afferenzen (Lichtblitze u.a.m.) irritiert.

Schmerzauslösend bzw. -vermittelnd sind dabei nicht nur mechanische, überschwellige Reize auf Schmerz- und Dehnungsrezeptoren, sondern auch die Freisetzung sogenannter „Schmerzmediatoren" aus dem mechanisch oder hypoxisch geschädigten peritumoralen Gewebe. Als sicher schmerzauslösend verifiziert, gelten die in Tabelle 1 angeführten Substanzen. Daneben gilt als gesichert, daß divalente Dationen, vor allem Ca^{++}-Ionen, den analgetischen Effekt von Opioiden antagonisieren [13]. In ähnlicher Weise wird die streßinduzierte Enkephalinanalgsie durch diese Ionen beeinflußt [3].

Tabelle 1

Histamin	Azetylcholin	Prostaglandin E1	Prostaglandin E2
Substanz P	Somatostatin	Cholecystokinin	Bradykinin
K-Ionen	H-Ionen	ATP	5-Hydroxytryptamin
Fluoridresistente Saure Phosphatase, Vasoaktive Intestinale Peptide			

Nach [19]

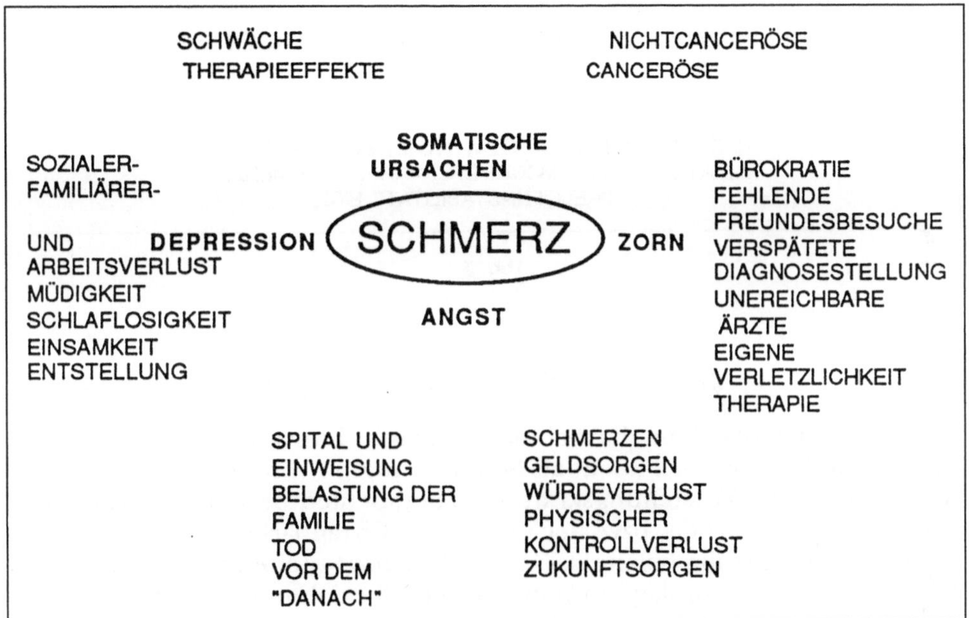

Abb. 1

SCHMERZVERSTÄRKENDE
FAKTOREN

ENTSTELLUNG
SPRECHUNFÄHIGKEIT
SCHLUCKUNFÄHIGKEIT
MUNDTROCKENHEIT
BEWEGUNGS-
EINSCHRÄNKUNG
MAGENSONDE
GEHÖRVERLUST
VISUSVERLUST
SENSIBILITÄTSVERLUST

SPRECHBEHINDERUNG
SPEICHELFLUSS
HALSSTARRE
TRACHEOSTOMA
GESCHMACKSVERLUST
GEHÖRVERLUST
GERUCHSVERLUST
BLUTUNGEN
ENTZÜNDUNGEN

Abb. 2

TUMORBEFALL VON:

PERIPHEREN NERVEN   ENKAPSULIERTEN ORGANEN
WEICHGEWEBEN   KNOCHEN / PERIOST
HOHLORGANEN   SERÖSEN HÄUTEN

TUMORBEDINGTE:

GEFÄSSOCCLUSION, NEKROSEN, ENTZÜNDUNGEN

THERAPIEFOLGEN BZW.KOMPLIKATIONEN:
RADIATIO, PHANTOMSCHMERZ, NARBENSCHMERZ,
SKELETTINSTABILITÄT ETC.

Abb. 3

2. Strategie der Schmerztherapie

Zunächst ist festzustellen, daß Schmerz eine sehr individuelle Empfindung ist, und all das, was der Patient als Schmerz angibt, von ihm auch so empfunden wird. Die Vorstellungskraft des Therapeuten bezüglich der möglichen Schmerzintensität, bzw. der möglichen Ertragbarkeit sind in diesem Zusammenhang völlig belanglos! Wie Abb. 1 zeigt, stehen Schmerzassoziationen und Stimmungslage in naher Wechselbeziehung. Die Erkrankung selbst aber auch die erschwerenden Begleitumstände versetzen den Patienten grundsätzlich in eine depressiv-abwehrend-mißtrauische Stimmungslage. Neben dem Gefühl nicht richtig behandelt worden zu sein, entwickelt der Patient zunehmend Todesahnungen und -ängste. In typischer Weise durchläuft der Patient Phasen der *Krankheitsverdrängung*, der *Aggression* gegen Mitmenschen, Ärzte und sich selbst, der *Verhandlung* (mit Gott und Krankheit), der *Depression* (bei Erkenntnis der Hoffnungslosigkeit) und schließlich der *Todeseinwilligung* (Verlust des Lebenswertes).

Aufgabe des Therapeuten ist die Schaffung einer engen Arzt-Patient-Beziehung auf Basis gegenseitigen Vertrauens. Der Arzt muß menschliche und fachliche Kompetenz vermitteln. Eine Krankheitsaufklärung darf nicht vorenthalten, soll aber auch nicht aufgedrängt werden. Die Phase der Verdrängung soll nicht durchbrochen, Hoffnungen nicht zerstört werden. Hilfreiche Vorstellungen von Therapiemaßnahmen sollen gefördert, das Selbsthilfepotential gestärkt werden. Wesentlich ist auch die Ausschöpfung bzw. Vermittlung von sozialen Hilfseinrichtungen.

Zusammen mit dem Aufbau der Arzt-Patient-Beziehung muß das Schmerzprofil analysiert werden.

- Handelt es sich um somatische oder viszerale Schmerzen?
- Sind die Schmerzen ständig und in gleicher Intensität vorhanden?
- Sind die Schmerzen lage- und bewegungsabhängig?
- Sind die Schmerzen durch Druck oder Zug auslösbar oder hemmbar?

Viszerale Schmerzursachen treten nur im Zusammenhang mit im Kopf-Halsbereich gelegenen Fernmetastasen von viszeralen Tumoren wie Hypernephrom u. ä. auf. Bei typischen Tumoren des Kopf-Hals-Bereiches, wie Plattenepithelkarzinomen, Zylindromen, Osteosarkomen, Tonsillenkarzinomen etc. sind viszerale Schmerzen nicht zu erwarten. Hier stehen die bewegungsabhängigen bzw. durch Zug und Druck auslösbaren, somatischen Schmerzen mit „heller" Schmerzqualität (brennend, stechend etc.) welche topographisch auch exakt zuzuordnen sind, im Vordergrund.

Die Schmerztherapie selbst wird sich grundsätzlich aus einer *symptomatischen* und einer *antineoplastischen* Komponente zusammensetzen und wird immer den individuellen anatomischen psychischen und tumorspezifischen Gegebenheiten anzugleichen sein. Ein typisches Therapieschema zeigt Abb. 4.

SCHMERZ
INITIALTHERAPIE

SYMPTOMATISCH	*ANTINEOPLASTISCH*
NONOPIOIDE	RADIOTHERAPIE
OPIOIDE (SCHWACH)	HORMONTHERAPIE
OPIOIDE (STARK)	CHEMOTHERAPIE
PHYSIKOTHERAPIE	CHIRURGIE
PSYCHOTHERAPIE	
BLOCKADEN	

BEI PERSISTENZ	**BEI UNILATERALEM UND LOKALISIERTEM SCHMERZ**
KONTINUIERLICH GABE VON : STARKEN OPIOIDEN+ NONOPIOIDE + ADJUVANTIEN	NEUROLYTISCHE ODER CHIRURGISCHE UNTERBRECHUNG DER SCHMERZLEITUNG

Abb. 4. Modifiziert nach WHO [20]

Therapiemöglichkeiten

1. Neurochirurgische

- Periphere Durchtrennung einzelner von Tumoren direkt oder indirekt beeinträchtigen Nerven (Rhizotomie).
- Durchtrennung oder thermische Zerstörung aufsteigender Schmerzbahnen am Rückenmark selbst, speziell bei größeren regionalen Schmerzen (Chordotomie).

- thermische oder chirurgische Zerstörung der Substantia gelatinosa am Rückenmark (Drezen = Dorsal Root Entry Zone Neurolysis).
- thermische Zerstörung des tractus neospinothalamicus am pontinen, thalamischen, mesencephalen und trigeminalen System des Pulvinars, des Hypothalamus u. a. m. (stereotaktische Operationen).

Voraussetzung für einen der angeführten, neurochirurgischen Eingriffe ist die exakte topographische Begrenzung des Schmerzes. Die zum Teil sehr aufwendigen und bisweilen mit motorischen Läsionen verbunden Operationen werden von vielen Patienten grundsätzlich abgelehnt bzw. wegen des Risikos als „ultima ratio" angesehen.

2. Chemo-Neurolyse

Als neurolytische Substanzen werden Ätylalkohol (50% bis absolut) oder Phenol in Glyzerin (6,7%), Ammoniumsulfat (10%) und Clorekrsol (2–2,5%) verwendet. Die Wirkung der einzelnen Substanzen unterscheidet sich lediglich dadurch, daß Alkohol bei intrathekaler Injektion deutlich hypobar ist und in Bauchlage injiziert werden muß, während die übrigen Substanzen (in Glyzerin gelöst) und daher hyperbar in Rückenlage injiziert werden müssen. Als Ziel der Chemolyse dienen hier Strukturen des Nervensystems, aber auch die Hypophyse. Die Möglichkeiten sind ähnlich wie bei den oben angeführten neurochirurgischen Maßnahmen, jedoch hat sich die Zerstörung peripherer Nerven im Sinne einer chemischen Rhizotomie, wegen des häufigen Auftretens von Neuritiden und lokalen Gewebsnekrosen nicht bewährt. Derzeitig noch häufig angewandte Methoden sind:

- subarachnoidale, segmentale Wurzelneurolyse (hauptsächlich lumbal und thorakal) [21];
- epidurale segmentale Wurzelneurolyse (meist cervikal) [21];
- Neuroadenolyse der Hypophyse (transsphenoidal) [11];
- Plexus-cöliacus-Blockade (von dorsal oder ventral) [18].

Die einzelnen Blockadetechniken haben eine Wirkdauer von 6 Wochen bis zu 6 Monaten und sind (mit Ausnahme der Plexus coeliacus Blockade) wegen zu erwartender motorischer Ausfälle nicht unproblematisch. Nicht zuletzt aus anatomischen Gründen ist ihre Einsatzmöglichkeit bei Tumoren bzw. tumorbedingten Schmerzen im Kopf-Halsbereich äußerst beschränkt.

3. Pharmakotherapie

Die Pharmakotherapie repräsentiert derzeit die gebräuchlichste Schmerztherapie im Rahmen onkologisch bedingter Schmerzzustände. Eine Einteilung kann hier zunächst nach der Art der Medikamente vor allem aber nach Art der Medikamentenverabreichung getroffen werden. Die Unterscheidung nach Verabreichungsart zeigt Abb. 5.

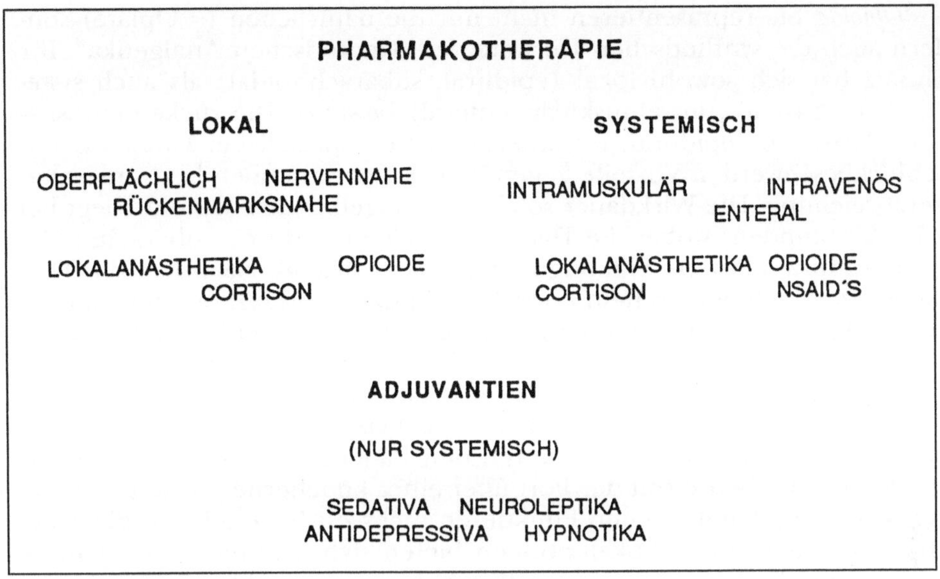

PHARMAKOTHERAPIE

LOKAL

OBERFLÄCHLICH   NERVENNAHE
RÜCKENMARKSNAHE

LOKALANÄSTHETIKA   OPIOIDE
CORTISON

SYSTEMISCH

INTRAMUSKULÄR   INTRAVENÖS
ENTERAL

LOKALANÄSTHETIKA OPIOIDE
CORTISON   NSAID'S

ADJUVANTIEN

(NUR SYSTEMISCH)

SEDATIVA   NEUROLEPTIKA
ANTIDEPRESSIVA HYPNOTIKA

Abb. 5

Lokalanästhetika: Entsprechend ihrer Terminologie, steht hier die lokale Applikationsform im Vordergrund. Im Bereich der Tumorschmerztherapie hat vor allem die „diagnostische" Blockade zur topographischen Differenzierung möglicher Schmerzbahnen bzw. -lokalisationen besondere klinische Relevanz. Ebenso kann es im akuten Schmerzanfall sinnvoll sein, eine periphere oder rückenmarksnahe Regionalanästhesie bis zum Wirksamwerden anderer Therapiemaßnahmen durchzuführen. Aufgrund der nur kurzzeitigen Wirksamkeit aber auch zufolge der gleichzeitig bestehenden motorischen Blockade, ist eine Dauertherapie (z.B. per Epiduralkatheter) nicht durchführbar. Ebenso ist die intravenöse Zufuhr in Form von Mischinfusionen nur für kurzfristige Therapiezeiträume praktikabel.

Cortison: Die lokale Applikation von Cortisonderivaten allein bzw. in Kombination mit Lokalanästhetika ist im Zusammenhang mit Gelenksleiden, Myalgien und ähnlichem eine generell praktizierte Methode. Im Bereich der Tumorschmerztherapie ist die lokale Cortisontherapie weitgehend bedeutungslos. Die systemische Cortisontherapie hingegen ist ein fixer Bestandteil der modernen Tumor-Schmerztherapie. Die Wirksamkeit beruht hier einerseits auf der antiinflammatorischen Wirkung durch Unterdrückung der Formation von Prostaglandinen, Leukotrienen und Thromboxan [17], andererseits aber auch auf der euphorisierenden Wirkung die teils direkt bedingt ist, teils auf der Beseitigung der Krankheitssymptome beruhen mag. Speziell bei Tumoren welche durch direktes Wachstum auf knöcherne Barrieren, Nerven etc. drücken, ist der Einsatz von Steroiden unerläßlich. Steroidbedingte negative Nebenwirkungen sind bei der beschränkten Lebenserwartung von Tumorpatienten in jedem Fall zu vernachlässigen.

Opioide: Sie repräsentieren nicht nur die natürlichen (= Opiate)· sondern auch die synthetischen Derivate der „Narkotischen Analgetika". Ihr Einsatz hat sich sowohl lokal (epidural, subarachnoidal) als auch systemisch (intravenös, intramuskulär, enteral) bewährt. Die rückenmarksnahen Methoden (epidural, intrathekal) bieten speziell bei Patienten mit Schluckbeschwerden Vorteile gegenüber der parenteralen bzw. enteralen Verabreichung. Die Wirkdauer solcherart beigebrachter Opioide liegt bei 4 bis 20 Stunden, wobei die Dauerverabreichung durch subarachnoidal oder epidural plazierte Silikongummikatheter erfolgt. Nachdem die Therapiedauer auch bei raschem Fortschreiten der Tumorerkrankung zumindest einige Wochen beträgt, empfiehlt sich die Implantation von subcutanen Injektionsports (Cordis®, Pharmacia®). Das Einlegen der Katheter in den Epiduralraum erfolgt zunächst über eine Stichinzision und Punktion des Epiduralsackes per Tuohy-Nadel. Die Plazierung des Injektionsortes hat so zu erfolgen, daß dieser durch den Patienten selbst leicht erreicht werden kann. Ebenso soll der Port über einer knöchernen Struktur zu liegen kommen, damit er beim Punktieren nicht zur Seite oder in die Tiefe abweicht. Als typische Lokalisationen bieten sich hier die subclaviculäre Region und der laterale Rand des Rippenbogens an (Abb. 5). Das Opioid kann in Form von single Bolus Injektionen oder per Infusionspumpe erfolgen (Pharmacia®).

Vorteile und Nachteile der rückenmarksnahen Methoden

Vorteile: Lange Wirkdauer ohne Beeinträchtigung der Motorik. Leichte und sichere Applikationsmöglichkeit auch für den Patienten selbst bzw. trainierte Angehörige oder Hilfspersonen. Anwendung auch bei Patienten mit Schluckbeschwerden bei stenosierenden Prozessen im oberen und unteren Oesophagusbereich.

Nachteile: Irritation des Epiduralraumes mit Schmerzen bei der Injektion, Abknickung des Katheters, Diskonnektion vom Katheterport oder Katheterruptur, Infektion der Einstichstelle, Tunnelbildungen mit Flüssigkeitsaustritt.

Nebenwirkungen: Miktionsbeschwerden, Juckreiz, Nausea, Brechreiz und schließlich Atemdepression. Letztere kann auch erst einige Stunden nach der Injektion des Opioids auftreten weshalb speziell am Beginn einer derartigen Therapie die individuelle Reaktion der Patienten eng überwacht werden muß. Antidot ist hier Naloxon (Narcanti®) i.v.

Substanzen und Dosierungen: Grundsätzlich sind Morphinsulfat, Fentanyl, Meperidine (Alodan®), Methadone (Heptadon®) [15] und Buprenorphine (Temgesic®) [4, 5, 10] für diesen Zweck erprobt. Morphinsulfat, in einer Dosis von 3 bis 10 mg gelöst in 10 ml 0,9% Kochsalzlösung für die epidurale Applikation, ist wegen seiner langen Wirkdauer (12–16 h) als Droge der Wahl anzusehen. Bei Langzeitgebrauch ist mit einer durchschnittlichen Tagesdosis von 20 bis 30 mg zu rechnen, wobei die individuellen Schwankungen zwischen 3 und 60 mg betragen können (eigene Beobachtung). Bei Auftreten von heftigen Nebenwirkungen (Brechreiz, Juckreiz etc.) kann auf Buprenorphine (Temgesic®) übergegangen werden. Die Initialdosis liegt hier bei 0,15–0,3 mg in 10 ml 0,9% Kochsalzlösung, die durchschnittliche Wirkdauer beträgt 8 bis 14 h. Im eigenen Patientengut sind hier bei Tagesdosen bis 1,2 mg keine Atemdepressionen beobachter worden, jedoch soll festgehalten sein, daß buprenorphininduzierte Atemdepressionen, so sie auftreten, durch Naloxon nur partiell antagonisierbar sind [4]. Auf die anderen Substanzen, sowie die intrathecale Dosierung wird wegen der mangelnden Relevanz für diesen Zweck nicht näher eingegangen.

Systemische (parenterale) Verabreichung: Die intravenöse und intramuskuläre Morphintherapie ist hinlänglich erprobt. Wegen der initial sehr hohen Serumspiegel nach intravenöser (und intramuskulärer) Injektion, kommt es sehr oft zu unerwünschten Wirkungen wie Müdigkeit und Atemdepression. Weiters ist die ambulante Schmerztherapie bei dieser Art der Applikation zweifellos erschwert. Obwohl bei Karzinompatienten bedeutungslos, darf zudem darauf hingewiesen werden, daß speziell die rasche Anflutung für die Suchtentwicklung verantwortlich ist [9]. Aufgrund von anatomischen Hindernissen wie totaler Verschluß des Oesophagus und Versagen eines rückenmarksnahen Systems, ist jedoch diese Verabreichungform nach wie vor ein wichtiger Bestandteil des schmerztherapeutischen Armamentariums.

Systemische (enterale) Verabreichung: Wegen der guten Steuerbarkeit, der langen Wirkdauer und der Mobilität der Patienten, darf diese Verabreichungsform als ideal für ambulante aber auch stationäre Schmerzbehandlung angesehen werden. *Sie stellt die Basis jedweder Krebsschmerz-Langzeittherapie dar und darf auf keinen Fall aus falscher (und unbegründeter) Scheu vor Suchtgiften bzw. Suchtgiftverordnungen umgangen werden!* Mittel der Wahl sind hier je nach Schmerzintensität Morphin-Agonist-Antagonisten wie Tramadol (Tramal®), Buprenorphine (Temgesic®), Pentazozine (Fortral®) u. a. m. vor allem aber Morphium selbst in Form von Magistraliter Lösungen, in Kombinationspräparaten (Morphin, Dionin, Scopolamin = Modiscop®) und in Retard Tabletten (Mundidol®). Wegen der oft bestehenden Schluckbehinderung bei Tumoren im Kopf-Halsbereich wird die Verabreichung in Form von Retard-Tabletten nicht möglich sein! Es darf besonders darauf hingewiesen werden, daß die Zerstampfung von Retard-Tabletten wegen Verlustes der schichtweisen Freisetzung der Wirksubstanz zur Beseitigung des „Retard-Effektes" führt. Die Folge ist eine raschere Anflutung mit initial höheren Wirkstoffspiegeln und eine substanzspezifisch verkürzte Wirkdauer. Besondere Bedeutung kommt daher den galenischen Zubereitungen in Form von Lösungen (Tramadol, Morphin), sublingual Tabletten (Buprenorphin) oder Suppositorien (Pentazozin) zu. Obwohl in vielen Fällen ausreichend, kann es bei sehr starken Schmerzzuständen vorkommen, daß trotz maximaler Dosierung des Morphin-Agonist-Antagonisten keine ausreichende Analgesie erzielt werden kann. Dieses Phänomen ist als Plafond (Ceiling-)Effekt bekannt und beruht auf mangelnder intrinsischer Effektivität dieser Substanzen am Morphinrezeptor [7]. Im Rahmen der Tumorschmerztherapie ist das Überschreiten der Analgesiepotenz von Opioiden des Agonist-Antagonist-Typs ein häufiges Ereignis, speziell dann, wenn die wachsenden Tumormassen auf dehnungslimitierte anatomische Barrieren stoßen. Gerade dies ist bei Tumoren im Kopf-Halsbereich sehr oft der Fall, weshalb grundsätzlich erwogen werden muß, sofort mit einem echten Agonisten, nämlich Morphin selbst die Therapie zu beginnen. Diese Überlegung ist umso mehr berechtigt, als Karzinompatienten generell sehr sensibilisiert sind und in jedem Therapiewechsel entweder eine Verschlimmerung ihrer Erkrankung oder eine Unsicherheit des Therapeuten vermuten. Sofern der Patient in der Lage ist Tabletten zu schlucken, ist die Verordnung von Morphin-Retard-Tabletten (Mundidol®) die ideale Basis der Tumorschmerztherapie. Die Wirkdauer variiert hier zwischen 8 und 12 Stunden. Wie bereits erwähnt, ist speziell bei fortgeschritteneren Stadien von Tumoren im Kopf-Halsbereich die Einnahme nicht zerkleinerter Tabletten kaum möglich. Es muß in diesen Fällen auf Morphinlösungen zurückgegriffen werden. Nachteil ist hier die beschränkte Wirkdauer von etwa 4 Stunden, was bei starken Schmerzzuständen bedeutet, daß der Patient zum Zweck der kontinuierlichen Analgesie zumindest einmal seinen Schlaf zur Medikamenteneinnahme unterbrechen muß. Die Morphinlösungen müssen jeweils magistraliter verordnet werden. Bei Trägern von Magensonden kann die Zumischung eines „korrigens" wie Himbeer- oder Zitronensirup unterbleiben. Die durchschnittliche vierstündliche Einzeldosis kann großen individuellen Schwankungen unterworfen sein (10 bis 200! mg) und ist zunächst für jeden Patienten zu bestimmen. Dies ist üblicherweise innert 2 bis 3 Tagen möglich. Die Rezepturen sind so auszustellen, daß die verordnete Menge zumindest einen Therapiezeitraum von einer Woche abdeckt! Bei einer angenommenen Einzeldosis von 30 mg Morphin in 5 ml Lösungsmittel und einem Kontrollzeitraum von 10 Tagen, wird eine entsprechende Rezeptur etwa lauten:

„praescriptio indicata"*

R.p.: Morphinsulfat 1800 (eintausendachthundert) Milligramm, aqua fontis ad 300 (dreihundert) Milliliter (zur oralen Schmerztherapie)

S.: vierstündlich einen Teelöffel einnehmen**

---

* Wegen Überschreitung der auszufolgenden Tageshöchstmenge
** Die Patienten sind üblicherweise mit dem Umgang einer Magensonde vertraut und sind lediglich dazu angehalten, nach Medikamenteneinnahme mit klaren Flüssigkeiten nachzuspülen. Wegen der großen Suchtgiftmenge und der leider noch immer manifesten „Suchtgiftsensibilität" ist es jeweils angezeigt, mit der betroffenen Apotheke bzw. auch dem Krankenkassenchefarzt rechtzeitig Kontakt zu nehmen, um dem Patienten bzw. der einreichenden Person unangenehme Situationen zu ersparen. Dies gilt im wesentlichen für alle (ausgenommen Tramadol) hier angeführten suchtgiftpflichtigen Substanzen!

NSAID's (Non Steroidal Antiinflammatory Drugs): Wegen der weiter oben erwähnten Freisetzung von Schmerzmediatoren im Bereich des irritierten Gewebes, ist die zusätzliche Verabreichung von Salicylaten und verwandten Substanzen im Zusammenhang mit der Tumorschmerztherapie unerläßlich [20, 22]. Ihr Wirkmechanismus beruht auf einer Hemmung der Cyclooxygenase und dadurch der Prostanoidsynthese. Hiezu zählen Azetylsalicalsäure (Aspirin®), Diflunisal (Fluniget®), Naproxen (Proxen®), Piroxicam (Felden®), Diclofenac (Voltaren®, Magluphen®), Mefenamsäure (Parkemed®) um nur einige zu nennen. Alle diese Substanzen haben mehr oder weniger ausgeprägte ulcerogene Wirkung weshalb ihr Einsatz mit einer Ulcusprophylaxe durch Anti H_2-Blocker (Cimetag®, Ulsal®) oder Sucralfat (Ulcogant®) kombiniert werden muß.

Diphosphonate: Diese Substanzen kommen speziell bei osteoklastischen Tumoren bzw. Metastasen zum Einsatz. Ihre Wirkung beruht auf einer Wiederherstellung der Calciumhomöostase und der Behinderung tumorbedingter Knochenresorption [16]. Die Wechselwirkung von Calciumionen mit Morphinrezeptoren [13] bietet eine weitere Erklärung der schmerzhemmenden Wirkung dieser Substanzen. Derzeit einziges registriertes Medikament ist Clodronat (Lodronat®). Die Substanz ist in Ampullenform und Kapselform erhältlich. Der Inhalt der Kapseln kann ohne Wirkungsverlust aufgeschwemmt und per Magensonde verabreicht werden.

Sedativa: Ihr Einsatz dient der Gewährleistung bzw. Verlängerung der Schlaf- und Erholungsphasen. Bewährt haben sich hier in eigenem Patientengut vor allem Bezodiazepine (Valium®, Rohypnol®, Temsta®, Halcion®, Mogadon®). Erfahrungsgemäß reduziert sich der Bedarf an Sedativa mit zunehmender Effizienz der Schmerztherapie, die einen ungestörten Schlaf gewährleistet, und kann in vielen Fällen über lange Therapiezeiträume entfallen.

Neuroleptika und andere psychotrope Substanzen: Speziell bei direkter, tumorbedingter Nervkompression ist der zusätzliche Einsatz von psychotropen Substanzen indiziert. Hervorzuheben sind hier tricyclische Antidepressiva bzw. Phenothiazine und Butyrophenone. Wegen der Menge der zur Verfügung stehenden Substanzen, ist eine einzelne Berücksichtigung nicht möglich. Ihr Wirkmechanismus in diesem Zusammenhang ist nicht eindeutig geklärt, ihre Effizienz in der Kontrolle von Neuralgien und Tumorschmerzen jedoch unbestritten [12]. In Kombination mit Opioiden haben sich wegen ihrer antiemetischen Wirkung die Butyrophenone (z.B. Haldol®) sehr bewährt. Ein Großteil der Substanzen ist auch in Lösungen zur oralen Therapie erhältlich, was ihre Verabreichung per Magensonde erleichtert.

Adjuvantien: Die Nebenwirkungen einer langfristigen Opioidtherapie machen bisweilen den Einsatz von Adjuvantien notwendig. So werden Antihistaminika zur Unterdrückung des Juckreizes, Metoclopramid (Perpertin®) zur Beherrschung von Brechreiz und Magenentleerungsstörungen sowie

Quell- und Gleitmittel (Agiolax®, Agaffin®) zur Anregung der Darmmotilität sehr häufig zum Einsatz kommen. Das Angebot von Lösungen zur oralen Verabreichung per Sonde ist auch hier vielfältig.

Zusammenfassung

Therapieziel der Tumorschmerztherapie ist die dauernde Schmerzfreiheit, die Besserung der Lebensqualität und die Gewährleistung eines Lebens in Würde. Die Besonderheit der Tumorschmerztherapie bei Kopf-Halstumoren liegt in erster Linie in der psychischen Betreuung der bisweilen extrem entstellten Personen, sowie in der häufig vorliegenden pathologisch-anatomisch bedingten Behinderung des Schluck- und Bespeichelungsvorganges.

Die Therapieverordnungen sollen daher vorzugsweise Substanzen beinhalten, die galenisch als oral verabreichbare Lösungen erhältlich sind bzw. deren spezifisches Wirkprofil durch Zerstoßen in Mörsern nicht beeinträchtigt wird (z.B. Retard Effekt). In besonderen Fällen kann auf die Implantation von Port-Kathetern zur epiduralen Opiodverabreichung zurückgegriffen werden.

Die Basis jeder Tumorschmerztherapie muß ein Opiod vorzugsweise Morphin selbst sein. Unerläßlich ist die Kombination mit NSAID's bzw. wo dies nicht ausreicht mit Cortison. Der zusätzliche Einsatz von Psychopharmaka dient nicht nur der Stimmungsaufhellung sondern auch der Analgesie. Aus der Gruppe der Adjuvantien müssen Substanzen zur Ulcusprophylaxe als essentieller Bestandteil des initialen Therapieschemas angesehen werden!

Literatur

1. Brand D (1988) Dying with dignity. Time 37: 74–76
2. Bonica J (1980) Cancer pain. In: Bonica J (ed) Pain. Raven Press, New York, pp 335–362
3. Chapman D, Leong Way E (1982) Modification of endorphine/enkephalin analgesia and stress-induced analgesia by divalent cations, a cation chelator and a an tonophore. Br J Pharmacol 75: 389–396
4. De Castro J, Andrieu S, Boogaerts J (1982) Buprenorphine: a review of is pharmacaological properties and therapeutic uses. Ars Medici New Drug Series 1, Het Volk- Gent
5. Fischer M, Eibach J, Schmidt M (1986) Schmerztherapie beim Tumorpatienten. Anästh Intensivmed Notfallmed 21: 78–81
6. Hackethal J (1988) Habe ich meine Mutter getötet? Bunte 26: 14–20
7. Hanks G (1987) Opioid analgesics in the management of pain in patients with cancer. Palliative Med 1: 1–25
8. Haynes R, Larner J (1978) Adrenocortical steroids and their synthetic analogues. In: Goodman L, Gilman A (eds) The pharmacological basis of therapeutics. MacMillan, New York, pp 1472–1506
9. Jaffe J (1978) Drug addiction and drug abuse. In: Goodman L, Gillman A (eds) The pharmacological basis of therapeutics. MacMillan, New York, pp 284–324
10. Kiss I (1987) Karzinomschmerzen. Anaesth Intensivmed 196: 25–44
11. Miles J (1984) Pituitary destruction. In: Wall P, Melzak R (eds) Textbook of pain. Churchill Livingstone, Edinburgh London Melbourne New York, pp 656–665
12. Monks R, Merskey II (1984) Psychotropic drugs. In: Wall P, Melzak R (eds) Textbook of pain. Churchill Livingstone, Edinburgh London Melbourne New York, pp 526–537

13. Munoz F, Fearon Z (1982) Opioides/opiates analgesic response modified by calcium. Life Sci 31: 1237–1240
14. Twycross R, Lack S (1983) Symptom control in far advanced cancer: pain relief. Pitman Books, London
15. Twycross R (1984) Narcotics. In: Wall P, Melzak R (eds) Textbook of pain. Churchill Livingstone, Edinburgh London Melbourne New York, pp 514–525
16. Urwin G, Yates A, Gray R, Hamdy E, McCloskey E, Preston F, Greaves M, Neil F, Kanis J (1987) Treatment of the hypercalcaemia of malignancy with intravenous clodronate. Bone 8 [Suppl 1]: 43–51
17. Vane J, Botting R (1987) Inflammation and the mechanism of antiinflammatory drugs. FASEB J 1: 89–96
18. Verill P (1984) Sympathetic ganglion lesions. In: Wall P, Melzak R (eds) Textbook of pain. Churchill Livingstone, Edinburgh London Melbourne New York, pp 581–589
19. Wall P (1984) Immediate and chronic effects of injury to tissue. In. Wall P, Melzak R (eds) Textbook of pain. Churchill Livingstone, Edinburgh London Melbourne New York, pp 3–4
20. WHO (1988) Dolore e Cancro. Verlag WHO, Genf
21. Wood K (1984) Peripheral nerve and root chemical lesions. In: Wall P, Melzak R (eds) Textbook of pain. Churchill livingstone, Edinburgh London Melbourne New York, pp 577–580
22. Wörz R (1986) Karzinomschmerztherapie mit Arzneimitteln. In: Wörz R (Hrsg) Pharmakotherapie bei Schmerz. VCH-Verlagsgesellschaft, Weinheim, S 274–290
23. Wustrow F (1965) Symptomatik bei Tumoren der Nase und der Nebenhöhlen. In: Wustrow F (Hrsg) Die Tumoren des Gesichtsschädels. Urban & Schwarzenberg, München Berlin, S 216–224

Freie Vorträge

Über das Risiko der Mitresektion der Arteria carotis communis bzw. interna bei der Exstirpation von Tumoren im maxillo-facialen Bereich

Gabriele Schobel, K. Hollmann und **W. Millesi**

Universitätsklinik für Kiefer- und Gesichtschirurgie Wien, Österreich

1. Einleitung

Im Zeitraum von 1963 bis 1988 wurde an der hiesigen Klinik bei 71 Patienten (60 Männer, 11 Frauen) mit einem durchschnittlichen Alter von 49 Jahren (maximum 80 a, minimum 23 a) die Arteria carotis interna (ACI) ligiert.

Die Indikation für die Ligaturen war gegeben: 1. um eine En bloc-Resektion von Tumoren im Kiefer- und Gesichtsbereich bei fortgeschrittenem Tumorwachstum mit nachgewiesener oder vermuteter Infiltration der ACI bzw. Arteria carotis communis (ACC) zu ermöglichen (61 Patienten); 2. um eine akute Blutung bei einer Arrosion der Arteria carotis interna stillen zu können (10 Patienten).

2. Methoden des Vorgehens

Nur in wenigen Fällen wurden die Tumorexstirpation und die Carotisligatur in einer Operation durchgeführt, in der Mehrzahl der Fälle wurde präoperativ die Arteria carotis communis gedrosselt bzw. ligiert. Anhand der operativen Sitzungen bis zur endgültigen Tumorresektion lassen sich demnach drei Vorgangsweisen unterscheiden:

Dreizeitiges Vorgehen

Wie schon mehrfach beschrieben [4, 5, 7, 11], wird hierbei unter Lokalanästhesie in einer ersten Sitzung die Arteria carotis communis mit einem Docht supraclaviculär gedrosselt, bis die Pulswelle distal von der Drosselungsstelle eben nicht mehr tastbar ist. Die Operation wird in Lokalanästhesie ausgeführt, um eine neurologische Kontrolle des Patienten während des Vorgehens zu ermöglichen. Nach einem Intervall von 1 bis 2 Wochen wird in einer zweiten Sitzung die ACC mit Seide komplett ligiert. Weitere 1 bis 2 Wochen später erfolgt die Tumorexstirpation (19 Patienten).

Zweizeitiges Vorgehen

Wobei zwei Varianten zu unterscheiden sind:
a) ein Vorgehen bei dem ohne Drosselung in einer ersten Sitzung die ACI komplett ligiert und nach einem Intervall von 1 bis 2 Wochen in einer zweiten Sitzung der Tumor exstirpiert wird (16 Patienten). (Dieses Vorgehen wurde bevorzugt angewandt zum Zeitpunkt, als wir noch keine Erfahrung mit der vorangehenden Drosselung hatten.)
b) ein Vorgehen, bei dem wohl eine präoperative Drosselung durchgeführt, dann jedoch mit der Ligatur des Gefäßes gleich die Tumorexstirpation erfolgt (9 Patienten). (In einer Operation, um eine weitere Zeitverzögerung der Tumorentfernung zu vermeiden.)

Einzeitiges Vorgehen

Auch hierbei sind zwei Varianten zu unterscheiden:
a) Carotisligatur ohne Tumorexstirpation und
b) Gefäßligatur mit Tumorexstirpation.
ad a): Im Rahmen einer akuten Arrosionsblutung (10 Patienten). Bei einem dieser Patienten wurde die Blutstillung von neurochirurgischer Seite mittels Ballonkatheters und Fibrinembolisation durchgeführt.
ad b): Im Rahmen einer Tumorexstirpation, um die weit fortgeschrittene Operation nicht abbrechen zu müssen bzw. bei intraoperativer Blutung aus der ACC und ACI (4 Patienten).

Tabelle 1. Methoden des Vorgehens bei der Ligatur der Arteria carotis interna

Dreizeitig		
Drosselung-Ligatur-Operation	19 Patienten	
Drosselung-Ligatur	5 Patienten	
Drosselung	2 Patienten	Anzahl der gedrosselten Patienten: 35
Zweizeitig		
Drosselung-Ligatur intraoperativ	9 Patienten	
Ligatur-OP	16 Patienten	
Einzeitig		Anzahl der primär ligierten Patienten: 36
Ligatur bei Arrosionsblutung	10 Patienten	
Ligatur intraoperativ	4 Patienten	
Ligatur	6 Patienten	

3. Patienten

Anhand des operativen Vorgehens lassen sich die 71 statistisch erfaßten Patienten in zwei Hauptgruppen einteilen (s. Tabelle 1):
a) eine Gruppe mit 35 Patienten, bei welchen *eine präoperative Drosselung der Arteria carotis communis* durchgeführt wurde.
Davon wurden 19 Patienten nach der dreizeitigen Methode operiert. Bei 5 Patienten blieb die Operation nach Drosselung und Ligatur der ACI aus, bei 2 Patienten bereits nach der Drosselung der ACC, da entweder die Tumorexstirpation vom Patienten abgelehnt wurde oder aufgrund des reduzierten Allgemeinzustandes nicht mehr zumutbar war. Neun weitere Patien-

ten wurden präoperativ gedrosselt und die Gefäßligatur mit der Tumorexstirpation in einem Akt ausgeführt.

b) zur zweiten Gruppe sind 36 Patienten zu zählen, welche *ohne Drosselung des Gefäßes primär ligiert* wurden. Hierzu zählen 16 Patienten, welche in zwei getrennten operativen Sitzungen ligiert und operiert wurden. Nach dem einzeitigen Vorgehen wurde bei 10 Patienten die Arteria carotis interna im Rahmen einer Arrosionsblutung, sowie bei 4 Patienten intraoperativ ligiert. Sechs weitere Patienten waren nach der Ligatur entweder aufgrund ihres schlechten Allgemeinzustandes oder gegen Revers keiner weiteren Behandlung zugängig.

In insgesamt 8 Fällen des gesamten Patientengutes lag bereits ein Einbruch des Tumors in die Schädelbasis vor. Um auch hier noch eine Operabilitat zu ermöglichen, wurde von neurochirurgischer Seite die ACI zusätzlich intracraniell geklipst.

Die Tabellen 2, 3 und 4 zeigen die Patienten aufgeschlüsselt anhand von Histologie, Tumorlokalisation und Vorbehandlung.

Tabelle 2. Histologie

a) Maligne Tumoren:	
Plattenephitelkarzinom	60 Patienten
Mukoepidermoid-Karzinom	2 Patienten
Lymphoepitheliales Übergangskarzinom	2 Patienten
Niedrig differenziertes Karzinom	2 Patienten
Melanom	1 Patient
Sarkom	2 Patienten
b) Semimaligne Tumoren:	
Adenoidzystisches Karzinom	1 Patient
c) Gutartige Tumoren:	
Hämangiom	1 Patient

Wie aus der obigen Tabelle hervorgeht, handelt es sich bei den statistisch ausgewerteten Krankengeschichten fast vorwiegend um Plattenepithelkarzinome. Aufgrund der ungleichen Verteilung zwischen gutartigen und bösartigen Tumoren läßt sich nur erschwert eine Aussage über die Abhängigkeit der Überlebenszeit von der Histologie des Tumors machen.

Tabelle 3. Tumorlokalisation

1. Zunge-Mundboden-Sulcus sublingualis	46 Patienten
2. Mandibula	6 Patienten
3. Sinus maxillaris	7 Patienten
4. Wange	5 Patienten
5. Tonsille, Epipharynx	6 Patienten
6. Larynx	1 Patient

Als bevorzugte Lokalisation des Tumors ergibt sich, wie aus der Tabelle 3 ersichtlich, die Region Zunge/Mundboden. Daraus läßt sich schließen, daß von dieser Lokalisation ausgehend der Tumor bevorzugt die Arteria carotis umscheidet.

Tabelle 4. Vorbehandlung vor der Ligatur

1. Operation + Radiatio	19 Patienten
2. Operation	16 Patienten
3. Operation + Radiatio + Zytostatika	16 Patienten
4. Keine Vorbehandlung	7 Patienten
5. Radiatio	4 Patienten
6. Radiatio + Zytostatika	4 Patienten
7. Operation + Zytostatika	3 Patienten
8. Zytostatika	2 Patienten

Von allen 71 statistisch erfaßten Patienten befinden sich derzeit noch zwei am Leben, es handelt sich daher um eine retrospektive Studie. Bei allen voroperierten Patienten handelte es sich um Fälle eines Tumorrezidives bzw. einer Metastase (54 Patienten). Die Zahl der vorbestrahlten Patienten betrug 43. Eine Zytostatika-Therapie wurde bei 25 Patienten durchgeführt. Häufigkeit der einzelnen Vorbehandlung:

- Operation: 54 Patienten;
- Radiatio: 43 Patienten;
- Zytostatika: 25 Patienten.

4. Diskussion

Beim Versuch die Ergebnisse der retrospektiven Studie zu analysieren, wurden

1. die Überlebenszeit;
2. die neurologischen Komplikationen und
3. die Todesursachen

erfaßt.

Anhand des Alters des Patienten, der Histologie des Tumors, der Erkrankungsdauer und der Vorbehandlung vor der Ligatur, der Methode des Vorgehens, sowie der Existenz eines Kollateralkreislaufes wurde versucht, die unterschiedlichen Ergebnisse aufzuschlüsseln.

Überlebenszeit

In Abhängigkeit von der Überlebenszeit lassen sich die Patienten in 3 Gruppen einteilen:

a) eine Gruppe mit einer Überlebenszeit von maximal 1 Monat (Durchschnittswert: 16,8 Tage; 23 Patienten);
b) eine zweite Gruppe mit einer Überlebenszeit von mindestens 1 Monat und maximal 12 Monaten (Durchschnittswert: 140,8 Tage; 35 Patienten);

c) eine dritte Gruppe mit einer Überlebenszeit von mindestens 12 Monaten (Durchschnittswert: 1021 Tage; 13 Patienten).

a) Überlebenszeit – Alter: Bei einer Gegenüberstellung der Überlebenszeit dem Alter des Patienten zum Zeitpunkt der Ligatur ergaben sich innerhalb der einzelnen Gruppen keine signifikanten Unterschiede [2] (siehe Tabelle 5). Unabhängig von der Überlebenszeit war das durchschnittliche Alter aller Patienten 53 Jahre.

Tabelle 5. Überlebenszeit

	Durchschnittliches Alter (Jahre)	min./max. (Jahre)
1. Gruppe bis maximal 1 Monat	55	41 / 71
2. Gruppe bis zu 12 Monaten	50	23 / 80
3. Gruppe mindestens 12 Monate	54	39 / 70

b) Überlebenszeit – Histologie des Tumors: Aufgrund der ungleichen Verteilung der Histologie des Tumors und der prozentuellen Übermacht der Plattenepithelkarzinome, nämlich 84%, mußte die Dignität des Tumors als Aussagekriterium vernachlässigt werden (siehe Tabelle 6).

Tabelle 6

	Maligne Tumoren	Semimaligne und benigne Tumoren
1. Gruppe	23 Patienten	
2. Gruppe	34 Patienten	1 Patient
3. Gruppe	12 Patienten	1 Patient

c) Überlebenszeit – Erkrankungsdauer: Entgegen aller Erwartungen besteht kein augenfälliger Zusammenhang zwischen Überlebenszeit und Erkrankungsdauer (siehe Tabelle 7). Die durchschnittliche präoperative Erkrankungsdauer lag im Gesamtkollektiv bei 19,2 Monaten.

Tabelle 7

	Überlebenszeit	Erkrankungsdauer bis zur Ligatur
1. Gruppe	maximum 1 Monat	12,6 Monate
2. Gruppe	minimum 1 bis maximal 12 Monate	21,5 Monate
3. Gruppe	mindestens 12 Monate	18,7 Monate

d) Überlebenszeit – präoperative Vorbehandlung: Nur bei 7 Patienten ist keine Behandlung vor der Carotisligatur erfolgt. Bei detailierter Aufschlüsselung der Patienten mit vorangegangener Behandlung tritt eine annähernd gleiche Verteilung der Vorbehandlungsschemata auf. Es ist daher kein Zusammenhang zwischen Vorbehandlung und Überlebenszeit zu erkennen (siehe Tabelle 8).

Tabelle 8

Vorbehandlung	Überlebenszeit		
	1. Gruppe max. 1 Monat	2. Gruppe min. 1–max. 12 Mo.	3. Gruppe min. 12 Monate
Operation	4 n	8 n	4 n
Operation + Radiatio	10 n	5 n	4 n
Operation + Zytostatika	1 n	1 n	1 n
Operation + Zytostatika + Radiatio	2 n	14 n	0
Radiatio	1 n	3 n	0
Radiatio + Zytostatika	2 n	2 n	0
Zytostatika	0	0	2 n
Keine	3 n	2 n	2 n

Wenn zur Vorbehandlung bereits eine Operation zu zählen ist, handelte es sich um ein Tumorrezidiv bzw. eine Metastase. Besonders eklatant ist das Überwiegen der Rezidive gegenüber der Primärtumoren in der 2. Gruppe (siehe Tabelle 9).

Tabelle 9

Überlebenszeit (Zahl der Patienten)	Rezidive bzw. Metastasen	Primärtumor
1. Gruppe (23 n)	17 n	6 n
2. Gruppe (35 n)	28 n	7 n
3. Gruppe (13 n)	9 n	4 n

e) Überlebenszeit – Kollateralkreislauf: Bei geplanter Ligatur wurde in 50 Fällen mit Hilfe der Carotisangiographie versucht, ein Bild von der Funktion des Circulus arteriosus Willisii zu gewinnen [12]. Unserer Erkenntnis nach hat sich neuerlich gezeigt, daß die prospektive Aussagekraft dieser Cross-flow-Prüfung bezüglich cerebraler Durchblutungsstörungen, weder im positiven noch im negativen Sinn verläßlich ist und somit für die Bedeutung für oder gegen die Möglichkeit einer Carotisligatur nicht relevant ist, weshalb die Drosselung in Lokalanästhesie durchgeführt wird.

Tabelle 10

Überlebenszeit	Cross-flow			
	schlecht	gut	vorhanden	?
1. Gruppe	6 n	7 n	4 n	6 n
2. Gruppe	4 n	14 n	4 n	11 n
3. Gruppe	2 n	7 n	–	4 n

f) Überlebenszeit – Methode des Vorgehens: gedrosselt bzw. primär ligiert: Dabei ist augenmerklich, daß in der ersten Gruppe über die Hälfte der Patienten primär ligiert wurde, in der zweiten Gruppe über die Hälfte gedrosselt wurde, und in der dritten Gruppe halten sich die gedrosselten mit den primär ligierten Patienten die Waage.

Tabelle 11

Überlebenszeit	Drosselung	primäre Ligatur	Patienten
1. Gruppe	8 n	15 n	(23 n)
2. Gruppe	23 n	12 n	(35 n)
3. Gruppe	5 n	8 n	(13 n)

Auf die hohe Zahl der primären Ligaturen in der 1. Gruppe wird in einer näheren Analyse im Zusammenhang mit der Todesursache noch eingegangen.

Neurologische Komplikationen

Unter Außerachtlassung der 15 zum Tode führenden Enzephalomalacien können die neurologischen Ausfälle in die persistierende Hemiparese, die passagäre Herdsymtomatik und das organische Psychosyndrom bzw. Verwirrtheitzustand aufgesplittert werden. Von den 71 Patienten boten postoperativ 26 Patienten ein neurologisch unauffälliges Bild, 12 zeigten eine passagäre Herdsymtomatik, 9 erlitten eine persistierende Hemiparese und weitere 9 ein wechselnd starkes organisches Psychosyndrom [8, 10].

Tabelle 12

Neurologischer Befund	Zahl der Patienten
1. Neurologisch unauffällig (o. B.)	26 n
2. Passagere Herdsymptomatik (pHs)	12 n
3. Persistierende Hemiparese (HP)	9 n
4. Organisches Psychosyndrom (OPS)	9 n
5. (Letale Enzephalomalacie) (+EM)	15 n

a) Neurologischer Befund – Alter: Zwischen den herdbezüglichen neurologischen Symptomen und dem durchschnittlichen Alter des Patienten konnte kein Zusammenhang gefunden werden.

Tabelle 13

Neurologischer Befund	Durchschnittliches Alter (Jahre)
1. Neurologisch o. B.	52 a
2. Passagere Herdsymptomatik	48 a
3. Persistierende Hemiparese	47 a
4. Organisches Psychotrauma	57 a
5. (Letale Enzephalomalacie)	56 a

b) Neurologischer Befund – Erkrankungsdauer: Hiebei war auffällig, daß die Patienten mit einem organischen Psychosyndrom eine doppelt so lange Erkrankungsdauer (30 Monate) hatten, als etwa die neurologisch unauffälligen oder paretischen Patienten (15 Monate).

Tabelle 14

Neurologischer Befund	Durchschnittliche Erkrankungsdauer
1. Neurologisch o. B.	15 m
2. Passagere Herdsymptomatik (pHs)	15 m
3. Persistierende Hemiparese (HP)	12 m
4. Organisches Psychosyndrom (OPS)	30 m
5. (Letale Enzephalomalacie) ·	16 m

c) Neurologischer Befund – Vorbehandlung: Es war nicht möglich, die Patienten mit neurologisch unauffälligem Befund bzw. Patienten mit neurologischer Symptomatik einem speziellen Vorbehandlungsschema zuzuordnen.

Tabelle 15

Vorbehandlung	Neurologische Befunde			
	HP	pHS	OPs	o. B.
Operation + Radiatio		4 n		8 n
Operation	1 n	3 n	1 n	7 n
Operation + Radiatio + Zytostatika	4 n	2 n	4 n	4 n
Operation + Zytostatika			1 n	2 n
Radiatio	2 n			1 n
Zytostatika		1 n	1 n	
Radiatio + Zytostatika		1 n	1 n	2 n
Keine	2 n	1 n	1 n	2 n
Σ	9 n	12 n	9 n	26 n = 56 n

d) Neurologischer Befund – Methode: Bei einer Gegenüberstellung der Methode des Vorgehens bei der Ligatur der ACC den neurologischen Symptomen waren Drosselung und primäre Ligatur in einem ausgewogenen Verhältnis vertreten. Eine Ausnahme stellten die Patienten mit einer letalen Enzephalomalacie dar, hier überwog die Zahl der primären Ligaturen [13].

Tabelle 16

Methode der Ligatur	Neurologischer Befund				
	HP	pHs	OPS	+EM	o. B.
Drosselung	5 n	6 n	6 n	4 n	15 n
Ligatur	4 n	6 n	3 n	11 n	11 n
Σ	9 n	12 n	9 n	15 n	26 n

Todesursache

Da von den 71 Patienten derzeit nur mehr zwei Patienten am Leben sind, beträgt die Mortalität bei dem untersuchten Patientengut 87%, bei einer Letalität von 11%. Von den 69 Patienten verstarben

– 15 Patienten an einer Enzephalomalacie,
– 40 Patienten an einem Rezidiv bzw. am Primärtumor,
– 14 Patienten aufgrund ihres schlechten Allgemeinzustandes.

Davon verstarben innerhalb der ersten neun postoperativen Tage sechs Patienten an einer Enzephalomalacie und zwei Patienten an einer Pneumonie.

Tabelle 16 a

	Todesursache	Durchschnittliche Überlebenszeit
Letalität 11%	Enzephalomalacie, Pneumonie	4 Tage
Mortalität 87%	Enzephalomalacie	31 Tage
	Rezidiv bzw. Primärtumor	347 Tage
	Allgemeinzustand	384 Tage

a) Todesursache – Alter: Es zeigt sich bei Betrachtung der Todesursache, daß das Alter des Patienten zum Zeitpunkt der Ligatur ohne Bedeutung ist. Das durchschnittliche Alter lag abermals bei 53 Jahren.

Tabelle 17

Todesursache	Patientenzahl (n = 69)	Durchschnittsalter (Jahre)
1. Encephalomalacie	15	56
2. Rezidiv bzw. Primärtumor	40	51
3. Allgemeinzustand	14	54

b) Todesursache – Erkrankungsdauer: Wider Erwarten differierte die durchschnittliche Erkrankungsdauer bei den drei Todesursachen Enzephalomalacie, Rezidivtumor bzw. Primärtumor und Allgemeinzustand kaum. Selbst die Erkrankungsdauer der innerhalb der postoperativen Neuntagesfrist verstorbenen Patienten unterschied sich nicht von jenem Patientengut, nach dem die Mortalität berechnet wurde.

Tabelle 18

Todesursache		Durchschnittliche Erkrankungsdauer (Monate)
1. Enzephalomalacie	(15 n)	16,0
2. Rezidiv, Primärtumor	(40 n)	23,4
3. Allgemeinzustand	(14 n)	13,5

c) Todesursache – Vorbehandlung: Bei den Patienten, welche an einer Enzephalomalacie bzw. aufgrund ihres schlechten Allgemeinzustandes verstarben, konnte in der Palette der Vorbehandlungen kein bevorzugtes Schema eruiert werden (siehe Tabelle 19). Wie aus der Zahl der voroperierten Patienten ersichtlich war, handelte es sich bei den letalen Enzephalomalacien mit großer Mehrheit um Rezidivtumoren, während sich bei der Todesursache Allgemeinzustand der Primärtumor und das Rezidiv die Waage hielten, und bei der Todesursache Tumor wieder das Rezidiv mit 80% im Vordergrund stand.

Tabelle 19. Todesursache Vorbehandlung

Vorbehandlung	Letalität (8 n)	Mortalität (61 n)		
	EM + Az	EM	Tumor	AZ
Operation	3 n		7 n	5 n
Operation + Radiatio	2 n	5 n	11 n	1 n
Operation + Zytostatika			3 n	
Operation + Radiatio + Zytostatika	1 n	2 n	11 n	3 n
Radiatio			1 n	2 n
Radiatio + Zytostatika			2 n	
Zytostatika			1 n	1 n
Keine	2 n		4 n	1 n

Einzelne Vorbehandlungen gesondert betrachtet:
Operation: 54 n   Radiatio: 41 n   Zytostatika: 22 n

d) Todesursache – Methode: In der Gruppe, der an einer Enzephalomalacie bzw. aufgrund des schlechten Allgemeinzustandes verstorbenen Patienten, wurde bei der Mehrheit der Patienten die Arteria carotis interna ohne Drosselung ligiert (nur 4 der 15 an einer Enzephalomalacie verstorbenen Patienten wurden nach der dreizeitigen Methode behandelt) [1, 6, 7, 11]. Für uns ist dies ein Hinweis, daß durch das mehrzeitige Vorgehen bei der Ligatur der Arteria carotis communis ein Intervall geschaffen wird, das zur suffizienten Ausbildung eines Kollateralkreislaufes führt (sollte dieser Effekt nicht schon durch den Tumor erreicht worden sein). Grund für die Unterlassung der Drosselung war entweder das Auftreten einer akuten Arrosionsblutung bzw. in früheren Jahren aufgrund der mangelnden prä-operativen Diagnosemöglichkeiten und der Erkentnisse erst intraoperativ, daß die Arteria carotis interna mit dem Tumor mitzuresezieren ist.

Tabelle 20

Todesursache (Zahl der Patienten)		Methode des Vorgehens	
		Drosselung	Primäre Ligatur
Enzephalomalacie	(15 n)	4 n	11 n
Rezidiv, Primärtumor	(40 n)	21 n	19 n
Allgemeinzustand	(14 n)	3 n	11 n

Gesonderte Betrachtung jener Patienten, die im Rahmen einer akuten Arrosionsblutung ligiert wurden

Vom gesamten Patientengut ist hierbei von 10 Fällen die Rede, welche abermals nach den Analysekriterien Überlebenszeit, Todesursache und den neurologischen Ausfällen untersucht wurden. Trotz der schlechten Ausgangsbedingungen betrug die durchschnittliche Überlebenszeit dieser Patientengruppe 136,7 Tage; bei einer durchschnittlichen Erkrankungs-dauer von 14,2 Monaten. Das Durchschnittsalter dieser Patienten lag bei 46 Jahren und war somit etwas niedriger als das durchschnittliche Lebensalter jener Patienten, die im Rahmen einer Tumorexstirpation ligiert wurden. Auffällig ist ebenfalls, daß alle Patienten mit einer Arrosionblutung mit ei-ner Radiatio und Zytostatika vorbehandelt wurden. Wider Erwarten ist bei den neurologischen Komplikationen eine letale Enzephalomalacie nur in drei Fällen eingetreten. Zwei Patienten erlitten eine persistierende Hemi-parese, je ein Patient bot eine passagere Herdsymptomatik und ein organi-sches Psychosyndrom. Drei Patienten waren neurologisch unauffällig. In der Reihe der Todesursachen steht der Rezidivtumor mit sechs Fällen an erster Stelle. Drei Patienten verstarben an einer Enzephalomalacie und nur ein Patient aufgrund eines schlechten Allgemeinzustandes.

Insgesamt läßt sich sagen, daß eine Radiatio das Auftreten einer akuten Arrosionsblutung begünstigt, daß die Ergebnisse bei einer Ligatur der Arteria carotis interna selbst unter diesen ungünstigen Bedingungen kaum von den Ergebnissen bei prä- bzw. intraoperativer Gefäßligatur abweichen.

Kasuistik zur Illustration der Indikation bzw. des Risikos der Ligatur der Arteria carotis interna bzw. communis

Erster Fall

24jähriger Patient mit einer Erosion im Bereich des rechten Zungenrandes, erstmals im Frühjahr 1987 bemerkt.

Im Oktober 1987 wurde auswärts bei der Diagnose eines Mucoepidermoidkarzinoms mit Pflasterzelldifferenzierung eine Zungenteilresektion mit funktioneller Neck dissektion der rechten Seite durchgeführt. Postoperativ wurde der Patient nachbestrahlt, da der Tumor nicht im Gesunden entfernt wurde. Im Februar 1988 wurde der Patient erstmalig an der hiesigen Klinik vorstellig. Zu diesem Zeitpunkt fand sich bereits ein Rezidivtumor, der vom Unterkiefer zum Pharynx, der Schädelbasis und der Halswirbelsäule vorgewachsen war. Laut Angiographie war die Arteria carotis externa und interna rechts diffus eingeengt, vergrößerte Lymphknoten waren beidseits vorhanden. Trotz radikaler Operation, wobei die Arteria carotis interna ligiert wurde, konnte der Tumor nicht im Gesunden entfernt werden, da bereits die Arteria vertebralis infiltriert war.

Von neurologischer Seite bot der Patient postoperativ über drei Tage das Bild eines Mittelhirnsyndroms II aufgrund einer diffusen Hirnschwellung, welches sich rasch besserte. Halbseitenzeichen bestanden keine. Die Weiterbehandlung bestand in mehreren zytostatischen Kuren. Im August 1988 verstarb der Patient in stark reduziertem Allgemeinzustand bei Resttumor.

Zweiter Fall

59jähriger Patient mit einer Ulcusanamnese im Durchmesser von 15 mm im Sulcus sublingualis rechts über zwei Monate.

Die Probeexcision ergab ein Plattenepithelkarzinom, suspekte Lymphknoten bestanden zum Zeitpunkt der Aufnahme keine. Im August 1969 wurde eine Hemiglossektomie mit suprahyoidaler Drüsenausräumung beidseits durchgeführt. Der Tumor wurde im Gesunden entfernt. Im August 1970 erfolgte die neuerliche Aufnahme wegen eines Rezidives im Bereich des contralateralen Halsdreieckes, der Arteria carotis communis anhaftend. In drei getrennten Sitzungen wurde im Abstand von je einer Woche die Arteria carotis communis gedrosselt, ligiert und schließlich eine radikale Neck dissektion durchgeführt. Post ligaturem war der Patient neurologisch o.B., die neurologische Nachuntersuchung postoperativ ergab eine persistierende Hornersymptomatik, sowie passagere diskrete Halbseitenzeichen. Im Juni 1972 verstarb der Patient tumorfrei an einem Herz-Kreislaufversagen.

Dritter Fall

45jähriger Patient mit bekannter Hämangiomanamnese im Bereich der linken Wange seit dem zweiten Lebensjahr.

Erste Vorstellung 1980, wobei präoperativ eine Embolisation der zuführenden Gefäße sowie eine Magnesiumspickung durchgeführt wurde. Kurzfristig bewirkte die Gefäßverödung eine Verkleinerung des Tumors, jedoch kam es zu einer Revaskularisation und damit abermaligen Größenzunahme des Tumors mit ausgedehnten nekrotischen Arealen. Damit eine Resektion en bloc möglich wurde, mußte die Arteria carotis interna ligiert und intracraniell geklipst werden. Post ligaturem klagte der Patient über eine akute Visusverschlechterung links, die sich als zentraler Arterienverschluß erklären ließ und irreversibel war. Ansonsten war der Patient neurologisch unauffällig. 6 Wochen später wurde das, die gesamte Wange, Ober- und Unterkiefer umfassende Hämangiom in toto reseziert. Passager kam es zu einer diskreten Parese der oberen Extremität rechts. In mehreren Sitzungen wurde der Patient plastisch rekonstruiert. Derzeit ist der Patient in regelmäßigen Kontrollen und soweit beschwerdefrei.

Kommentar

Zur Illustration unseres Vorgehens die drei oben genannten Fälle:
Der 1. Patient wurde zu einem Zeitpunkt an unserer Klinik vorstellig, als der Tumor bereits zur Schädelbasis und zur Halswirbelsäule gewachsen war. Der Versuch den Tumor zu entfernen, wobei die Ligatur der Arteria carotis interna problemlos überstanden wurde, war frustran, weil sich intraoperativ herausstellte, daß bereits die Arteria vertebralis infiltriert war. Wenn dieser Patient zu einem früheren Zeitpunkt radikal operiert worden wäre, hätte sich die Prognose wahrscheinlich verbessert.

Dazu als Gegenbeispiel der zweite Patient:
Dieser wurde in einem Stadium der Tumorgröße unter Mitresektion der Arteria carotis interna operiert, wobei der Tumor im Gesunden entfernt wurde und der Patient somit tumorfrei gehalten werden konnte. Auch hier war die Ligatur der Arteria carotis interna kein limitierender Faktor.

Bei dem dritten Patienten kommt das geringe Risiko der Mitresektion der Arteria carotis interna noch deutlicher zur Darstellung, da es sich bei diesem Fall um einen gutartigen Tumor handelt und somit die Verkürzung der Überlebenszeit durch die Malignität des Tumors außer Acht gelassen werden kann. Dieser Patient hat die Ligatur der Arteria carotis interna bisher 2045 Tage in gutem Allgemeinzustand überlebt.

Grundsätzlich kann man sagen, wie bereits bei K. Hollmann [4] beschrieben, daß die Letalität einer Ligatur der Arteria carotis interna bei Berücksichtigung der Methode der Carotisligatur relativ gering erscheint. Anhand der statistischen Auswertung der Krankengeschichten ist es derzeit nicht möglich eine Aussage zu treffen, unter welchen Bedingungen das Risiko noch vermindert werden kann. Es konnte kein Zusammenhang zwischen dem Alter des Patienten [2], der Erkrankungsdauer, der Vorbehandlung und des nachweisbaren Kollateralkreislaufes mit dem postoperativen Verlauf dargestellt werden. Im Hinblick darauf erscheint das schrittweise Vorgehen mit Drosselung, Ligatur und nachfolgender Operation das Risiko eines neurologischen Ausfalls herabzusetzen [1, 7, 11]. In Hinsicht auf die Einjahresüberlebenszeit (13 von 71 Patienten) konnten die Behandlungsergebnisse im Vergleich zu früheren Untersuchungen nicht verbessert werden. Als limitierender Faktor stellte sich nach wie vor die Größe des Tumors dar. In 40 von 71 Fällen ist es nicht gelungen, trotz des radikalen Eingriffes, die Patienten vom Tumor zu befreien, weshalb sie am Tumorrezidiv verstorben sind. Wenn man aber weiterhin der Ansicht ist, daß eine radikale Operation eine Heilung erwarten läßt, sollte, um die Tumorexstirpation zu ermöglichen [3], die Indikation zur Ligatur der Arteria carotis interna früher gestellt werden.

Literatur

1. Conley J (1957) Carotid artery surgery in treatment of tumors of the neck. Arch Otolaryngol 65: 437–446
2. Dandy WE (1938) Hirnchirurgie. Barth, Leipzig
3. Graham DM, Sataloff RT, Wolf GT, Kemink JL, McGillicuddy JE (1984) Total en bloc resection of the temporal bone and carotid artery for malignant tumors of the ear and temporal bone. Laryngoscope 94: 528–533
4. Hollmann K, Timmel R (1979) Zur Operabilität von auf der Arteria carotis interna übergreifenden Malignomen des maxillo-facialen Bereiches. Kongreßbericht der 20. Tagung der Österr. Ges. f. Chir. Demeter, Innsbruck, S 820–821
5. Hollmann K, Timmel R (1980) Carotid ligation: a justifiable extension of ablative surgery for malignant tumors in the maxillo-facial region. J Max Fac Surg 8: 105–108
6. Hollmann K, Timmel R (1985) Zur Mitresektion der Carotis interna bei Behandlung von Malignomen im maxillo-facialen Bereich. In: Deutsch H, Karrer K, Priden N (Hrsg) Kongreßband der 21. Tagung der österr. Ges. f. Chir, S 990
7. James NJ, Stuteville OH, Tasche C (1971) Elective carotid artery ligation in the treatment of advanced cancer of the head and neck. Plast Reconstr Surg 47: 243–245
8. Konno A, Togawa K, Iizuka K (1961) Analysis of factors affecting complications of carotid ligation. Ann Otol 90: 222–226
9. Moore OS, Baker HW (1955) Carotid artery ligation in surgery of the head and neck. Cancer 8: 712–726
10. Moore OS, Karlan M, Sigler L (1969) Factors influencing the safety of carotid ligation. AmJ Surg 118: 666–668
11. Rogers L (1949) Ligation of the common carotid artery. Lancet 1: 949–950
12. Scheunemann H, Hausamen J (1972) Ruptur der Arteria carotis interna im bestrahlten Gebiet. Extracranielle Ligatur. Akt Chir 7: 31–34
13. Zitka E (1952) Über die Ligatur der Arteria carotis communis und carotis interna. Öst Z Stomatol 49: 329–341

Tractotomie – Schmerzchirurgischer Eingriff bei malignen Tumoren im Kopfbereich

V. Grunert[1] und **P. Grunert**[2]

[1] Wien, Österreich
[2] Neurochirurgische Universitätsklinik, Mainz, Bundesrepublik Deutschland

Die malignen Tumoren des Gesichtsschädels und der Schädelbasis verursachen neuralgische Schmerzen im Innervationsbereich des Nervus trigeminus, Nervus glossopharyngeus und des Nervus vagus,die auf medikamentöse Behandlung sehr oft therapieresistent bleiben.

Von allen neurochirurgischen Eingriffen, die eine Durchtrennung der schmerzleitenden Fasern des N. trigeminus eventuell des N. glossopharyngeus und des Nervus vagus anstreben, bevorzugen wir die von Kunz [2] modifizierter Tractotomie nach Sjöquvist [3]. Falls die Schmerzausbreitung auch den Versorgungsbereich des N. occipitalis major und minor erreicht, ist eine zusätzliche Rhizotomie der zweiten und dritten Cervikalwurzel notwendig (Abb. 1). Bei der Tractotomie werden die schmerz- und temperaturleitenden Fasern der Trigeminusbahn im Bereich des caudalen spinalen Kernes des N. trigeminus durchtrennt.

Entsprechend der Lage der Schmerzfasern der drei Trigeminusäste im oberen Bereich des Subnukleus caudalis N. trigemini erfolgt die Durchtrennung des Tractus spinalis, Nervi trigemini ungefähr 16–18 mm oberhalb der ersten Faser der 2. cervikalsensiblen Wurzel oder 5–8 mm unterhalb des Obex. Die Incision reicht vom lateralen Rand des Fasciculus cuneatus Burdachi bis zur Austrittsstelle der spinalen Accessoriusfasern. Um also den ganzen Tractus ausschalten zu können muß der Schnitt mindestens 4–5 mm breit und 3–4 mm tief liegen. Ein so vorgenommener Schnitt führt zu einer totalen Analgesie einer Gesichtshälfte bis zur Mittellinie (Abb. 2).

Kunz [2] empfiehlt, diese Operation in Lokalanästhesie durchzuführen um erstens die Lage der Schmerzfasern im Rückenmark festzustellen und zweitens die Effektivität der Operation intraoperativ überprüfen zu können. Die Durchtrennung des Tractus selbst erfolgt in Kurznarkose. Bei ausreichender Erfahrung kann man diesen Eingriff auch in Allgemeinnarkose durchführen.

Die Operation wird am liegenden oder sitzenden Patienten durchgeführt. Der Hautschnitt verläuft genau in der Mittellinie zwischen Protuberantia occipitalis externa und Processus spinalis von C2. Die Laminektomie C1 wird leicht nach oben erweitert im Sinne einer partiellen suboccipitalen Kraniektomie mit Eröffnung des Foramen occipitale magnum.

Am Übergang des Spinalkanales in die hintere Schädelgrube verläuft der Sinus marginalis als Zuflußast zum Sinus occipitalis. Dieser Sinus kann manchmal technische Schwierigkeiten bereiten, und zwar dann, wenn er breit angelegt ist, oder wenn größere Venen von der Oberfläche des Rückenmarks in den Sinus occipitalis münden. So eine Situation erfordert einen schrittweisen Verschluß des Sinus durch Umstechungsnähte.

Die genauen postoperativen Kontrollen bei immer gleicher Schnittführung am Tractus bestätigten eine konstante Topographie der Bahnen der einzelnen Äste des N. trigeminus in seinem spinalen Trakt, was die Grundbedingung für eine eventuelle selektive Tractotomie wäre. Bei dieser wird nämlich nur der Ast durchtrennt, der für die Neuralgie verantwortlich ist. Die Bahnen aller Trigeminusäste enden unterhalb des 4. Ven-

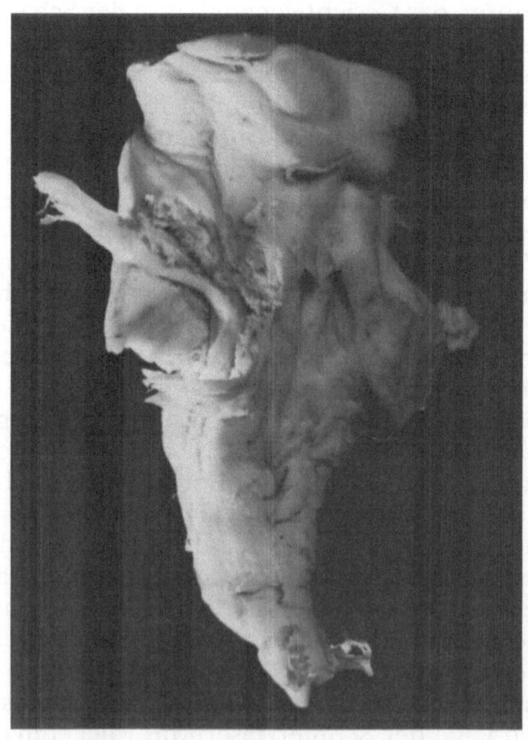

Abb. 1. Faserpräparat des Nukleus und Tractus spinalis nervi trigemini des Menschen sowie der in den Subnukleus caudalis mündenden Fasern des Nervus vagus (Präparation Dr. Maurer, Doz. Fischer, Anatomisches Institut der Med. Fakultät Innsbruck [Vorstand: Prof. Dr. W. Platzer], Neurochirurgische Univ. Klinik Innsbruck [Em. o. Prof. Dr. V. Grunert])

trikel im Subnukleus caudalis des spinalen Trigeminuskomplexes. Man konnte eine segmentale Anordnung der Fasern der Trigeminusbahn im Kern des Subnukleus caudalis beweisen, welche der Zeichnung für Gesichtssegmente entspricht, wie sie Dejerine 1914 [1] dargestellt hat. Die Bahnen für Schmerz und Temperatur aus den zentralen Teilen des Gesichtes enden im oberen Pol des Subnukleus caudalis die aus der Peripherie im unteren Teil. Das bedeutet, daß die Fasern aller drei Trigeminusäste in alle Segmente des Subnukleus caudalis einmünden, in größter Konzentration aber jeweils im Segment welches in seiner peripheren Projektion im Gesicht mit dem Innervationsbereich des entsprechenden Astes korrespeniert. Die Schmerzbahnen der Schleimhäute sind gleichermaßen angeordnet, nur verlaufen sie im Trigeminustrakt tiefer. Die Fasern für den Cornearreflex enden nicht nur im Subnukleus caudalis sondern auch im Subnukleus interpolaris und das ist der Grund dafür, daß dieser Reflex nach der Tractotomie wenn auch schwer auslösbar, aber immer vorhanden ist.

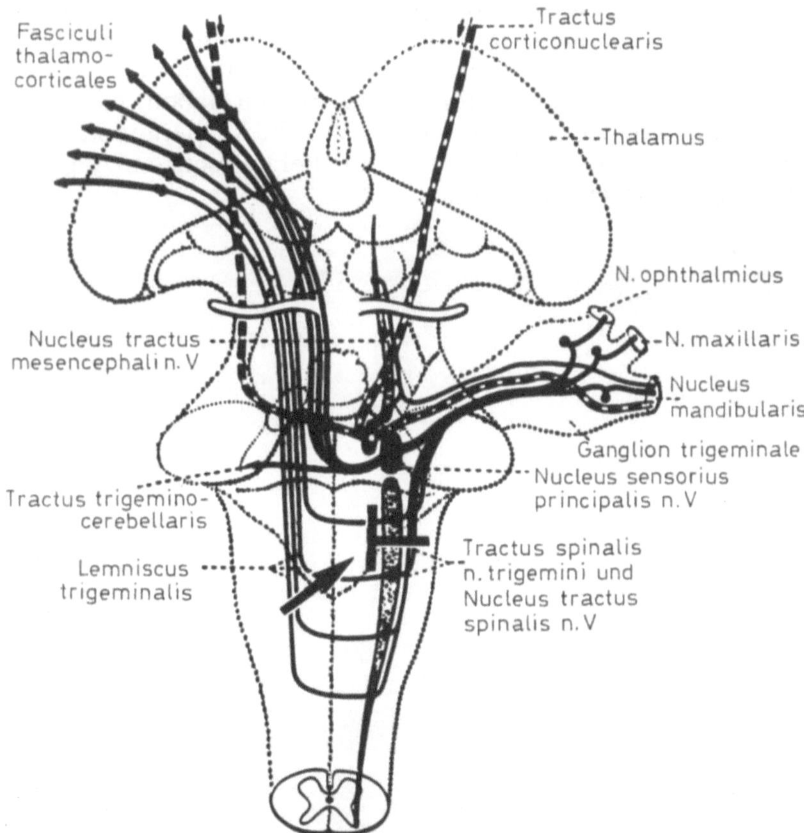

Abb.2. Schnittführung im Bereiche des Subnukleus caudalis nervi Trigemini

In den letzten 30 Jahren habe ich die Möglichkeit gehabt, bei 369 Patienten eine Tractotomie durchzuführen. Die meisten Patienten boten das klinische Bild einer sogenannten essentiellen Trigeminusneuralgie. Bei 7 Patienten mit einer secundären symptomatischen Neuralgie im Versorgungsgebiet mehrerer Hirnnerven (N.V, IX, X) wurde eine Tractotomie der Trigeminusbahn durchgeführt. Drei Patienten litten an einem ausgedehnten Epipharynx-CA mit unbeeinflußbarem bds. (2 Patienten) und einseitigen (1 Patient) Schmerzen im Versorgungsgebiet des Nervus V und des Nervus IX und des N. occipitalis major.

Bei den letzten 4 Patienten lag in drei Fällen ein Carcinom der Nebenhöhlen vor, bei einem Patienten ein exulceriertes Adeno-Carcinom der Parotis rechts. (Bei drei Patienten war die rechte Nebenhöhle, bei 1 Patient die linke Nebenhöhle betroffen.)

Die Schmerzausstrahlung bei diesen 4 Patienten lag vornämlich im Bereich des I. und II. Astes des Nervus trigeminus. Inwieweit der Nervus glossopharyngeus und der Nervus vagus an der Schmerzauslösung mitbeteiligt waren, konnte nicht festgestellt werden.

Alle 7 Patienten waren postoperativ und später bis zum Zeitpunkt der Untersuchung die 13 Monate postoperativ durchgeführt wurde und in allen Fällen bis zum Exitus schmerzfrei (die Überlebenszeit von 6 Wochen bis 7 Jahre). Die Erfahrungen, die wir bei der Behandlung der genuenen Trigeminusneuralgie nach Tractotomie gewonnen haben, haben uns gezeigt, daß dieser Eingriff ohne wesentlich erhöhtes Operationsrisiko auch bei alten Patienten und bei Patienten mit herabgesetztem Allgemeinzustand durchgeführt werden kann.

(Literatur beim Verfasser)

Nervenläsionen bei der Radical Neck Dissection (RND) wegen Struma maligna

Ch. Armbruster, K. Dinstl, F. Hoffer und **St. Kriwanek**

1. Chirurgische Abteilung, Krankenanstalt Rudolfstiftung, Wien, Österreich

Einleitung

In der chirurgischen Therapie des Schilddrüsenkarzinoms hat sich, vor allem bei hochdifferenzierten Schilddrüsenkarzinomen, ein zunehmend reduziertes Operationsausmaß durchgesetzt [17, 21, 31]. Retrospektive Analysen haben gezeigt, daß Thyreoidektomie, Lobektomie und subtotale Resektion kombiniert mit Radiojodbehandlung oder Bestrahlungstherapie eine unvermindert gute Prognose in Abhängigkeit von Tumorstadium und histologischem Differenzierungsgrad erwarten lassen [5, 17]. Letztlich darf auch die geringere Morbidität und Mortalität gegenüber radikalerem Vorgehen wie der Radical Neck Dissection (RND) nicht unerwähnt bleiben [4, 6, 11, 12, 14–16, 18, 23]. Die prognostisch wichtigen Lymphknotengruppen um die Vena jugularis interna – als primäre und zentrale Sammelstelle –, sind durch den Kocher'schen Kragenschnitt explorierbar und der histologischen Beurteilung zugänglich [8, 27].

Ungeachtet dessen stellen die modifizierte Radical Neck Dissection (mRND) und gegebenenfalls die RND bei Tumorinvasion in die Umgebung, oder bei ausgedehntem Lymphknotenbefall die Therapie der Wahl dar [8, 9, 17, 19, 21, 22, 25].

Aus funktionellen und ästhetischen Gründen wird, bei gleichbleibender Prognose, wann immer die Tumorinvasion dies erlaubt, der von Brocca (1960) beschriebenen mRND mit Erhalt des Musculus sternocleidomastoideus und des Nervus accessorius sowie der Vena jugularis interna der Vorzug gegeben [8, 9, 23], jedoch ist die Möglichkeit einer Verletzung nervaler Strukturen auch bei modifiziertem Vorgehen stets gegeben.

Eigene Ergebnisse

An unserer Abteilung wurden von 1979 bis 1988 85 Patienten wegen eines Schilddrüsenkarzinoms operiert (Tabelle 1). Davon wurde bei 13 Patienten eine RND durchgeführt.

Tabelle 1

Histologie	n	%
papillär	33	39
follikulär	26	30
Mischform	7	8
medullär	9	11
anaplastisch	6	7
andere	4	5
	85	100

Die Indikation zur RND wurde bei über die Schilddrüse hinausreichendem Tumorwachstum oder/und ausgedehntem Lymphknotenbefall gestellt. Die Einteilung erfolgte entsprechend dem TNM Stadium der UICC.

Während bei der chirurgischen Therapie der malignen Struma allgemein eine postoperative Recurrensparese in 6,5%, bezogen auf die operierten Seiten, auftrat, fand sich nach RND eine Recurrensparese in 24% der Fälle. Dabei trat einmal eine beidseitige Recurrensparese, bei je einem Patienten zusätzlich zur Recurrensparese eine partielle und reversible Facialisparese, eine Accessoriusparese sowie eine reversible Sympathicusläsion auf. Die Ursache für diese hohe Zahl an Nervenläsionen erklärt sich aus der Indikationsstellung zur RND nur bei organüberschreitendem Wachstum mit Infiltration der Nerven oder ausgedehntem Lymphknotenbefall, sodaß aus onkologisch-chirurgischen Gründen die Gebilde nicht erhalten werden konnten.

Diskussion

Durch die anatomische Situation der Halsregion bestehen auch bei exakter Operationstechnik eine Vielzahl an Verletzungsmöglichkeiten. Neben Organverletzungen und Gefäßverletzungen sind vor allem Nervenläsionen häufig [2–4, 6, 7, 10–12, 14, 22]. Finden sich schon bei Ersteingriffen wegen benigner Schilddrüsenerkrankungen in 1 bis 15% Paresen des Nervus laryngeus recurrens [3, 6, 14, 20] und bei Rezidiveingriffen eine etwa 8mal höhere Inzidenz [12], so ist zu erwarten, daß bei Ersteingriffen wegen einer Struma maligna schon primär öfter Verletzungen vorkommen. So werden primäre Pareseraten von 12% mit einer Rückbildungstendenz von 30% angegeben [6, 20], womit eine permanente Rate von 8,4% resultiert.

Sind bei der operativen Therapie benigner Schilddrüsenerkrankungen intraoperative Läsionen eine unbedingt zu vermeidende Komplikation, können sie bei der Tumortherapie eine unvermeidbare Notwendigkeit darstellen.

Die Ursachen für Verletzungen von Nerven bei der RND sind:

- mechanische Irritation wie Hakenzug und Ligatur;
- thermische Irritation durch die Diathermie;
- direkte Traumen wie Durchtrennung oder Resektion im Tumorverband und
- sekundäre Schädigung durch postoperativ auftretende Hämatome, Wundinfekte oder Narbenzug.

Neuralgische Punkte für Nervenläsionen sind insbesondere:

- Ligatur der A. thyreoidea inf. am Kocher'schen Punkt (Nervus laryngeus recurrens);
- Ligatur der A. thyreoidea inf. am De Quervain'schen Punkt oder am Fuchsig Keminger Punkt (N. Sympathicus);
- Ligatur der A. thyreoidea sup. (Ramus externus d. N. laryngeus sup.);
- Resektion des M. sternocleidomastoideus (N. accessorius und N. vagus);
- Resektion der V. jugularis int. (N. accessorius und N. vagus);
- Dissektion zum Mandibularand (Ramus marginalis mandibulae des N. facialis).

1. Verletzung des Nervus laryngeus recurrens

Die totale Recurrensparese betrifft die gesamte Kehlkopfmuskulatur einer Seite mit Ausnahme des Musculus cricothyreoideus, der vom Nervus laryngeus superior innerviert wird. Das Stimmband steht in Intermediärstellung. Neben Dysphonie kommt es, vor allem bei Anstrengung, zu Atemnot. Bei der beidseitigen Parese droht infolge der Enge des Glottisspaltes die akute Dyspnoe mit Erstickungsgefahr [20]. Der Nerv ist durch seine Lage, aber auch Lagevarianz, am häufigsten betroffen. Die Inzidenz wird unterschiedlich mit 1–15% angegeben [12, 24]. Verlaufsbeobachtungen zufolge kommt es aber in bis zu 30–50% zu einer Restitution des gelähmten Stimmbandes [6, 28, 29].

Noch häufiger finden sich Läsionen bei der Struma maligna, da hier, ähnlich wie bei der Rezidivstruma, die Anatomie, insbesondere auch die Anatomie der Grenzlamellen aufgehoben ist [7].

Die Darstellung des Nerven wird trotz der Arbeiten von Lahey [30] kontroversiell beurteilt. Einerseits wird die routinemäßige Darstellung gefordert [6, 10, 30], andererseits das Aufsuchen wegen der potentiellen Verletzungsgefahr des Nervus laryngeus recurrens vermieden, beziehungsweise nicht erzwungen [14, 20, 22, 24, 28].

2. Verletzungen des Nervus accessorius

Während der Nervus accessorius bei der urspründlichen Form der RND nach Crile aus dem Jahre 1906 im Verband mit dem Musculus sternocleidomastoideus mitreseziert wurde, werden heute bei den modifizierten Formen, ausgehend von Brocca (1960) [8, 9, 23], ohne Radikalitätsverlust bei fehlender Tumorinvasion diese Strukturen ebenso wie die Vena jugularis interna erhalten. Die Läsion der Nerven führt zur Atrophie des Musculus trapezius mit Störung der Abduktion des Armes der betroffenen Seite [11], wenngleich eine wesentliche Störung durch zusätzliche Innervation des Muskels aus Ästen der 2–4 Cervicalnerven sowie einer etwa 30%igen Restitution der Funktion, nicht zu erwarten ist [2]. Die Resektion führt zu keiner verminderten Rezidivrate [13], weshalb aus funktionellen aber auch ästhetischen Gründen der Erhalt angestrebt werden sollte.

3. Verletzungen des Nervus laryngeus superior

Seine Durchtrennung führt zu Heiserkeit und Schluckstörungen, vor allem flüssiger Nahrung. Gabriel [12] gibt bei der Strumektomie eine Häufigkeit von 1,2% an. Die Gefahr den Nerven zu verletzen besteht bei hoher Ligatur der Arteria thyreoidea superior. Zu beachten ist auch ein in 21% aberranter Verlauf entweder adhärent zur Arterie (in 15%), oder zwischen den Ästen des sich teilenden Gefäßes (in 6%) [3, 12, 26].

4. Sympathicusläsionen

Verletzungen können auch den Halssympathicus betreffen [2]. Insbesondere bei Ligatur der Arteria thyreoidea inferior kann der Nerv versehentlich mitgefaßt, ligiert und durchtrennt werden. Auch kann ein sympathisches Nervengeflecht mit einem Lymphknoten verwechselt und so irrtümlich mitentfernt werden [11].

Verletzungen führen zum Auftreten des Hornerschen Symptomenkomplexes mit Enophtalmus, Miose und Ptose des Oberlides.

5. Verletzungen des Ramus marginalis mandibulae des Nervus facialis

Bei der Präparation zum Unterkiefer hin, kann es zur Läsion des Ramus marginalis mandibulae kommen [2, 11]. Die Folge ist ein Herabhängen des Mundwinkels der betroffenen Seite. Nach Skandalakis [11] verläuft der Nerv in 50% der Fälle unterhalb des Mandibularandes. Um ihn zu schonen schlug Martin schon 1957 vor, zunächst die Arterie facialis zu ligieren und zu durchtrennen und den distalen Gefäßstumpf so nach oben zu ziehen, daß der Nerv in der Gefäßschlinge liegend, aus dem Operationsfeld gehalten wird.

6. Verletzungen anderer Nerven

Beschrieben sind auch Läsionen des Nervus vagus, vor allem bei der Resektion der Vena jugularis interna, aber auch des Nervus phrenicus, Nervus hypoglossus und Ästen des Plexus brachialis [2, 4, 11]. Sie alle führen zu Ausfällen entsprechend ihrem Versorgungsgebiet.

Schlußfolgerung

Genaue anatomische Kenntnisse sind Voraussetzung um Verletzungen zu vermeiden. Oft sind aber die anatomischen Verhältnisse durch infiltratives oder verdrängendes Wachstum verändert, sodaß nur durch subtile Operationstechnik die beschriebenen Komplikationen zu vermeiden sind. Ist jedoch aufgrund der Tumorausdehnung ein radikales Vorgehen nur unter Mitresektion von Nerven möglich, ist der Radikalität Vorzug vor der Nervenerhaltung zu geben.

Literatur

1. Moosman DA, De Weese MS (1968) The external laryngeal nerve as related to thyroidectomy. Surg Gynecol Obstet 1011–1016
2. Hesz W (1958) Fehler und Gefahren bei chirurgischen Operationen, Bd 1. VEB Gustav Fischer, Jena, S 243–285
3. Thompson NW, Olsen WR, Hoffman GL (1973) The continuing development of the technique of thyroidectomy. Surg 73 (6): 913–927
4. Kremer K, Kunz H, Kümmerle F, Nissen R (1971) Intra- und postoperative Komplikationen, Bd I, 2. Aufl. Thieme, Stuttgart
5. Leisner D, Degelmann G, Dirr W, Kanitz W, Büll U, Langhammer H, Lissner J, Pabst HW (1982) Behandlungsergebnisse bei Struma maligna 1960–1980. DMW 107: 1702–1707
6. Bay V, Engel N (1980) Komplikationen bei Schilddrüsenoperationen. Chirurg 551: 91–98
7. Stelzner F (1988) Die chirurgische Anatomie der Grenzlamellen der Schilddrüse und die Nervi laryngei. Langenbecks Arch Chir 373: 355–366
8. O'Brien ChJ, Krist MM, Maddox WA (1987) Modified radical neck dissection. Am J Surg 153: 310–316
9. Byers RM (1985) Modified neck dissection. Am J Surg 150: 414–421
10. Wade JSH (1955) Vulnerability of the reccurent laryngeal nerves at thyroidectomy. Br J Surg 43: 164–179
11. Skandalakis JE (1989) Anatomisch bedingte Komplikationen in der Allgemeinchirurgie. Thieme, Stuttgart
12. Gabriel P, Chilla R (1978) Dysphonie nach Strumektomie. Chirurg 49: 576–579
13. Roy PH, Beahrs OH (1969) Spinal accessory nerve in radical neck dissections. Am J Surg 118: 800–804
14. Steiner H, Häusler H (1973) Mißerfolge in der SD-Chirurgie. Zentralbl Chir 98: 689–702
15. Foster RS (1978) Morbidity and mortality after thyroidectomy. Surg Gynecol Obstet 146: 423–429
16. Scanlon EF, Kellogg JE, Winchester DP, Larson RH (1981) The morbidity of total thyroidectomy. Arch Surg 116: 568–571
17. Johnston ID (1975) The surgery of thyroid cancer. Br J Surg 62: 765–768
18. Mac Comb WS (1968) Martality from radical neck dissection. Am J Surg 115: 352–354
19. Saegesser M (1987) Spezielle chirurgische Therapie, 10. Aufl. Huber, Bern Stuttgart, S 183
20. Schacht G, Kremer K, Gross M, Versmold W (1972) Die Häufigkeit der latenten und manifesten Recurrensparesen nach SD-Operation. Zentralbl Chir 97: 1578–1583
21. Goretzki PE, Frilling A, Ohmann Ch, Wins L, Grussendorf M, Röher HD (1989) Unterschiedliche Strategien in Diagnostik und Therapie des Schilddrüsencarcinoms. Chirurg 60: 398–402
22. Zornig C, De Heer K, Koenecke S, Engel U, Bay V (1989) Darstellung des N. recurrens bei Schilddrüsenoperationen – Standortbestimmung. Chirurg 60: 44–48
23. Khafif RA, Gelbfish GA, Attie JN, Tepper P, Zingale R (1989) Thirty-year experience with 457 radical neck dissection in cancer of the mouth, pharynx, an larynx. Am J Surg 158: 303–307

24. Rieger R, Pimpl W, Riedl E, Böckl O, Waclawiczek HW (1987) Der Einfluß einer modifizierten Strumaresektionstechnik auf die Rate von Läsionen des Nervus laryngeus recurrens. Chirurg 58: 255–260
25. Keminger K, Dinstl K, Depisch D (1975) Struma maligna. In: Kärcher KH (Hrsg) Klinische Onkologie. Springer, Berlin Heidelberg New York, S 350
26. Lenquist S, Cahlin C, Smeds S (1987) The superior laryngeal nerve in thyroid surgery. Surgery 102: 999–1008
27. Roka R, Rath TH, Niederle B, Krisch N (1981) Die Radical Neck Dissection bei der Struma maligna. Wien Klin Wochenschr 93: 211–212
28. Bablik L, Keminger K, Vecsei W (1973) Verlaufsbeobachtungen von Recurrensparesen nach Strumaoperationen. Chirurg 44: 57–61
29. Pimpl W, Gruber W, Steiner H (1982) Verlaufsbeobachtungen von Recurrensparesen nach Schilddrüsenoperationen. Chirurg 53: 505
30. Lahey FH (1944) Exposure of the recurrent laryngeal nerves in thyroid operations. Surg Gynecol Obstet 78: 239–245
31. Röher HD (1987) Das Schilddrüsenkarzinom: Chirurgische Radikalitätsprinzipien im Wandel. Langenbecks Arch Chir 370: 1–2

Prostaglandine zur Behandlung der radio- und chemotherapiebedingten Mucositis oralis

H. Porteder[1], M. Leukauf[1], M. Matejka[2] und H. Sinzinger[3]

[1] Abteilung für Kiefer- und Gesichtschirurgie, A. ö. Krankenhaus St. Pölten,
[2] Abteilung für zahnheilkundliche Grundlagenforschung, Universitätsklinik für
Zahn-, Mund- und Kieferheilkunde und [3] Klinik für Nuklearmedizin, Wien, Österreich

Einleitung

Die Behandlung oro-maxillärer Malignome mittels Radio-Chemotherapie führt in der Regel zu starken Entzündungserscheinungen der Mundschleimhaut [2, 7]. In schweren Fällen kommt es neben der typischen großflächigen entzündlichen Infiltration der gesamten Mundschleimhaut zur Abstoßung von Schleimhautanteilen, verbunden mit starken Schmerzen, Bildung von zähviskösem Schleim mit lokalen Austrocknungserscheinungen und Schluckbeschwerden [3]. Die Nahrungsaufnahme ist dadurch sehr erschwert bis unmöglich.

Bisher geübte routinemäßige Behandlungsmethoden dieser speziellen Form der Oro-Mucositis mit lokal wirksamen Anaesthetika (z.B. Xyloviskös®) oder desinfizierenden Substanzen wie Bepanthen®-Lutschtabletten bzw. Schleimhautbefeuchtung oder ähnlichem, reichen oft nicht aus, so daß die Strahlen- und Chemotherapie vorübergehend abgebrochen werden muß. Eine neue Substanzgruppe, die in letzter Zeit großes Interesse geweckt hat, sind die Prostaglandine. Auf Grund der in der Literatur beschriebenen zytoprotektiven Wirkung [5] und eigener Erfahrungen [4] wenden wir seit einem Jahr Prostaglandin-E_2 in Form eines Gels (Prostin E_2-Gel, Upjohn, Kalamazoo, Michigan, USA) lokal zur Mucositisprophylaxe und -therapie an. Nach eigenen sehr vielversprechenden Ergebnissen der Prostin E_2-Anwendung in Tablettenform, war es nun das Ziel unserer Untersuchungen festzustellen, ob die vorläufigen ersten Erfahrungen mit der Prostin E_2-Tablette auch mit dem Gel bestätigt oder vielleicht sogar verbessert werden könnten.

Material und Methode

Bei 42 Patienten (36 m, 6 w) im Alter von 38–79 Jahren, die wegen eines Plattenepithel-CA in der Mundhöhle eine kombinierte Radio-Chemotherapie erhielten (Tabelle 1) wendeten wir

Tabelle 1. Entzündung

		leicht	mittel	stark
PGE$_2$-Gel	42 Patienten	7	35	0
Kontrollgruppe	30 Patienten	0	16	14

Prostaglandin E$_2$-Gel ohne weitere lokale Maßnahmen an. Die Anwendung erfolgte vom ersten bis zum letzten Tag der Radio-Chemotherapie.

Wir verglichen diese 42 Patienten randomisiert mit einer Kontrollgruppe (30 Patienten mit oralen Malignomen, 27 m, 3 w, im Alter von 42–73 Jahren), die bei gleicher Indikation ebenfalls eine kombinierte Radio-Chemotherapie, aber keine PGE$_2$-Medikation erhielt.

Beurteilt wurde die Ausdehnung und Intensität der Entzündungsreaktion sowie Schmerzintensität (orale Inspektion, Fotodokumentation, Schmerzangabe der Patienten – gering, mittel, stark –, Entzündungsparameter).

Die Dosierung und Verabreichung des Prostaglandin Gels erfolgte in 4 Rationen zu 0,5 mg (1 Eßlöffel) 4 × tgl. in 4stündigen Intervallen. Zur Blutplasmaspiegelbestimmung von PGE$_2$ wurden an 9 Patienten Blutabnahmen durchgeführt und der stabile Endmetabolit [1] bestimmt. Die Blutabnahmen erfolgten unmittelbar vor der ersten Applikation, 30 und 60 Min. danach, sowie nach 4 und 8 Stunden.

Die Blutabnahmen erfolgten unter Antikoagulation (2% EDTA) und Hemmung der Cyclooxygenase, nach standardisierten Bedingungen, wie von Sinzinger et al. [8] beschrieben. Die Bestimmung wurde mittels eines spezifischen Radioimmunassays [6] unter Anwendung der Doppelantikörpermethode durchgeführt.

Statistische Analyse

Die Angabe der Werte erfolgte als x ± SD; die Testung auf Signifikanz mittels des Student-T-Test.

Ergebnisse

Bei 36 Patienten konnte die Radio-Chemotherapie ohne Unterbrechung durchgeführt werden.

Bei 3 Patienten mußte die Behandlung wegen Übelkeit und Erbrechen abgebrochen werden.

Bei 2 Patienten erfolgte der Abbruch wegen Verschlechterung des Allgemeinzustandes.

1 Patient hat die gesamte Behandlung selbst abgebrochen.

Bei allen Patienten, bei denen die zytostatische Therapie und die Radiotherapie bei gleichzeitiger Applikation des Prostaglandin-Gels über die gesamte Dauer der Behandlung durchgeführt werden konnte, zeigte sich, daß sowohl die Entzündungsreaktion (Abb. 1) als auch die Schmerzintensität wesentlich geringer waren als bei der Kontrollgruppe ohne PGE$_2$-Medikation (Abb. 2). 36 Patienten zeigten durchwegs ab der 6. bis 10. Bestrahlung, die zumeist eingangs mit einer sensibilisierenden Chemotherapie kombiniert war, leichte bis mittelgradige Entzündungserscheinungen.

Bei 6 Patienten war die Mucositis relativ stark ausgeprägt, die orale Nahrungsaufnahme jedoch ohne Unterbrechung möglich. Die angegebenen Schmerzen standen mit dem Grad der Entzündung in relevantem Zusammenhang. Extrem starke Schmerzen wurden von keinem Patienten angegeben.

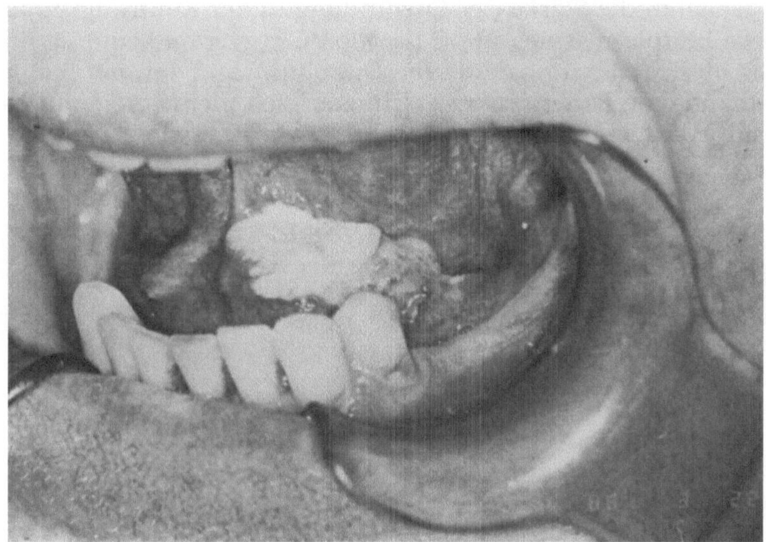

Abb. 1. Geringgradige Entzündungsreaktion der Mundschleimhaut unter PGE_2-Medikation

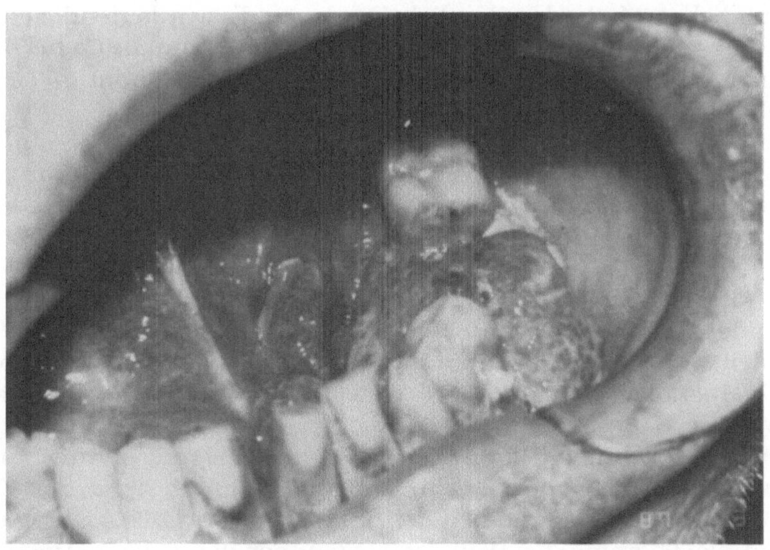

Abb. 2. Deutliche Mucositis ohne PGE_2-Therapie

Eine bullöse, desquamative Mundschleimhautveränderung, wie sie in der Kontrollgruppe in über 40% der Fälle zu beobachten war, trat in diesem Ausmaß bei keinem einzigen Patienten der PGE_2-Gruppe auf (Tabelle 1). Bei 2 Patienten der PGE_2-Gruppe wurde eine Schleimhautabstoßung in geringfügigem Ausmaße beobachtet.

Während eine Progredienz des Entzündungsgeschehens nach den ersten Bestrahlungen in der PGE_2-Gruppe nicht mehr mit Sicherheit festzustellen war, nahm die Stärke der Entzündung in der Kontrollgruppe deutlich zu. Die Blutplasmaspiegel von Bicyclo-PGE_2 zeigten keine signifikante Änderung im Beobachtungszeitraum. Die Blutspiegel der mit dem Prostin E_2-Gel behandelten Patienten unterschieden sich nicht von jenen, der mit den Prostin E_2-Tabletten behandelten Patienten (Tabelle 2).

Tabelle 2. Blutplasmawert

PGE_2-Tabletten : PGE_2-Gel
Kein signifikanter Unterschied
$\perp \sim$ 30–50 pg/ml Plasma

Diskussion

Wie die Ergebnisse an dem bisher analysierten Krankengut zeigten, scheint die Behandlung der Nebenwirkungen, die durch die Radio-Chemotherapie oraler Malignome hervorgerufen werden, im Vergleich zur bisher geübten konventionellen Therapie mit PGE_2 sehr vielversprechend und den herkömmlichen Methoden deutlich überlegen. Es wurde deutlich, daß sowohl die Entzündungsreaktion wie auch die Schmerzintensität bei den mit Prostaglandin E_2-Gel ebenso wie bei den mit Prostaglandin E_2-Tabletten behandelten Patienten wesentlich geringer sind.

Eine Aussage darüber, ob jene Patienten die mit PG-Gel behandelt wurden gegenüber den Patienten die mit PG-Tabletten behandelt wurden unterschiedliche Ergebnisse zeigen, läßt sich derzeit nicht machen. Weitere Beobachtungen nach einer größeren Fallzahl sollen darüber Aufschlüsse geben.

Obwohl Prostaglandin E_2 lokal in relativ hohen Mengen aufgebracht wird, findet sich keine relevante Resorption. Die Plasmaspiegel von Bicyclo-PGE_2 bleiben bei allen Patienten unbeeinflußt. Es handelt sich also lediglich um eine lokale zytoprotektive Wirkung des PGE_2 ohne systematische Komponente.

Die ausgezeichneten klinischen Ergebnisse zeigen, daß die topische Anwendung von PGE_2 bei der Stomatitis im Rahmen der Radio-Chemotherapie bei oralen Malignomen der herkömmlichen Behandlung überlegen und die Therapie der Wahl ist. Gegenüber der Tablettenmedikation von Prostin E_2 scheint die Applikation in Form eines Gels, allein schon von der mechanischen Komponente der Gewebe-(Schleimhaut-)irritation und der lokalen Verteilung in der Mundhöhle, der Vorzug zu geben zu sein.

Literatur

1. Granström E , Kindahl H (1979) Radioimmunological determination of 15-keto 13, 14-dihydro-PGE$_2$: a method for its stable degradation product 11-deoxy-13, 14-dihydro-15-keto-11ß, 16-epsilon-cycloprostaglandin E$_2$. 4th Int PG-Conference, Washington, p42 (abstract)
2. Moser K, Stacher A (1981) Chemotherapie maligner Erkrankungen. Deutscher Ärzte Verlag, S 187–189
3. Moos WT, Brand WN (1979) Radiation oncology, 5th edn. CV Mosby, St. Louis, pp 83–146
4. Porteder H, Jaskulka U, Staus Ch, Matejka M, Sinzinger H (1988) Zur lokalen Wirkung von Prostaglandin E$_2$ während Radio-Chemotherapie von Patienten mit Karzinomen in der Mundhöhle. Acta Chir Austriaca [Suppl 80]: 19–20
5. Schrör K, Sinzinger H, Weidner G, Bräuer H (1984) Prostaglandine und Leukotriene bei Entzündung und Schmerz. Albert-Roussel Pharma GesmbH, Wiesbaden
6. Silberbauer K, Punzengruber Ch, Sinzinger H (1983) Endogenous Prostaglandin E$_2$ metabolite levels, renin-angiotensin system and catecholamines versus acute hemodynamic response to captoril in chronic congestive heart failure. Cardiology 70: 297–302
7. Scherer E (1967) Strahlentherapie. G Thieme, Stuttgart, S 138–154
8. Sinzinger H, Reiter S, Peskar BA (1984) Removal, preparation, and storage of human plasma for radioimmunological detection of prostaglandins. In: Schrör K (ed) Prostaglandins and other eicosanoids in the cardiovascular system. Karger, Basel, pp 62–67 (2nd Int Symp on Prostaglandins)

Die Therapie der radiogenen Mukositis mit Enzymen

K. Vinzenz[1] und **U. Stauder**[2]

[1] Abteilung für Kiefer- und Gesichtschirurgie, Evangelisches Krankenhaus, Wien, Österreich
[2] Wolfratshausen, Bundesrepublik Deutschland

Einleitung

Die Strahlentherapie stellt eine wirksame Behandlungsvariante der Kopf-Halskarzinome dar. Dies sowohl als Teletherapie (prä- oder postoperativ) als auch in Form der sogenannten Brachytherapie wie z.B. die interstitielle Radiotherapie im „after loading"-Verfahren (siehe Kapitel „Radiotherapie von Kopf-Hals-Karzinomen") [1].

Reversible und irreversible Nebenwirkungen wie Xerostomie, Radiomukositis, Radiodermatitis und im Extremfall Weichteilnekrosen mit anschließender Narbenbildung können als Folge der Bestrahlung auftreten [2, 3, 4].

Durch die moderne fraktionierte Bestrahlungstechnik treten sehr schwerwiegende Nebenwirkungen wie Radioosteonekrosen selten in Erscheinung [3]; eine strahlenbedingte Mukositis ist bei der Radiatio im Kopf-Halsbereich jedoch nahezu unvermeidlich. Sie beginnt durchschnittlich in der 2. bis 3. Woche der Behandlung nach einer erhaltenen Dosis zwischen 2000 bis 3000 cGy [5].

In Tierversuchen konnte gezeigt werden, daß strahlenbedingte Nebenwirkungen durch proteolytische Enzyme günstig beeinflußt werden [6]. Bei Patienten mit Karzinomen des Abdominalbereiches, die zusätzlich zur Strahlentherapie mit hydrolytischen Enzymen behandelt worden waren, konnte eine signifikante Verkürzung der durch die Radiatio bedingten Nebenwirkungen festgestellt werden [7, 8]. Es wird dabei die entzündungshemmende und fibrinolytische Potenz, die anhand von Studien posttraumatischer und postembolischer Krankheitsbilder nachgewiesen wurden, ausgenutzt [9, 10, 11]. Toxische Zerfallsprodukte, die unter anderem auch bei strahlentherapiebedingten Gewebsnekrotisierungen auftreten, können zudem signifikant schneller abgebaut werden [12].

Durch die Bestrahlung entstehen initial durch Störung der Blutschranke Bezirke hämorrhagischer Infarzierungen in Haut und Mukosa, die das

Eindringen pathogener Keime und deren Wachstum begünstigen und bei
Entfaltung deren Wirkung (Bakterien, Toxine) in Nekrosen ausarten. Die
Infektanfälligkeit der Patienten wird dadurch erhöht und noch durch den
Abfall zirkulierender Granulozyten und Lymphozyten die Behinderung
der Antikörperbildung und die Störung der Phagozytose weiter begünstigt.
Hier ist ein weiterer Ansatzpunkt für die Enzymtherapie, die die Neubil-
dung von T4-Zellen stimuliert und die Aktivität von Makrophagen und natürlichen Killerzellen steigert [13]. Daraus resultiert ein verbesserter lokaler Immunstatus mit größerer Infektresistenz.

Patientengut und Methoden

39 Patienten mit Karzinomen im Mundbodenbereich, die sich präoperativ einer Strahlentherapie unterzogen, wurden in diese Studie aufgenommen. 19 Patienten erhielten während der
gesamten Strahlentherapie proteolytische Enzyme (Tabelle 1). 20 Patienten ohne Enzymbe-
handlung dienten als Kontrolle. Ausgeschlossen waren Patienten mit bestehender Schwangerschaft, Patienten, die jünger als 18 Jahre oder älter als 80 Jahre waren und Patienten mit
einer bekannten Unverträglichkeit gegen das Enzympräparat. Die anamnestischen Daten
sind in Tabelle 2 wiedergegeben.

Tabelle 1. Zusammensetzung des Prüfpräparates (WOBE-MUGOS®
Filmtablette)

Wirkstoff	mg
Trypsin	40
Chymotrypsin	40
Papainasen	100
Hydrolysat aus Kalbsthymus	40

Tabelle 2. Demographische Daten

	Enzyme		Kontrolle	
Alter (Jahre)				
Bereich	38–65		41–65	
Mittelwert	51,5		56,4	
Median	51,0		57,0	
Standardabweichung	8,7		6,7	
Geschlecht				
männlich	16	(84,2%)	15	(75,0%)
weiblich	3	(15,8%)	5	(25,0%)
Gesamt	19	(100,0%)	20	(100,0%)

Die Bestrahlung mit dem Gammatron wurde für einen Zeitraum von fünf Wochen – auf mehrere Sitzungen verteilt – durchgeführt. Die kumulative Gesamtherddosis betrug ca. 50 Gy. Verlaufskontrollen wurden vor Beginn der Strahlentherapie, in der ersten, zweiten, dritten, vierten und fünften Woche (= nach Beendigung der Strahlentherapie) durchgeführt. Im Rahmen der Serumdiagnostik wurden folgende Parameter gemessen: C-reaktives Protein, α1-Antitrypsin, Haptoglobin und N-Acetyl-Neuraminsäure.

Zur Prüfung der Strahlennebenwirkungen wurde die klinische Ausprägung einer Mukositis (Erythem = Stadium I, Mucosaödem = Stadium II, Schleimhautnekrose/Ulzeration = Stadium III) bewertet.

Die 19 Patienten in der Verumgruppe erhielten täglich 3×5 magensaftresistente Filmtabletten, die mit viel Flüssigkeit 30 min vor einer Mahlzeit einzunehmen waren.

Ergebnisse

Zur Beurteilung der Wirksamkeit der Enzymtherapie wurden die Ausprägung der Mukositis sowie die Laborparameter C-reaktives Protein, Haptoglobin, α1-Antitrypsin und die N-Acetyl-Neuraminsäure herangezogen.

Ausprägung der Mukositis

In der Enzymgruppe trat bei vier Patienten (21,1%) als maximale Ausprägung der Mukositis das Stadium I (Erythem), bei 13 Patienten (68,4%) das Stadium II (Mukosaödem) und bei zwei Patienten (10,5%) das Stadium III (Schleimhautnekrose/Ulzeration) auf. Der Mittelwert der Ausprägung lag bei 1,9.

In der Kontrollgruppe wurde elfmal (55,0%) ein Mukosaödem (II) festgestellt und neunmal (45,0%) Schleimhautnekrose/Ulzeration (III). Der Mittelwert lag bei 2,5 (Tabelle 3 und Abb. 1).

Die Mukositis war in der Enzymgruppe weniger schwer als in der Kontrollgruppe. Der Unterschied war statistisch signifikant (p = 0,014 im Chi-Quadrat-Test). Nach Fisher's exaktem Test waren in der Kontrollgruppe signifikant mehr Patienten mit Schleimhautnekrosen/Ulzerationen vertreten als in der Enzymgruppe (p = 0,019).

Erstes Auftreten der Mukositis

Die Mukositis trat in der Enzymgruppe bei 17 Patienten (89,5%) in einem Zeitraum von fünf bis zwölf Tagen auf – mit einem Ausprägungsgrad I bzw. II – und bei zwei Patienten (10,5%) zwischen dem 19. und 21. Bestrahlungstag – mit einem Ausprägungsgrad III. Im Durchschnitt bildete sich die Mukositis 9,1 Tage nach Beginn der Strahlentherapie.

Die ersten klinischen Anzeichen der Mukositis zeigten sich in der Kontrollgruppe über einen Zeitraum von sechs bis 21 Tagen nach Beginn der Radiotherapie, wobei der Ausprägungsgrad III schon relativ frühzeitig auftrat, ab dem zwölften Tag nach Bestrahlungsbeginn. In der Kontrollgruppe lag der Mittelwert des ersten Auftretens der Mukositis bei 13,0 Tagen (Tabelle 4 und Abb. 2).

Tabelle 3. Ausprägung der Mukositis

	Enzyme		Kontrolle	
I = Erythem	4	(21,1%)	–	–
II = Mukosaödem	13	(68,4%)	11	(55,0%)
III = Schleimhautnekrose/Ulzeration	2	(10,5%)	9	(45,0%)
Gesamt	19	(100,0%)	20	(100,0%)
Mittelwert		1,9		2,5
Standardabweichung		0,56		0,59

Der Unterschied ist statistisch signifikant (p = 0,014)

Tabelle 4. Erstes Auftreten der Mukositis

	Enzyme		Kontrolle	
	n	%	n	%
5. Tag	1	5,3	–	–
6. Tag	2	10,5	1	5,0
7. Tag	1	5,3	–	–
8. Tag	2	10,5	2	10,0
9. Tag	4	21,1	1	5,0
10. Tag	3	15,8	4	20,0
12. Tag	4	21,1	2	10,0
13. Tag	–	–	1	5,0
14. Tag	–	–	1	5,0
15. Tag	–	–	1	5,0
16. Tag	–	–	3	15,0
17. Tag	–	–	1	5,0
18. Tag	–	–	1	5,0
19. Tag	1	5,3	1	5,0
21. Tag	1	5,3	1	5,0
Gesamt	19	100,2	20	100,0
Mittelwert		9,1		13,0
Median		9,0		12,5
Standardabweichung		4,9		4,1

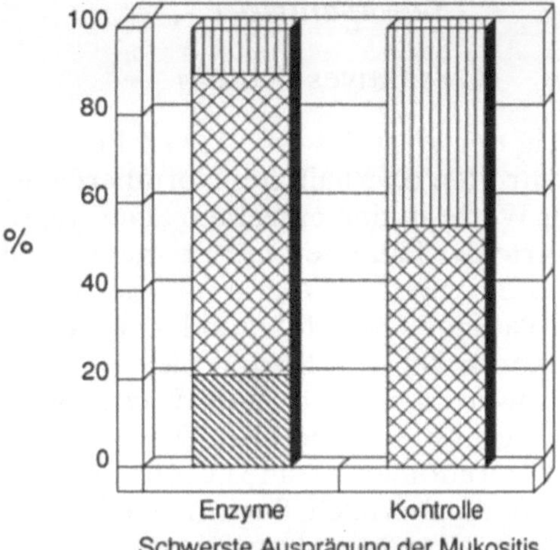

Abb. 1. Ausprägung der Mukositis

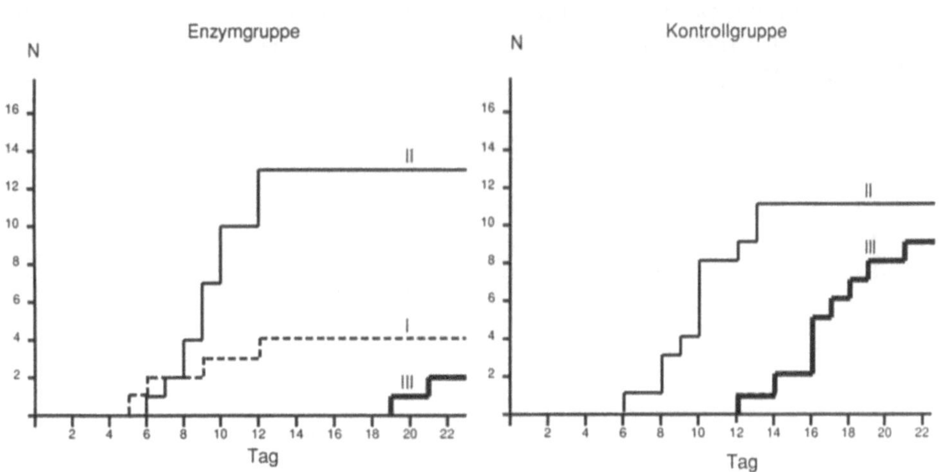

I = Erythem, II = Ödem, III = Nekrose/Ulzeration

Abb. 2. Auftreten der Mukositis

Laborparameter

C-reaktives Protein

In der Enzymgruppe lag der Wert des C-reaktiven Proteins im Mittel aller Patienten bei allen Kontrollen oberhalb des Normbereiches.

Bei Zuordnung der Werte zu den einzelnen Schweregraden der Mukositis waren die Mittelwerte der Patienten mit Erythem bei allen Kontrollen erhöht; Peaks traten in der zweiten Woche und nach Ende der Radiatio auf. In der Gruppe der Patienten mit Mukosaödem waren die durchschnittlichen Werte bei den Kontrollen von Beginn bis einschließlich vierte Woche erhöht – mit Höchstwerten in der dritten Woche. Bei Beendigung der Therapie lag der Mittelwert im Normbereich. Die Werte der Patienten mit Schleimhautnekrose/Ulzeration waren alle erhöht, wobei ein Peak bei der Kontrolle in der dritten Woche nach Beginn der Radiotherapie auftrat (Tabelle 5 und Abb. 3).

Auch die Mittelwerte des C-reaktiven Proteins von allen Patienten in der Kontrollgruppe lagen bei allen Untersuchungen oberhalb der Normgrenze.

Auch in der Kontrollgruppe traten die höchsten Werte bei den Patienten mit Mukosaödem bzw. Schleimhautnekrose/Ulzeration zu den Kontrollen in der dritten Bestrahlungswoche auf (Tabelle 6 und Abb. 3).

Das C-reaktive Protein aller Patienten erreichte in der Kontrollgruppe eine höhere Konzentration und wurde auch nicht so schnell reduziert wie in der Enzymgruppe, was darauf hindeutet, daß der entzündliche Prozeß durch die antiinflammatorische Wirksamkeit der Enzyme günstig beeinflußt wird (Abb. 3).

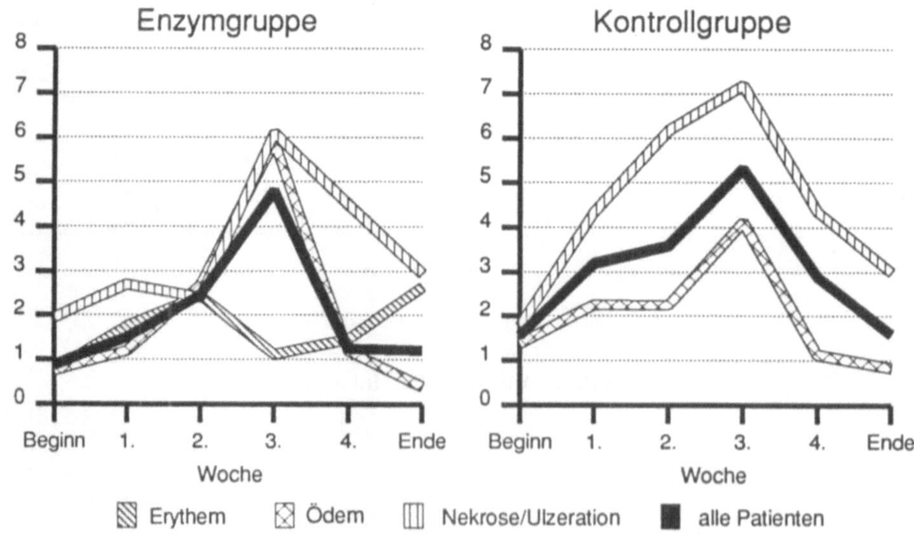

Abb. 3. C-reaktives Protein (mg/ml)

Tabelle 5. C-reaktives Protein – Enzymgruppe (Normbereich: <0,5 mg/dl)

	Beginn	1. Woche	2. Woche	3. Woche	4. Woche	Ende
Anzahl Patienten	18	17	16	17	14	17
Mittelwert	0,88	1,51	2,46	4,81	1,25	1,21
Standardabweichung	0,63	0,93	1,49	2,58	0,79	2,41
Mukositis Grad I						
Anzahl Patienten	4	4	4	4	3	4
Mittelwert	0,75	1,75	2,45	1,12	1,46	2,65
Standardabweichung	0,54	0,80	2,38	0,38	0,80	4,50
Mukositis Grad II						
Anzahl Patienten	12	11	10	11	11	11
Mittelwert	0,75	1,20	2,68	5,91	1,20	0,40
Standardabweichung	0,50	0,82	0,68	1,87	0,81	0,26
Mukositis Grad III						
Anzahl Patienten	2	2	2	2	–	2
Mittelwert	1,95	2,70	2,40	6,10	–	2,95
Standardabweichung	0,00	0,00	0,00	0,00	–	0,00

Tabelle 6. C-reaktives Protein – Kontrollgruppe (Normbereich: <0,5 mg/dl)

	Beginn	1. Woche	2. Woche	3. Woche	4. Woche	Ende
Anzahl Patienten	19	18	16	18	17	16
Mittelwert	1,57	3,20	3,59	5,32	2,89	1,60
Standardabweichung	1,89	3,13	3,76	5,71	3,10	1,87
Mukositis Grad II						
Anzahl Patienten	10	9	9	10	9	9
Mittelwert	1,38	2,26	2,25	4,13	1,13	0,84
Standardabweichung	1,86	1,87	1,84	6,22	0,85	0,49
Mukositis Grad III						
Anzahl Patienten	9	9	7	8	8	7
Mittelwert	1,78	4,34	6,18	7,20	4,35	3,00
Standardabweichung	2,10	4,00	4,74	5,31	4,12	2,48

Haptoglobin

Die Mittelwerte des Haptoglobins lagen in der Enzymgruppe bei allen Patienten und zu allen Kontrollzeitpunkten oberhalb der Norm.

Auch wenn man die Werte der Patienten mit dem Ausprägungsgrad I, II oder III betrachtet, so liegen fast alle Werte oberhalb der Norm, mit einer Ausnahme – der durchschnittliche Wert der Patienten mit Mukosaödem (II) nach Beendigung der Strahlentherapie liegt im Normbereich. In allen drei Patientengruppen sind die Spitzenwerte bei den Kontrollen in der 3. bzw. 4. Bestrahlungswoche (Tabelle 7 und Abb. 4).

Bei allen Patienten in der Kontrollgruppe lagen die Werte zu Therapiebeginn und nach Therapieende im Normbereich, während alle anderen Werte erhöht waren.

Die durchschnittlichen Werte bei den Patienten mit Mukositis Grad II und III lagen für das Haptoglobin vor und nach der Strahlentherapie jeweils im Normbereich, bei den Kontrollen eine, zwei, drei und vier Wochen nach Beginn der Radiotherapie waren die Werte erhöht mit Maxima bei den Kontrollen nach drei Wochen (Tabelle 8 und Abb. 4).

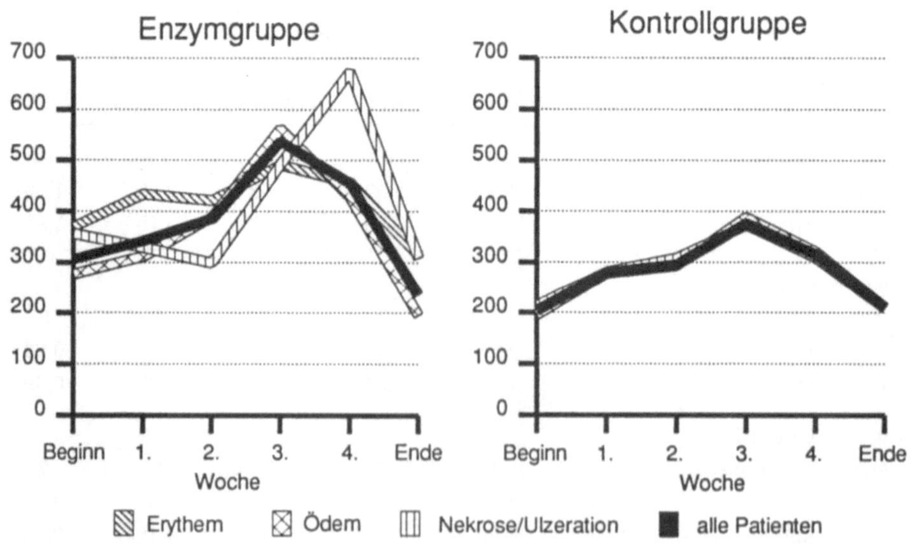

Abb. 4. Haptoglobin (mg/ml)

Tabelle 7. Haptoglobin – Enzymgruppe (Normbereich: 100–230 mg/dl)

	Beginn	1. Woche	2. Woche	3. Woche	4. Woche	Ende
Anzahl Patienten	18	17	16	17	16	17
Mittelwert	306,33	342,58	386,37	537,94	455,18	237,47
Standardabweichung	72,92	103,51	115,92	124,15	152,86	107,59
Mukositis Grad I						
Anzahl Patienten	4	4	4	4	3	4
Mittelwert	369,25	433,75	422,25	491,25	457,33	315,50
Standardabweichung	76,38	158,65	206,42	200,03	260,70	184,16
Mukositis Grad II						
Anzahl Patienten	12	11	10	11	11	11
Mittelwert	277,00	311,81	389,40	563,09	428,87	196,00
Standardabweichung	54,43	58,35	58,41	103,09	102,94	49,70
Mukositis Grad III						
Anzahl Patienten	2	2	2	2	2	2
Mittelwert	356,50	329,50	299,50	493,00	675,00	309,50
Standardabweichung	0,00	0,00	0,00	0,00	0,00	0,00

Tabelle 8. Haptoglobin – Kontrollgruppe (Normbereich: 100–230 mg/dl)

	Beginn	1. Woche	2. Woche	3. Woche	4. Woche	Ende
Anzahl Patienten	20	19	20	20	20	19
Mittelwert	204,30	279,95	295,35	376,74	315,79	210,74
Standardabweichung	74,65	109,10	122,39	142,25	112,20	95,43
Mukositis Grad II						
Anzahl Patienten	11	10	11	11	11	10
Mittelwert	195,45	277,70	294,09	388,45	320,81	211,40
Standardabweichung	70,49	89,55	139,48	143,93	110,56	94,76
Mukositis Grad III						
Anzahl Patienten	9	9	9	9	9	9
Mittelwert	215,11	282,11	308,00	373,22	309,66	210,00
Standardabweichung	68,19	120,15	116,37	141,91	98,04	103,30

     K. Vinzenz und U. Stauder

α1-Antitrypsin

Die durchschnittlichen Werte für das α1-Antitrypsin lagen bei allen Patienten in der Enzymgruppe – mit Ausnahme des Kontrollwertes drei Wochen nach Bestrahlungsbeginn – innerhalb des Normbereiches.

Bei der Zuordnung der durchschnittlichen Werte zu den Patientengruppen mit unterschiedlich ausgeprägter Mukositis lag der Mittelwert in dem Patientenkollektiv mit Erythem zur Kontrolle vier Wochen nach Beginn der Bestrahlung oberhalb der Normgrenze, bei den Patienten mit Mukosaödem drei Wochen nach Beginn und bei den Patienten mit Schleimhautnekrose/Ulzeration drei und vier Wochen nach Therapiebeginn oberhalb der Normgrenze, während alle anderen Kontrollen normale Werte aufwiesen (Tabelle 9 und Abb. 5).

In der Kontrollgruppe waren die durchschnittlichen Werte von allen Patienten zu allen Kontrolluntersuchungen im Normbereich.

Die Mittelwerte der Patienten mit Mukositis Grad II (Mukosaödem) lagen zu allen Kontrolluntersuchungen im normalen Bereich und bei den Patienten mit Mukositis Grad III (Schleimhautnekrose/Ulzeration) zeigte lediglich der Mittelwert der Kontrolluntersuchung nach vier Wochen Radiotherapie einen leicht erhöhten Wert auf (Tabelle 10 und Abb. 5).

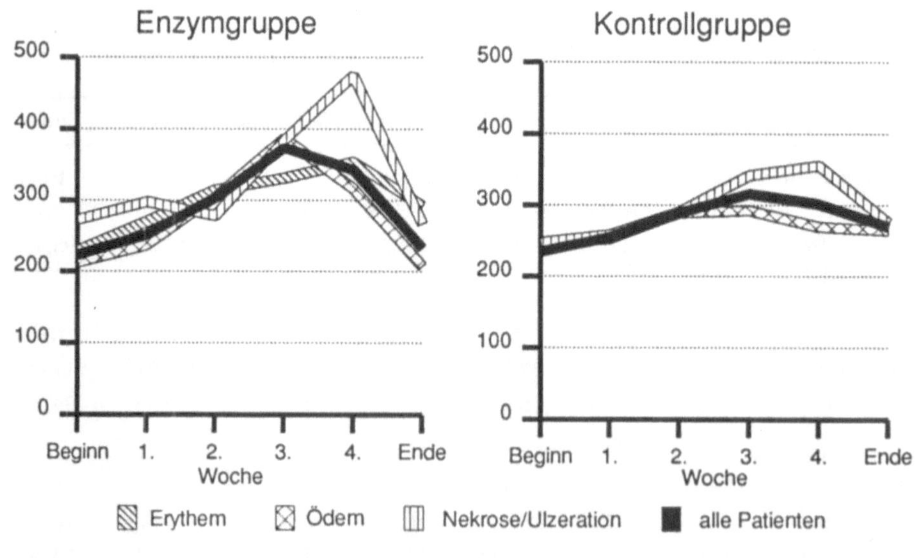

Abb. 5. α1-Antitrypsin (mg/ml)

Tabelle 9. α1-Antitrypsin – Enzymgruppe (Normbereich: 200–350 mg/dl)

	Beginn	1. Woche	2. Woche	3. Woche	4. Woche	Ende
Anzahl Patienten	18	17	16	17	16	17
Mittelwert	223,33	252,05	303,62	374,00	343,37	233,61
Standardabweichung	34,68	49,16	47,90	63,39	59,32	57,06
Mukositis Grad I						
Anzahl Patienten	4	4	4	4	3	4
Mittelwert	229,00	269,75	314,75	331,50	354,00	292,75
Standardabweichung	19,78	59,79	51,48	66,31	31,24	85,52
Mukositis Grad II						
Anzahl Patienten	12	11	10	11	11	11
Mittelwert	213,33	237,27	304,30	387,54	316,54	208,33
Standardabweichung	34,05	37,72	46,74	64,48	27,35	26,50
Mukositis Grad III						
Anzahl Patienten	2	2	2	2	2	2
Mittelwert	272,00	298,00	278,00	384,50	475,00	267,00
Standardabweichung	0,00	0,00	0,00	0,00	0,00	0,00

Tabelle 10. α1-Antitrypsin – Kontrollgruppe (Normbereich: 200–350 mg/dl)

	Beginn	1. Woche	2. Woche	3. Woche	4. Woche	Ende
Anzahl Patienten	17	17	17	17	15	16
Mittelwert	234,76	254,93	289,47	315,70	301,97	269,87
Standardabweichung	53,22	38,86	58,10	72,04	76,66	51,12
Mukositis Grad II						
Anzahl Patienten	9	9	9	9	8	8
Mittelwert	246,22	252,11	288,44	292,66	269,62	264,00
Standardabweichung	66,38	41,39	51,94	25,46	27,86	40,37
Mukositis Grad III						
Anzahl Patienten	8	8	8	8	7	8
Mittelwert	247,25	258,12	290,62	341,62	355,85	275,75
Standardabweichung	57,85	38,23	62,10	86,89	75,26	60,52

N-Acetyl-Neuraminsäure

Die Mittelwerte der N-Acetyl-Neuraminsäure waren bei allen Patienten der Enzymgruppe bei allen Kontrolluntersuchungen erhöht.

Bei der Aufteilung der Patienten nach dem Ausprägungsgrad der Mukositis waren alle Mittelwerte der Patientenkollektive mit Mukositis Grad I und III erhöht. Bei den Patienten mit Mukositis Grad II waren die Werte der Kontrolluntersuchungen zu Beginn der Strahlentherapie, nach einer, zwei, drei und vier Wochen erhöht, während der Wert nach Beendigung der Therapie im Normbereich lag (Tabelle 11 und Abb. 6).

Auch die Werte aller Patienten in der Kontrollgruppe lagen bei allen Kontrolluntersuchungen oberhalb der Normgrenze.

Die Mittelwerte der Patienten mit Mukositis Grad II und III sind bei allen Kontrolluntersuchungen erhöht, wobei der Wert nach Beendigung der Bestrahlung in der Gruppe der Patienten mit Mukositis Grad II den oberen Normbereich nur leicht übersteigt (Tabelle 12 und Abb. 6).

Bei den Patienten der Enzymgruppe steigt der Serumspiegel aller Patienten bis zur 4. Bestrahlungswoche kontinuierlich an und fällt nach Ende der Strahlentherapie unter den Anfangswert, während der Verlauf in der Kontrollgruppe zu Beginn steiler anstieg, der Kurvenverlauf insgesamt gesehen flacher ist. Der Anfangswert wird nicht unterschritten (Abb. 6).

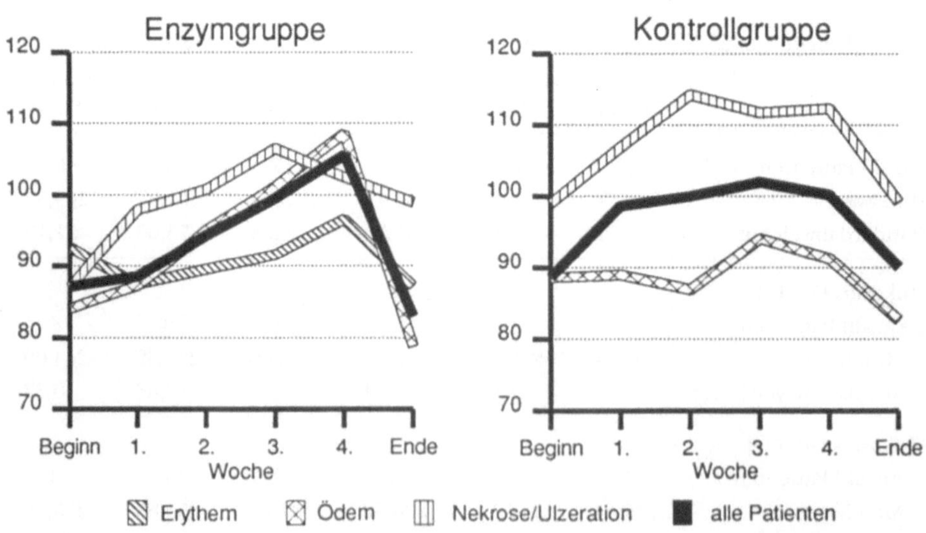

Abb. 6. N-Acetyl-Neuraminsäure (mg/ml)

Tabelle 11. N-Acetyl-Neuraminsäure – Enzymgruppe (Normbereich: < 82,2 mg/dl)

	Beginn	1. Woche	2. Woche	3. Woche	4. Woche	Ende
Anzahl Patienten	17	17	16	17	16	18
Mittelwert	87,11	88,53	94,39	99,55	105,59	83,08
Standardabweichung	9,49	10,03	11,94	13,00	14,28	13,64
Mukositis Grad I						
Anzahl Patienten	4	4	4	4	3	4
Mittelwert	92,62	87,50	89,57	91,62	96,63	87,20
Standardabweichung	7,54	6,03	2,27	6,63	7,17	18,03
Mukositis Grad II						
Anzahl Patienten	11	11	10	11	11	12
Mittelwert	84,07	87,20	95,04	101,18	108,60	78,89
Standardabweichung	6,72	8,40	10,74	1,27	15,76	10,35
Mukositis Grad III						
Anzahl Patienten	2	2	2	2	2	2
Mittelwert	87,00	97,90	100,80	106,50	102,50	99,00
Standardabweichung	0,00	0,00	0,00	0,00	0,00	0,00

Tabelle 12. N-Acetyl-Neuraminsäure – Kontrollgruppe (Normbereich: < 82,2 mg/dl)

	Beginn	1. Woche	2. Woche	3. Woche	4. Woche	Ende
Anzahl Patienten	20	19	19	20	19	20
Mittelwert	88,69	98,64	100,00	102,04	100,20	90,10
Standardabweichung	17,17	20,13	21,81	15,59	14,53	17,51
Mukositis Grad II						
Anzahl Patienten	11	10	11	11	11	11
Mittelwert	88,57	88,97	86,88	94,05	91,30	82,65
Standardabweichung	20,58	13,29	10,19	8,59	9,04	10,55
Mukositis Grad III						
Anzahl Patienten	9	9	8	9	8	9
Mittelwert	99,02	106,77	114,33	111,83	112,43	99,21
Standardabweichung	15,74	21,45	21,94	15,09	11,57	20,99

Diskussion

Durch die Strahlentherapie im Bereich der Mundhöhle kommt es häufig zu Nebenwirkungen, die sich besonders an den Schleimhäuten manifestieren. Insbesondere tritt bei nahezu allen Patienten eine strahlenbedingte Mukositis auf [5].

Der Grund für die geringere Ausprägung einer Mukositis bei den Patienten mit Enzymtherapie ist in verschiedenen Wirkmechanismen, vor allem aber in der antiinflammatorischen Wirkung der Enzyme zu sehen. In verschiedenen Studien konnte die antiphlogistische, antiödematöse und fibrinolytische Wirkung der hydrolytischen Enzyme bewiesen werden [14, 15, 16].

Die bereits bei einer früheren Studie bei kieferchirurgischen Eingriffen gezeigte Korrelation zwischen dem weniger schwer ausgeprägten Auftreten postoperativer Wundödeme und der Höhe der Serumspiegel von Akut-Phase-Proteinen [17, 18] konnte auch in dieser Studie bestätigt werden.

Ernst [19] konnte in einer gekreuzten Doppelblindstudie zeigen, daß nach oraler Gabe von hydrolytischen Enzymen ein signifikanter Abfall der Blut- und Plasmaviskosität sowie der Erythrozytenaggregation auftritt. Dies könnte Erklärung dafür sein, daß durch eine verbesserte Mikrozirkulation der Schleimhaut einerseits weniger Mikronekrosen entstehen und darüberhinaus auch toxische Zerfallsprodukte rascher abgebaut werden.

Auch ist dokumentiert, daß die bei entzündlichen Prozessen stark erhöhten Spiegel zirkulierender Immunkomplexe unter Enzymtherapie im Sinne einer gesteigerten „Clearance" signifikant rascher abgebaut werden [20].

Dazu kommt noch der günstige Einfluß der eingangs erwähnten immunmodulatorischen Wirkung der Enzyme auf die systemische und auch lokale Immunitätslage.

Bei den Patienten der Enzymgruppe trat die Mukositis zwar etwas früher in Erscheinung, die Ausprägung war aber weniger schwer als in der Kontrollgruppe. Dies steht möglicherweise im kausalen Zusammenhang mit der Wirkungsweise der Enzyme die bei Ablauf der physiologischen Entzündungsprozesse vor allem die restaurative Phase unterstützen [11]. Der Verlauf des C-reaktiven Proteins spricht für einen rascheren Ablauf der Entzündungsvorgänge.

Das Ergebnis dieser Studie zeigt, daß durch die Enzymtherapie die Ausprägung der strahlenbedingten Mukositis nach Radiatio im Mundhöhlenbereich in der Schwere reduziert werden kann, wobei gleichzeitig der Entzündungsverlauf etwas „dynamisiert" werden dürfte.

Zusammenfassung

Im Rahmen einer offenen kontrollierten randomisierten Studie wurde geprüft, ob hydrolytische Enzyme bei der Therapie der strahlenbedingten Mukositis wirksam sind. In die Studie wurden 39 Patienten aufgenommen, die wegen eines Karzinoms im Mundhöhlenbereich eine Strahlentherapie erhalten sollten. 19 Patienten erhielten vom ersten bis zum letzten Tag der Bestrahlung ein Enzympräparat*; 20 Patienten bildeten die unbehandelte Kontrolle.

Diese Studie hat gezeigt, daß in beiden Gruppen als Folge der Strahlentherapie eine Mukositis auftrat. Diese trat bei den Patienten in der Enzymbehandelten Gruppe zwar etwas früher auf als bei den Patienten der Kontrollgruppe, war aber deutlich weniger schwer ausgeprägt.

Literatur

1. Preiß J, Gamm H, Zeile G, Roux A, Fischer J (1984) Therapie der soliden Tumoren. In: Fischer J, Roux A, Schneider P (Hrsg) Taschenbuch der Onkologie. Urban und Schwarzenberg, München Wien Baltimore, S 64–66
2. Al-Tikriti U, Martin MV, Bramley PA (1984) A pilot study of the clinical effects of irradiation on the oral tissue. Br J Oral Maxillofac Surg 22: 77–86
3. Fay JT, O'Neal R (1984) Dental responsibility for the medically compromised patient. J Oral Med 39: 219–221
4. Engelmeier RL, King GE (1983) Complications of head and neck radiation therapy and their management. J Prosthet Dent 49: 514–522
5. Weissman DE, Janjan N, Bykardt RW (1989) Assessment of pain during head and neck irradiation. J Pain Symptom Manage 4: 90–95
6. Barth G, Graebner H (1964) Zur Frage der Therapie des letalen Strahlenschadens. Strahlenheilkunde 2: 143–144
7. Beaufort F (1990) Reduzierung von Strahlennebenwirkungen durch hydrolytische Enzyme. Therapeutikon 4: 577–580
8. Stauder G, Beaufort F, Streichhan P (1991) Strahlentherapeutische Nebenwirkungen bei Abdominalkrebspatienten und deren Reduktion durch hydrolytische Enzympräparate. Dtsch Z Onkol 23: 7–16
9. Miechowski W, Erroli N (1956) Trypsin and chymotrypsin in relation to inflammatory processes. J Pharmacol Exp Ther 116: 43–44
10. Uhlig G (1981) Schwellungsprophylaxe nach exogenem Trauma. Z Allg Med 57: 127–131
11. Kleine M-W (1990) Systemische Enzymtherapie in der Sportmedizin. Dtsch Z Sportmed 41: 126–134
12. Moser H (1977) Akute Pankreatitis. Ärztl Praxis 13: 538–541
13. Leskovar P (1989) Neuartige immuntherapeutische Modelle bei neoplastischen Erkrankungen des Urogenitaltrakts unter besonderer Berücksichtigung des Blasenkarzinoms. Allerg Immunol 35: 249–251
14. Steffen C, Smolen J, Hörger I, Menzel J (1985) Enzymtherapie im Vergleich mit Immunkomplexbestimmungen bei chronischer Polyarthritis. Z Rheumatol 44: 51–56
15. Mörl H (1986) Behandlung des postthrombotischen Syndroms mit einem Enzymgemisch. Therapiewoche 36: 2443–2446
16. Kleine MW, Pabst H (1988) Die Wirkung einer oralen Enzymtherapie auf experimentell erzeugte Hämatome. Forum des Praktischen und Allgemeinarztes 27: 42–48
17. Vinzenz K (1989) In: Systemische Enzymtherapie in der Traumatologie. 6. Arbeitstagung, Salzburg, 4. März 1989
18. Vinzenz K (1991) Ödembehandlung bei zahnchirurgischen Eingriffen mit hydrolytischen Enzymen. Quintessenz 7: 1053–1064
19. Ernst E, Matrai (1985) Orale Therapie mit proteolytischen Enzymen modifizieren die Blutrheologie. Klin Wochenschr 65: 994

---

*WOBE-MUGOS®, Mucos Pharma GmbH & Co, D-W-8192 Geretsried 1, BRD

20. Steffen C, Menzel J (1985) Grundlagenuntersuchungen zur Enzymtherapie bei Immun-
    komplexerkrankungen. Wien Klin Wochenschr 97: 2–11

Die Verlaufskontrolle maligner Erkrankungen
im Kopf-Halsbereich mittels Bestimmung
der (N-Acetyl-Neuraminsäure – NANA) Sialinsäure

M. Leukauf[1], K. Mayer[2], K. Vinzenz[2] und F. Zekert[3]

[1] Abteilung für Kiefer- und Gesichtschirurgie, A. ö. Krankenhaus St. Pölten
[2] Abteilung für Kiefer- und Gesichtschirurgie, Evangelisches Krankenhaus Wien–Währing
[3] I. Chirurgische Klinik, Universität Wien, Österreich

Patienten und Methode

An Patienten mit Plattenepithelkarzinomen im Kopf-Halsbereich wurde die Aussagekraft der N-Acetyl-Neuraminsäure (Sialinsäure) als Markersubstanz und auch als Parameter zur Beobachtung des Krankheitsverlaufes untersucht. 160 Patienten wurden prätherapeutisch sowohl vor der ersten Aufnahme, als auch nach Auftreten eines Rezidivs untersucht. Weiters wurden aus diesem Krankengut 22 Patienten laufend überwacht und das Verhalten der Sialinsäurekonzentration bei Tumorprogression beobachtet. Der Zeitraum von der Erstuntersuchung bis zur Ausbildung eines Rezidivs war durchschnittlich 7,1 Monate, der weitere Krankheitsverlauf (2. Rezidiv) wurde etwa zwei Jahre verfolgt. Ein enzymatischer Farbtest zur Bestimmung der Sialinsäure im Serum der Fa. Boehringer-Mannheim wurde zur Diagnostik herangezogen. Es wurden eigene Normalwerte aus einer Gruppe gesunder Probanden erstellt (x = 65,73 ± 11,92 mg/dl; als Normobergrenze wurde der 95. Perzentil festgelegt: 82,2 mg/dl).

Ergebnisse

Die prätherapeutischen Serumwerte von 160 Patienten (76 Primärtumore, 84 Rezidive) waren im Vergleich zur Kontrollgruppe signifikant erhöht (90,41 ± 22,6 mg/dl vs. 65,73 ± 11,92 mg/dl; p ≤ 0,005; Abb. 1). Obwohl keine signifikante Stadienabhängigkeit vorliegt, steigen die Werte in den Patientenkollektiven mit größerer Tumorbelastung kontinuierlich an (T1–2: 85,28 ± 15,63 mg/dl, T3–4: 91,89 ± 24,15 mg/dl, Rezidive 101,57 ± 28,57 mg/dl; Abb. 1).

Je nach Tumorgröße zeigten 60 bis 70% der Patienten erhöhte Werte über den 95. Perzentil. In der Verlaufsbeobachtung von 22 Patienten (Abb. 2) wurden diese Ergebnisse bestätigt, in dem die Serumkonzentrationen von x = 82,4±17,21 (12/24 = 50% der Patienten ≥ 82,2 mg/dl) auf x = 91,11 ± 17,59 (17/22 = 72,2% der Patienten ≥ 82,2 mg/dl) anstiegen.

120
110
100
90
80
70
60
50
40
30
20
10
0
N-Acetyl-Neuraminsäure (mg/dl)
N-Acetyl-Neuraminsäure
SEM
Controls
n=65
T1-4
n=76
T1-2
n=17
T3-4
n=59
Relapse
n=84
Patients (Σ=160)

Abb. 1

22 Patients during Observation Time
110
105
100
95
90
85
80
NANA (Absolutwerte in mg/dl)
130
125
120
115
110
105
100
95
90
Prozente vom Ausgangswert
Primary
50%
Relapse I
77,2%
Relapse II
83%
n≥95.Perc.
Patients
NANA (Absolutwerte)
Prozente vom Ausgangswert

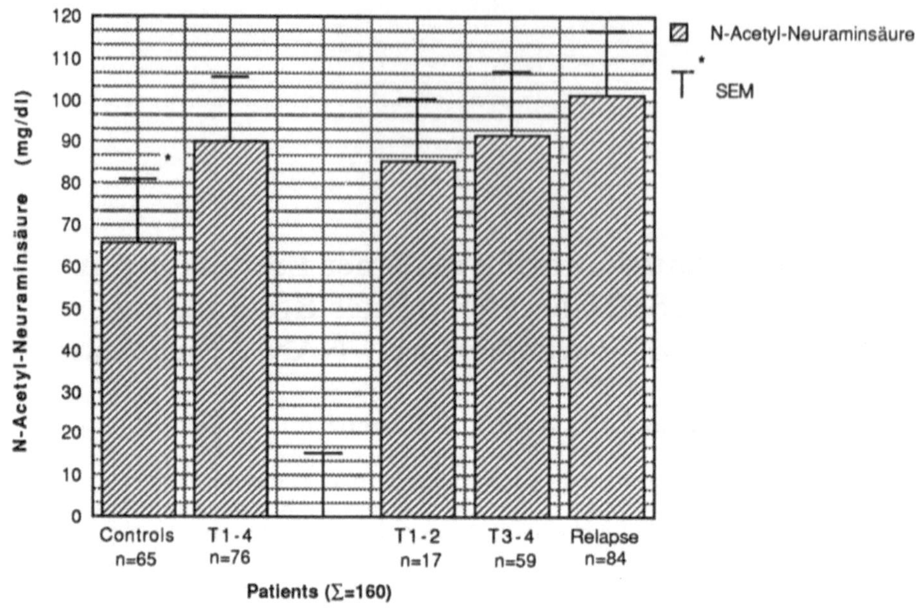

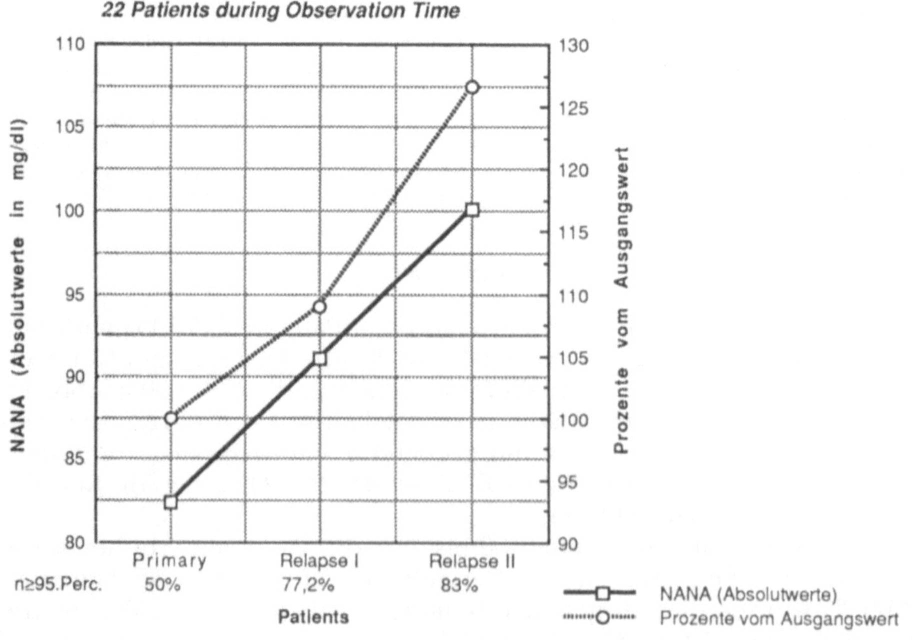

Abb. 2

Dies bedeutet insgesamt betrachtet einen Anstieg der mittleren Serumkonzentration auf 108,9% des Ausgangswertes. 6 Patienten, die bis zur Bildung eines Zweitrezidivs beobachtet werden konnten, hatten weitere Konzentrationsanstiege auf $100,13 \pm 16,49$ mg/dl; das sind 126,6% vom ursprünglichen Ausgangswert, $5/6 = 83\%$ der Patienten $\geq 82,2$ mg/dl. Bis zum Ende der Beobachtungszeit liegen alle Konzentrationen über der Normgrenze.

Diskussion

Die ermutigenden Ergebnisse unserer bisherigen prätherapeutischen Untersuchungen scheinen sich in der Verlaufsbeobachtung von Serumsialinsäurekonzentrationen beim Rezidivgeschehen zu erhärten. Damit bietet sich die Bestimmung der Sialinsäure bei der Früherfassung von Rezidiven im Kopf-Halsbereich neben etwa den bildgebenden Verfahren als wertvoller zusätzlicher diagnostischer Parameter an.

Literatur

1. Vinzenz K, Schönthal E, Zekert F, Wunderer S (1987) Diagnosis of head and neck carcinomas by means of immunological tumor markers. J Cranio Max Fac Surg 15: 270–277
2. Vinzenz K, Schönthal E, Zekert F (1987) N-acetyl-neuraminic-acid (NANA) in patients with cancer. J Tumor Marker Oncol 2 (4): 283–289

Immunglobulin E (IgE), Beta-2-Mikroglobulin (Beta-2-M) und Ferritin als biologische Tumormarker bei Mundhöhlenkarzinomen

M. Leukauf[1], S. Hofbauer[2], K. Vinzenz[2] und F. Zekert[3]

[1] Abteilung für Kiefer- und Gesichtschirurgie, A. ö. Krankenhaus St. Pölten
[2] Abteilung für Kiefer- und Gesichtschirurgie, Evangelisches Krankenhaus Wien–Währing
[3] I. Chirurgische Klinik, Universität Wien, Österreich

Patienten, Material, Methode

Es wurden 95 Patienten mit Plattenepithelkarzinomen der Mundhöhle praetherapeutisch, 22 davon sowohl nach der Erstaufnahme als auch im Krankheitsverlauf eines mittleren Beobachtungszeitraumes von 13,1 Monaten untersucht. Die Patienten wurden praetherapeutisch entsprechend der UICC-Klassifikation gegliedert. Beta-2-M und IgE wurden mittels competitiver Enzymimmunoassays (Enzygnost Beta-2-M, Enzygnost IgE, Behring Company) und Ferritin mit Ferryzim (Abbot) bestimmt. Aus einer Gruppe von 50 altersgleichen Probanden wurden Serummittelwerte und der obere Normbereich (95. Perzentil) ermittelt (Tabelle 1).

Ergebnisse

Die mittleren Serumwerte aller drei Markersubstanzen des Tumorkollektives (T1–4) der Rezidive und ebenso der frühen Tumorstadien (T1–2) waren im Vergleich zur Kontrollgruppe signifikant erhöht (Tabelle 2).

IgE

Zeigt eine signifikante Stadienabhängigkeit der Serummittelwerte (p < 0,0025) (Tabelle 2), wobei jedoch die Patienten mit Rezidiven interessanterweise geringere Serummittelwerte aufweisen, als fortgeschrittene Primärtumorstadien (T3–4). Die Prozentsätze Patienten mit Erhöhungen über den oberen Normwert bestätigen die Ergebnisse der Serummittelwerte, indem 54,7% Patienten mit T1–2 Stadien und 62,5% Patienten mit T3–4 Stadien, Werte über 200 IU/ml zeigen, und nur 55,3% Rezidivpatienten darüberliegen.

Tabelle 1. Parameter controls (n = 50)

	x ± SD	95. Perzentil
IgE (IU/ml)	75,28 ± 65,84	200,00
β-2-M (mg/l)	1,43 ± 0,71	2,73
Ferritin (ng/l)	82,32 ± 84,83	229,00

Tabelle 2. Tumorstadien

	IgE (IU/ml)	Beta-2-M (mgl/l)	Ferritin (ng/ml)
T1–4	390,94 ± 398,33	2,98 ± 1,48	449,33 ± 632,94
T1–2	233,86 ± 269,33	2,88 ± 1,09	388,31 ± 612,28
T3–4	411,12 ± 406,95	3,00 ± 1,56	469,07 ± 690,72
Kontrollen	75,28 ± 65,84	1,43 ± 0,71	82,32 ± 84,83
Rezidive	379,05 ± 416,56	3,92 ± 3,99	352,21 ± 366,90

Beta-2-M

Zeigt keine Stadienabhängigkeit, obwohl die Serummittelwerte parallel
mit der Tumorbelastung kontinuierlich ansteigen. Eingeschränkte diagnostische Nützlichkeit ist dadurch gegeben, daß T3–4 Stadien lediglich in
45% des Patientenkollektives Erhöhungen über den oberen Normwert zeigen (Abb. 1).

Patienten mit Rezidiven weisen jedoch die höchsten Mittelwerte auf
(3,92 ± 3,99 ng/ml) (Tabelle 2).

Ferritin

Obwohl das Serumferritin signifikant erhöht ist, sind aufgrund der großen
Standardabweichungen keine Unterschiede zwischen den Patientenkollektiven zu errechnen. 50–60% Patienten weisen dabei Erhöhungen über den
oberen Normwert auf.

Vorläufige Ergebnisse der Verlaufsuntersuchungen

Ferritin erscheint aufgrund der starken Standardabweichungen auch für
die Verlaufskontrolle von Kopf-Hals Karzinomen ungeeignet, zudem kaum
Unterschiede zwischen rezidivfreien und Rezidivpatienten bestehen. IgE
zeigt hingegen neben einer Korrelation mit der initialen Tumorbelastung
deutliche Unterschiede zwischen diesen beiden Kollektiven – alle Rezidivpatienten blieben im Krankheitsverlauf unter dem 95. Perzentil von

200 IU/ml; zirka 60% Patienten mit Erstrezidiven lagen über dem oberen Normbereich und wiesen Mittelwerte von x = 390.9 ± 387.3 IU/ml auf. Bei weiterer Tumorprogression i. e. Entwicklung von Zweitrezidiven, kommt es jedoch zum Absinken der IgE-Werte, möglicherweise als Ausdruck der Erschöpfung des Immunsystems bei terminaler Tumorkrankheit. Beta-2-M bleibt während des gesamten Rezidivgeschehens konstant hoch und bietet sich ebenso wie das IgE als Zusatzparameter für die weitere Verlaufskontrolle von Kopf-Halskarzinomen an.

Literatur

1. Vinzenz K, Pavelka R, Schönthal E, Zekert F (1986) Serum immunglobulin levels in patients with head and neck cancer (IgE, IgA, IgM, IgG). Oncology 43: 316–322
2. Vinzenz K, Schönthal E, Zekert F, Wunderer S (1987) Diagnosis of head and neck carcinomas by means of immunological tumor markers (beta-2-mikroglobulin, immunglobilin E, ferritin, N-acetyl-neuraminic acid, phosphohexose-isomerase). J Cranio Max Fac Surg 15: 270–277

Retinol Binding Protein (RBP) und Praealbumin (PA) bei Patienten mit Plattenepithelkarzinomen im Kopf-Halsbereich

K. Vinzenz[1] und F. Zekert[2]

[1] Abteilung für Kiefer- und Gesichtschirurgie, Evangelisches Krankenhaus Wien–Währing
[2] I. Chirurgische Klinik, Universität Wien, Österreich

Biometrie und technische Durchführung: **E. Schönthal**[2]

Studien der letzten Jahre zeigen, daß der Vitamin A-Spiegel im Serum bei Patienten mit Plattenepithelkarzinomen wie z.B. der Lunge, signifikant herabgesetzt ist [1]. So konnte schon vor 10 Jahren in einer epidemiologischen Studie die Inzidenz des Lungenkarzinoms mit einem herabgesetzen Vitamin A Status korreliert werden [2]. Vitamin A (Retinol) ist für eine normale Zelldifferenzierung epithelialer Gewebe nötig. Als Mediatoren der Vitamin A Wirkung gelten zelluläre Bindungsproteine (CRBP – cellular retinol binding protein, CRABP – cellular retinoic acid binding protein) [3]. Zusätzlich scheinen immunmodulatorische Mechanismen in Kombination mit direkten antiproliferativen Effekten für die biologische Wirkung von Vitamin A und dessen synthetischer Analoga (sog. Retinoide) verantwortlich zu sein [4, 6]. Im Tierexperiment konnte bewiesen werden, daß Retinoide die chemische und physikalische Krebsinduktion verhindern und außerdem auf eine große Zahl von tierischen und menschlichen Tumorzellinien antiproliferativ wirken [5]. Es bestehen zudem Hinweise, daß diese Gruppe von Substanzen stimulierende Wirkung auf verschiedene Effektorzellen des Immunsystems, wie z.B. zytotoxische T-Zellen [4] und natürliche Killerzellen (NK-Zellen) haben [7]. Klinische Studien mit Retinoiden bei Patienten mit Basaliomen der Haut und Plattenepithelkarzinomen der Lunge und der Kopf-Halsregion erbrachten positive Therapieergebnisse [8]. Vor allem bei der oralen Leukoplakie als Praekanzerose erweist sich die praeventive Behandlung mit Retinoiden als wirksam, da sowohl die Zahl der Leukoplakien dadurch gesenkt [9, 10], als auch eine Reversion von histomorphologischen Zeichen maligner Zelltransformationen dadurch erreicht werden kann [11].

Vitamin A (Retinol) ist im peripheren Blut an spezifische Transportproteine gebunden, das „retinol binding protein" (RBP) und das Praealbumin (PA). Die Serumkonzentrationen von Retinol, Retinol binding protein und Praealbumin sind bei Patienten mit Lebererkrankungen, Unter- bzw. Fehlernährung herabgesetzt, bei Nierenerkrankungen meist erhöht. Karzinome sind mit herabgesetzten Retinolkonzentrationen assoziiert. Retinol korreliert dabei signifikant mit Retinol binding protein und Praealbumin im Serum, der Spiegel intrazellulärer Bindungsproteine (CRBP, CRABP) ist jedoch davon unabhängig [12]. Außerdem scheint auf Grund neuerer experimenteller Untersuchungen die Wirksamkeit von Retinoiden auf Gewebekulturen nicht mit der zellulären Konzentration von Bindungsproteinen in unmittelbarem Zusammenhang zu stehen [13].

Die Serumspiegel von RBP und Praealbumin wurden beim kolorektalen Karzinom als prognostisch signifikant beschrieben, wobei herabgesetzte Werte mit dem Ausmaß der Metastasierung korrelierten [14]. Weiters konnte belegt werden, daß Patienten mit verminderten RBP- und Praealbuminwerten ein erhöhtes Tumorrisiko aufweisen [15]. Die bei Patienten mit Mundhöhlenkarzinomen meist vorliegende alkoholinduzierte Malnutrition und das damit verbundene Vitamin A Defizit wird in letzter Zeit als begünstigend für die Tumorentstehung angesehen und zunehmend als praedisponierender Faktor diskutiert [12]. So führt diese Mangel- bzw. Fehlernährung nicht nur durch verminderte Vitaminaufnahme, sondern auch durch eiweißarme Ernährung sowohl zum Vitamin A Mangel, als auch zum Absinken der Konzentrationen der Transportproteine für Vitamin A. Durch den Nachweis einer Störung der Dunkeladaptation bei Patienten mit Karzinomen, welche nur nach länger dauerndem Vitamin A Defizit auftritt, konnte die Tatsache eines Vitamin A Mangels bei Tumorpatienten der Kopf-Halsregion auch noch zusätzlich objektiviert werden [12]. Ziel der vorliegenden Studie war es, das Retinol binding protein und Praealbumin bei Patienten mit Oropharynx- und Larynxkarzinomen zu bestimmen und diese Werte sowohl mit denen einer Risikogruppe (Patienten mit chronischer Laryngitis und anamnestisch starkem Nikotin- und Alkoholabusus), als auch mit den Werten einer Kontrollgruppe altersidenter, gesunder Probanden zu vergleichen. Auch die auftretenden Unterschiede im Verlauf einer Tumorprogression galt es zu erfassen. Damit sollte sowohl der Vitamin A Status bei Patienten mit Karzinomen im Kopf-Halsbereich einerseits, als auch der Einfluß einer länger dauernden Malnutrition andererseits auf die Serumspiegel von Retinol binding protein und Praealbumin objektiviert werden.

Material und Methoden

Für die vorliegende Studie wurden insgesamt 183 Patienten mit Plattenepithelkarzinomen im Bereich des Oropharynx und Larynx untersucht. Dieses Krankengut wurde in Gruppen geteilt: in jene der Oropharynxkarzinome und der Larynxkarzinome und diese wiederum nach ihren Stadien einerseits und dem späteren progressiven bzw. regressiven Verlauf; diesen Einzelgruppen wurde eine Risikogruppe von 52 Patienten mit chronischer Laryngitis und anamnestisch bekanntem Nikotin- und Alkoholabusus gegenübergestellt. 52 gesunde, altersidente

Probanden wurden als Kontrollgruppe mit dem gesamten Krankengut und jeder einzelnen Gruppe verglichen. Zur Bestimmung der Retinol- und Praealbuminspiegel im Serum wurde die radiale Immundiffusion mittels LC-Partigen RBP und M-Partigen Praealbumin der Firma Behring herangezogen.

LC-Partigen RBP hat einen Meßbereich von 0,5–8,2 mg/dl und den von der Firma bestimmten Normalbereich von 3–6 mg/dl; bei M-Partigen Praealbumin liegt der Meßbereich bei 3,5–47 mg/dl und der vorgegebene Normbereich bei 10–40 mg/dl.

Sofort nach der Abnahme wurde das Blut im Labor zentrifugiert und mittels Partigendispenser auf die Platten aufgetragen.

Nach einer vorgegebenen Diffusionszeit des Serums im mit monospezifischen Antiserum versetzten Agarosegel wurden die Praezipitate im Partigenbetrachter der Firma Behring abgelesen und Standardkurven erstellt. Konnte das Serum nicht am selben Tag verarbeitet werden, wurde es bei –20°C tiefgefroren.

Ergebnisse

Eigene Untersuchungen ergaben zwischen der Kontrollgruppe altersgleicher, gesunder Probanden und der Risikogruppe von Patienten mit chronischer Laryngitis und starkem Nikotin- bzw. Alkoholabusus eine zwar auffallende, jedoch nicht signifikante Differenz der RBP-Konzentrationen ($\bar{x}$ = 4,97 mg/dl zu $\bar{x}$ = 4,28 mg/dl). Bei Patienten mit Plattenepithelkarzinomen im Kopf-Halsbereich ergaben sich hingegen signifikant verminderte Werte im Vergleich zur Kontrollgruppe, sowohl was die durchschnittliche Serumkonzentration von RBP ($p < 0,0005$), als auch Praealbumin ($p < 0,0005$) betrifft (Tabelle 1).

Auch in Relation zu den Patienten der Risikogruppe (Patienten mit chronischer Laryngitis) waren die RBP-Durchschnittswerte der Patienten mit Malignomen deutlich und signifikant herabgesetzt ($\bar{x}$ = 4,28 mg/dl zu $\bar{x}$ = 3,57 mg/dl, bzw. $\bar{x}$ = 3,49 mg/dl). Die niedrigsten Werte von RBP und Praealbumin im Plasma fanden sich bei Patienten mit fortgeschrittenen Malignomen (Stadien III und IV), bzw. bei rezidivierenden Prozessen (Abb. 1).

Auch im Vergleich zu der Gruppe der Patienten in frühen Tumorstadien (Stadien I und II) sind die Durchschnittswerte sowohl von RBP als auch von Praealbumin bei Patienten mit weiter fortgeschrittenen Krank-

Tabelle 1. Retinol binding protein bei Plattenepithelkarzinomen im Kopf-Halsbereich

		n	RBP (mg/dl) Mittelwert $\pm$ s[*]
a	Kontrollen	52	4,97 ± 1,12
b	Chronische Laryngitis	52	4,28 ± 1,81
c	Oropharynxkarzinome	57	3,57 ± 0,89
d	Larynxkarzinome	58	3,49 ± 1,15

a:b n. s.; a:c p < 0,0005; a:d p <0,0005; b:c p < 0,0025; b:d p < 0,0025; c:d n. s.

[*] Standardabweichung

heitsprozessen signifikant vermindert. Bei den Stadien I und II des Oropharynxkarzinoms fand sich bei RBP ein Durchschnittswert von 4,12 mg/dl, bei den Stadien III und IV von 3,37 mg/dl, das ergibt ein p < 0,0025. Einen ebenso signifikanten Unterschied boten die Gruppen bei Praealbumin ($\bar{x}$ = 31,9 mg/dl zu 23,27 mg/dl, p < 0,025; Tabelle 2).

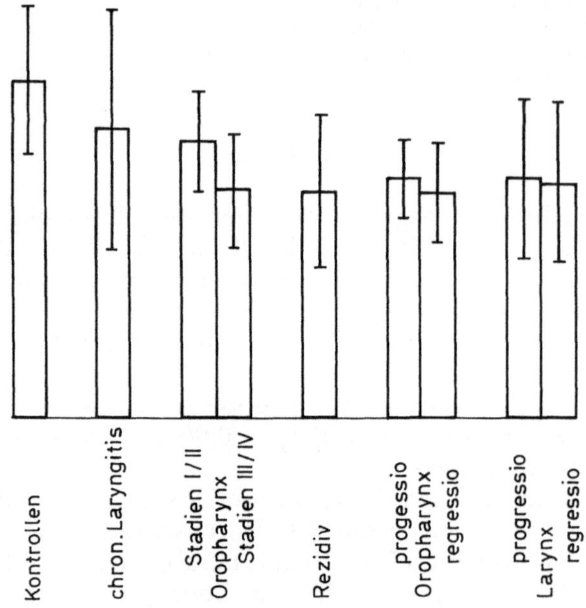

Abb. 1. RBP bei Patienten mit Kopf-Halskarzinomen; Kontrollen (n = 52); chronische Laryngitis (n = 52); Oropharynxkarzinome – Stadien I/II (n = 15), Stadien III/IV (n = 42); Oropharynxkarzinome = Progressio (n = 19), Regressio (n = 28); Larynxkarzinome – Progressio (n = 17), Regressio (n = 33)

Tabelle 2. Retinol binding protein und Praealbumin bei Plattenepithelkarzinomen im Oropharynxbereich

Retinol binding protein (mg/dl)				n	Praealbumin (mg/dl)
Mittelwert ± s*	n				Mittelwert ± s*
4,97 ± 1,12	52	a	Kontrollen	52	39,01 ± 8,14
4,12 ± 0,76	15	b	Stadien I/II	8	31,90 ± 12,37
3,37 ± 0,85	42	c	Stadien III/IV	30	23,27 ± 11,41
3,36 ± 1,17	30	d	Rezidive	30	24,39 ± 8,14

a:b p < 0,0005; a:c p < 0,0005, a:d p < 0,0005   a:b p < 0,01; a:c p < 0,0005; a:d p < 0,0005
b:c p < 0,0025; b:d p< 0,01; c:d n. s.   b:c p < 0,0025; b:d p < 0,025; c:d n. s.

*Standardabweichung

Schon die frühen Tumorstadien I und II sind in den Mittelwerten der Serumkonzentrationen bei RBP gegenüber der Kontrollgruppe signifikant herabgesetzt (p < 0,0005). Auch in den Praealbuminkonzentrationen konnte eine auffallende, signifikante Differenz zwischen diesen Patientengruppen festgestellt werden. Die von uns gefundene Stadienabhängigkeit bei RBP und Praealbumin deckt sich mit Ergebnissen anderer Untersucher beim Colonkarzinom [14], bzw. Cervixkarzinom [16].

Praetherapeutische Serumspiegel von RBP und Praealbumin bei Patienten mit später progressivem Krankheitsverlauf waren zwar höher als jene von Patienten mit rezidivfreien Intervallen nach Karzinomtherapie, doch konnten diese Unterschiede statistisch nicht verifiziert werden (Tabelle 2).

Diskussion

Retinol binding protein ist an Vitamin A (Retinol im Plasma) gebunden und zirkuliert als 1:1 molarer Proteinkomplex mit Praealbumin im peripheren Blut. RBP und Praealbuminkonzentration im Plasma sind bei Patienten mit verschiedenen Tumoren der Leber, des Oesophagus, des Magens, der Blase und der Lunge im Vergleich zu Tumorgesunden signifikant vermindert. Hingegen findet sich bei Gehirntumoren eine signifikante Erhöhung der Plasmaspiegel. Bei Patienten mit Hodgkin' disease und Myelom erscheinen die RBP-Konzentrationen unverändert. Dies läßt darauf schließen, daß einige Malignome in engem Zusammenhang mit Vitamin A stehen, umso mehr, da, wie eingangs erwähnt, Vitamin A eine zentrale Rolle bei der Reifung und Differenzierung epithelialer Gewebe spielt und ein Defizit als potentieller diätetischer Risikofaktor bei der Bildung von Malignomen angesehen werden muß.

Da diese Unterschiede in der Konzentration des Retinol binding protein beide Kollektive – sowohl jenes der Patienten mit Oropharynxkarzinomen ($\bar{x}$ = 3,57 mg/dl), als auch das der Larynxkarzinome ($\bar{x}$ = 3,49 mg/dl) betrafen und auch wesentliche Differenzen der Praealbuminkonzentrationen zwischen Patienten mit Kopf-Halstumoren und der Kontrollgruppe feststellbar waren ($\bar{x}$ = 24,75 mg/dl zu $\bar{x}$ 39,01 mg/dl), scheint die bisher kontroversiell beantwortete Frage eines herabgesetzten Vitamin A Status bei Patienten mit Plattenepithelkarzinomen des Kopf-Halsbereiches dahingehend beantwortet zu sein, daß stark herabgesetzte Serum-Konzentrationen von Retinol binding protein von einer vorliegenden Mangel-/Fehlernährung beeinflußt, bzw. induziert werden, jedoch vor allem mit der Tumorkrankheit assoziiert sind. Obwohl ein herabgesetzter Vitamin A Status zweifelsohne einen praedisponierenden Faktor für die Krebserkrankung bzw. Rezidiventstehung darstellt, scheinen auf Grund dieser Ergebnisse die Serumspiegel von Retinol binding protein und Praealbumin nicht von unmittelbar prognostischer Wertigkeit zu sein.

Zusammenfassend kann gesagt werden, daß das „Monitoring" des Vitamin A Status in der Tumornachsorge durchgeführt und eine adjuvante Vitamin A oder Retinoid-Therapie bei Patienten mit Plattenepithelkarzinomen im Kopf-Halsbereich erwogen, bzw. in weiter führenden Studien die klinische Relevanz dieser Therapie für Patienten mit Malignomen im Oropharynx und Larynxbereich geprüft werden sollte.

Literatur

1. Basu TK, Donaldson D, Jenner M, Williams DC, Sekula A (1976) Plasma vitamin A in patients with bronchial carcinoma. Br J Cancer 33: 119–122
2. Bjelke E (1975) Dietary vitamin A and human lung cancer. Int J Cancer 15: 561–565
3. Ong DE, Goodwin WJ, Jesse RH, Griffith AC (1982) Presence of cellular retinol and retinol-acid-binding-proteins in epidermoid carcinoma of the oral cavity and oropharynx. Cancer 49: 1409
4. Dennert G, Lotan R (1978) Effects of retinoic acid on the immune system: stimulation of T killer cell induction. Eur J Immunol 8: 23
5. Lotan R (1980) Effects of vitamin A and its analogs (retinoids) on normal and neoplastic cells. Biochem Biophys Acta 605: 33
6. Micksche M, Cerni C, Kokron O, Titscher R, Wrba H (1977) Stimulation of immune reponse in lung cancer patients by vitamin A therapy. Oncology 34: 234–238
7. Goldfarb RH, Herberman RB (1982) Augmentation of natural killer activity by retinoic acid. In: Herberman RB (ed) NK cells and other natural effector cells. Academic Press, New York, p 427
8. Bollag W (1979) Retinoids and cancer, cancer chemotherapy. Pharmacology 3: 207
9. Meyskens FL, Gilmartin E, Alberts DS, Levine NS, Brooks R, Salmon SE, Surwit EA (1982) Activity of isotretinoin against squamous cell cancer and preneoplastic lesions. Cancer Treat Rep 66: 1315
10. Koch HT (1977) Leukoplakia of oral mucosa: late results after treatment with derivates of retinoic acid. In: Siegenthaler W, Luethy R (eds) Current chemotherapy, vol 1. Am S Microbiology, p 1298
11. Stich HF, Rosin MP, Vallejera MO (1984) Reduction with vitamin A and Beta-carotene administration of proportion of micronucleated buccal mucosal cells in esial betel and tobacco chewers. Lancet ii: 1204
12. Bichler E, Daxenbichler G, Marth Ch (1983) Vitamin A status and retinol-binding proteins in carcinomas of the head and neck region. Oncology 40: 336–339
13. Lotan R, Ong DE, Chytil F (1980) Comparison of the level of cellular retinoid binding proteins and susceptibility to retinoid-induced growth inhibition of various neoplastic cell lines. J Natl Cancer Inst 64 (5): 1259–1262
14. Milano G, Cooper EH, Goligher JC, Giles GR, Neville AM (1978) Serum prealbumin, retinol binding protein, transferrin and albumin levels in patients with large bowel cancer. J Natl Cancer Inst 61: 687–691
15. Wald N, Idle M, Borham J (1980) Low serum-vitamin A and subsequent risk of cancer. Lancet ii: 813–815
16. Satoshi Usuki, Hirokazu Iwasaki, Kuniaki Ueda, Koki Moteki (1983) Retinol binding protein and prealbumin in patients with uterine myoma and carcinoma of the cervix. Proc 13 Int Conference of Chemotherapy-Advances in Tumor Markers, part 274, pp 95–99

Natürliche Abwehrreaktionen im peripheren Blut und in tumordränierenden Lymphknoten von Patienten mit Mundhöhlenkarzinomen

K. Vinzenz[1] und **M. Micksche**[2]

[1] Abteilung für Kiefer- und Gesichtschirurgie, Evangelisches Krankenhaus Wien–Währing
[2] Institut für Angewandte und Experimentelle Onkologie,
Universität Wien, Österreich

Einleitung

Die natürliche Killerzellaktivität (NK-Aktivität) von Lymphozyten repräsentiert einen wichtigen Abwehrmechanismus gegen maligne Zellen [1]. Obwohl die biologische Signifikanz der NK-Aktivität beim Menschen noch nicht vollends geklärt ist, wurden doch klinische Situationen beschrieben, bei denen eine niedrige NK-Aktivität mit der Präsenz einer malignen Erkrankung korreliert werden konnte. Die NK-Zelle ist morphologisch als sogenannter großer granulierter Lymphozyt mit nierenförmigem Kern und azurophilen Granula charakterisiert und ist funktionell in der Lage, Tumorzellen, virusinfizierte Zellen etc. ohne vorhergehende Sensibilisierung durch zytotoxische Reaktion zu eliminieren [2]. Durch diese rasche zytotoxische Reaktion kommt den Zellen eine zentrale Bedeutung in der Immunüberwachung entstehender Tumore und Virusinfektionen zu [2]. Weiters wurde im Tierversuch nachgewiesen, daß die NK-Zellen an der Zerstörung zirkulierender Tumorzellen aktiv beteiligt und somit gegen die hämatogene Metastasierung gerichtet sind [3]. Lymphozyten, die aus menschlichen soliden Tumoren sowie malignen Exsudaten (z. B. malignes Pleuraexsudat bei generalisierendem Bronchuskarzinom, maligner Aszites bei fortgeschrittenem Kolonkarzinom) isoliert wurden, zeigten nahezu keine meßbare NK-Aktivität [4]. Lymphozyten aus tumordränierenden Lymphknoten von Lungen-, Brust- und Dickdarmkarzinomen weisen eine unterschiedliche NK-Aktivität auf, scheinen jedoch − obwohl morphologisch und mittels monoklonaler Antikörper nachweisbar − funktionell supprimiert zu sein [5].

Ziel der vorliegenden Arbeit ist es, die natürliche Zytotoxizität i. e. natürliche Killerzellaktivität sowohl systemisch, im peripheren Blut (PB), als auch vor allem in tumordränierenden Lymphknoten (LN) von Patienten mit Mundhöhlenkarzinomen zu bestimmen. Weiters sollte untersucht werden, inwieweit die aus der Literatur mehrfach als supprimiert beschriebene NK-Aktivität im regionären Lymphabflußsystem von Primärtumoren durch Interferon alpha (IFN-α) – einem potenten Stimulator der NK-Aktivität – zu stimulieren ist.

Patienten, Material, Methoden

Patienten

In der vorliegenden Untersuchung wurde bei 15 Patienten mit Mundhöhlenkarzinomen (Primärtumoren verschiedener Stadien; UICC-Klassifizierung 1978) die Aktivität der oben beschriebenen NK-Zellen (= NK-Aktivität) mittels eines zytotoxischen Testes im peripheren Blut (PB) und in tumordränierenden Lymphknoten (LN) bestimmt. PB wurde praeoperativ, unmittelbar vor dem chirurgischen Eingriff, jedoch noch *vor* der Narkoseeinleitung durch Venenpunktion gewonnen. Tumordränierende LN wurden introperativ (alle Patienten wurden einer „radical neck dissection" in Kombination mit Entfernung des Primärtumors im Mundhöhlenbereich „im Gesunden" unterzogen) aus dem Lymphabstromgebiet des Primärtumors entlang der Halsgefäßscheide entnommen. Diese LN wurden vor allem im Bezug auf die Lokalisation bzw. Entfernung zum Primärtumor in tumorproximale bzw. tumordistale LN eingeteilt.

Präparation der Effektorzellen

Mononukleäre Zellen aus dem peripheren Blut (PBMNC) und aus den intraoperativ entnommenen Lymphknoten (LNMNC) wurden durch Dichtezentrifugation an einem Ficoll-Hypaque-Gradienten (Lymphoprep, Nyegaard, Oslo, Norwegen) isoliert. Die Zellen in Interphase wurden gewaschen und in RPMI-1640 suspendiert; zugesetzt wurden 25 mM Hepes, 2 mM L-Glutamin, 100 U Penicillin/ml, 100 µg Streptomycin/ml und 10% hitzeinaktiviertes fetales Kälberserum (FCS) (Gibco Biocult, Glasgow, Schottland).

Inkubation mit Interferon alpha (IFN-α)

PBMNC und LNMNC wurden in einer Konzentration von 4×10^6 Zellen/ml in Plastikröhrchen (Linbro Scientific, New Haven, USA) in Medium mit und ohne Zusatz von partiell gereinigtem IFN (IFN-α, 1×10^3 IU/ml, Lymphoblasten-IFN, gewonnen aus der Namalva-Zelllinie durch Sendai-Virus-Induktion, freundlicherweise zur Verfügung gestellt von Prof. Dr. Bodo, E. Boehringer Arzneimittelforschungsinstitut Wien) für 18 Stunden bei 37°C in 5% CO_2-Atmosphäre inkubiert. Die Kulturen wurden anschließend gewaschen, in Medium suspendiert und als Effektorzellen im zytotoxischen Test eingesetzt.

Zytotoxischer Test

Als Zielzelle zur Erfassung der zytotoxischen Wirkung von PBMNC wurde die Kulturzellinie K 562 verwendet. Dabei handelt es sich um eine Zellinie einer erythromyeloischen Leukämie, die sich als empfindliche Zelle gegenüber der zytotoxischen Einwirkung von NK-Zellen erwiesen hat und daher als Referenz für den zytotoxischen Test eingesetzt wird. Diese Gewebekulturzellen wurden nach Entnahme aus Kulturgefäßen mehrmals gewaschen und anschließend mit Medium in einer Zellkonzentration von 1×10^5 Zellen mit 100 µCi Natriumchromat ($Na_2{}^{51}CrO_4$, spezifische Aktivität 100–350 µCi/µg ^{51}Cr, Radiochemical Centre, Amersham, GB) für 1 Stunde bei 37°C inkubiert. Nach 3maligem Waschen in komplettem Medium wurden die markierten Zellen auf eine Zellkonzentration von 1×10^5 Zellen/ml eingestellt. 100 µl der markierten Zielzellen (1×10^4) und 100 µl der Effektorzellen in verschiedenen Konzentrationen (Verhältnis Effektor-:Targetzellen E:T = 40:1, 20:1; 10:1) wurden in jeweils Dreifachansätzen in die Näpfe von Mikrotiterplatten (runder Boden, Linbro Scientific, New Haven, USA) aufgebracht. Die Platten wurden dann verschlossen, bei $150 \times g$ für 3 Minuten zentrifugiert und anschließend bei 37°C und 5% CO_2-Atmosphäre im Brutschrank inkubiert. Die 100 ml Überstände der Proben wurden nach neuerlicher Zentrifugation gewonnen, in Zählröhrchen transferiert und das freigesetzte ^{51}Cr in einem Gammascintillationszähler (Beckman) bestimmt. Sowohl die spontane, als auch die im Test durch Zusatz von Effektorzellen freigesetzte Aktivität (count per minute/mean cpm) wurde bestimmt. Die spontane Freisetzung lag zwischen 5–10% der total eingebauten Aktivität. Die maximale ^{51}Cr-Freisetzung wurde durch Lyse der Zielzellen mit Triton-X-100 (Serva Feinbiochemica, Heidelberg, BRD) bestimmt. Der Prozentsatz der spezifischen Zytotoxizität wurde mit der Formel:

% Zytotoxizität = ^{51}Cr-Freisetzung im Test-^{51}Cr Freisetzung spontan $\times$ 100 ^{51}Cr-Freisetzung Maximum – ^{51}Cr Freisetzung spontan

berechnet und als Maß der NK-Aktivität gewertet. Die Ergebnisse wurden nach dem Student t-Test auf statistische Signifikanz geprüft.

Ergebnisse

Die NK-Aktivität im PB bei den untersuchten Patienten mit Mundhöhlenkarzinomen betrug bei einer E:T-ratio von 40:1 39,0% und war somit im Vergleich zu Werten gesunder Probanden (59,0%, E:T = 40:1) wie bereits von uns mehrfach dokumentiert, deutlich erniedrigt [6]. Die NK-Aktivität in tumordränierenden Lymphknoten war bei identen Patienten durchwegs niedriger als im peripheren Blut (9,73% vs. 39,0%, p<0,01 – E:T = 40:1). Diese Unterschiede fanden sich auch bei den Tumor-Targetzellverhältnissen von 20:1 bzw. 10:1 (Tabelle 1).

Von 11 Patienten wurden insgesamt 19 LN identischen Kulturbedingungen unterzogen, d.h. nach Isolierung der LN-Zellen wurde diese bei +4°C, bei +37°C mit Medium- und/oder IFN-Zusatz (1000 IU/ml pro 4×10^6 Zellen) für 18 Stunden inkubiert. War der Mittelwert der NK-Aktivität bei +4°C Bedingungen mit $12,9 \pm 2,5\%$ bestimmt worden (Tabelle 2), so war der Mittelwert nach Inkubation bei +37°C deutlich (p < 0,10) auf $19,3 \pm 4,1\%$ angestiegen. Bei +4°C wiesen 8/19 LyKn (42%) und 7 von 11 Patienten (63%) eine positive Zelltoxizität (spezifische Zytotoxizität > 10% bei E:T 40:1) auf. Nach Inkubation bei +37°C waren 11/19 LN positiv (58%); dies entsprach 9 von 11 (81%) der Patienten. Durch Inkubation der identischen LN-Zellen bei +37°C plus IFN-Zusatz wurde ein Mittelwert an Zytotoxizität von $26,9 \pm 5,1\%$ erreicht, wobei 14 von 19 LN (74%) und 10 von 11 Patienten (91%) eine Reaktivität im positiven Bereich aufwiesen. Der Unterschied der NK-Aktivtät bei +4°C und +37°C plus IFN war signifikant (p < 0,005) (Tabelle 2).

Insgesamt wurden jedoch bei diesen 19 LN durch die alleinige Inkubation bei +37°C oder die alleinige Inkubation mit IFN kein signifikanter

Anstieg in den einzelnen Inkubationsschritten erreicht. Bei Untersuchung der NK-Aktivität entsprechend der LN-Lokalisation (tumorproximal-tumordistal) ergab sich, daß tumorproximale LN eine signifikant niedrigere NK-Aktivität ($p < 0,025$) aufwiesen, als tumordistale LN (Tabelle 3).

Tabelle 1. Gegenüberstellung der spontanen Killerzellaktivität im peripheren Blut und in tumordränierenden Lymphknoten: +4°C; E:T ratio 40:1, 20:1, 10:1; 9 Patienten, 15 Lymphknoten

E : T ratio	PBL*	LNC*	sign.
E : T 40 : 1	$39,00 \pm 8,73$	$9,73 \pm 2,34$	$p < 0,01$
E : T 20 : 1	$29,33 \pm 7,43$	$6,26 \pm 1,81$	$p < 0,01$
E : T 10 : 1	$21,62 \pm 6,33$	$3,12 \pm 1,36$	$p < 0,05$

* % cytotoxicity ($\overline{x} \pm$ SEM)

Tabelle 2. Natürliche Killerzellaktivität in tumordränierenden Lymphknoten: +4°C, +37°C, + IFN alpha; 19 LNN, 11 Pat.

Culture	E : T 40 : 1*	pos/nr. tested	% pos.
+ 4°C	a, b	LNN 8/19	42%
	$12,89 \pm 2,54$	Pat. 7/11	63%
+ 37°C	b, c	LNN 11/19	58%
	$19,36 \pm 4,10$	Pat. 9/11	81%
+ IFN alpha	a, c	LNN 14/19	74%
	$26,86 \pm 5,16$	Pat. 10/11	91%

a: $p < 0,005$; b: $p < 0,10$; c: $p < 0,10$

* % cytotoxicity ($\overline{x} \pm$ SEM)

Tabelle 3. Natürliche Killerzellaktivität in tumordränierenden Lymphknoten (prox.-dist. LNN): +4°C, +37°C, +IFN alpha, 10 Patienten, 14 prox. LNN, 12 dist. LNN E:T = 40:1)

Culture	prox. LNN*	dist. LNN*	sign.
+ 4°C	a, b	d, e	
	$9,1 \pm 2,6$	$19,9 \pm 3,57$	$p < 0,025$
+ 37°C	b, c	e, f	
	$19,0 \pm 3,6$	$24,5 \pm 4,1$	n.s.
+ IFN alpha	a, c	d, f	
	$26,7 \pm 4,3$	$38,09 \pm 5,0$	$p < 0,10$

a: $p < 0,005$; b: $p < 0,05$; c: n. s.; d: $p < 0,005$; e: n. s.; f: $p < 0,025$

* % cytotoxicity ($\overline{x} \pm$ SEM)

Durch Inkubation bei 37°C im Medium allein zeigte sich ein unterschiedliches Verhalten, indem die NK-Aktivität tumorproximaler LN, nicht jedoch tumordistaler LN dadurch signifikant ($p < 0{,}05$) gesteigert werden konnte. Dies würde darauf hinweisen, daß durch alleinige Inkubation bei 37°C offensichtlich negative Einflüsse des Tumors auf die proximale Lymphknotengruppe aufgehoben werden. Der Zusatz von IFN bewirkte ein ebenfalls unterschiedliches Verhalten der anatomisch zugeordneten LN, indem dadurch eine signifikante Steigerung ($p < 0{,}0025$) der NK-Aktivität in den tumordistalen LN erreicht werden konnte (Tabelle 3), hingegen tumorproximale LN nicht stimuliert wurden. Dadurch zeigte sich wiederum, daß LN-Zellen aus tumordränierenden LN unter einem negativen Einfluß des Primärtumors stehen.

Diskussion

Bisher konnte mehrfach nachgewiesen werden, daß Patienten mit Mundhöhlenkarzinomen einen zellulären Immundefekt aufweisen. So konnte mit einer Reihe von In-vivo- und In-vitro-Tests, wie Hauttestreaktionen gegenüber primären und „recall"-Antigenen, Bestimmungen der T-Lymphozytensubpopulationen, Mitogenstimulierbarkeit von Lymphozyten in vitro, der Untersuchung der antigeninduzierten Lymphokinproduktion und auch der Bestimmung der natürlichen Zytotoxizitätsreaktion bewiesen werden, daß zelluläre Immunreaktionen in Abhängigkeit von der Tumorgröße vermindert sind, und außerdem häufig mit der Prognose der Erkrankung in Zusammenhang stehen [7, 8]. In der vorliegenden Untersuchung konnten wir zeigen, daß die NK-Aktivität im PB herabgesetzt ist, und daß die spontane Zytotoxizität in Lymphknoten von identen Spendern signifikant niedriger ist als im PB. Hinweise auf eine negative Rolle des Primärtumors im Mundhöhlenbereich auf die tumordränierenden LN sind darin zu sehen, daß ein signifikanter Unterschied in der spontanen Zytotoxizität von tumorproximalen und tumordistalen LN in unserer Untersuchung gefunden wurde. Dieser Unterschied konnte durch alleinige Inkubation bei 37°C im Sinne einer „Deblockade" infolge eines Anstiegs der herabgesetzten NK-Aktivität in tumorproximalen LN nahezu aufgehoben werden (Tabelle 2).

Tumorproximale LN reagierten im Vergleich mit tumordistalen LN in weit geringerem Ausmaß auf die IFN-Stimulation, so daß der hemmende Effekt des koexistenten Primärtumors durch Kulturbedingungen (mit oder ohne IFN-Zusatz) nur teilweise aufgehoben wurde.

All diese Ergebnisse weisen darauf hin, daß Mundhöhlenkarzinome auf tumordränierende LN einen negativen Einfluß ausüben, der durch Kulturbedingungen und IFN-Zusatz teilweise aufgehoben werden kann, was eine Rationale für die Anwendung einer lokalen Immuntherapie darstellen könnte.

Literatur

1. Herberman RB (ed) (1980) Natural cell-mediated immunity against tumors. Academic Press, New York
2. Gorelik E, Wilhout RH, Okamura K, Hobu S, Herberman RB (1982) Role of NK-cells in the control of metastatic spread and growth of tumor cells in mice. Int J Cancer 30: 107–112
3. Hanna N, Fiedler IJ (1980) Role of natural killer cells in destruction of circulating tumor cell emboly. JNCI 65: 801–809
4. Moore M, Vose BM (1981) Extravascular natural cytotoxizity in man: anti K562 activity of lymph node and tumor-infiltrating lymphcytes. Int J Cancer 27: 265–272
5. Eremin O, Coombs RRA, Ashby J (1981) Human natural cytotoxicity in the blood and lymphoid organs of healthy donors and patients with malignant desease. Int J Cancer 21: 35–41
6. Vinzenz K, Strassl H, Micksche M (1984) In vitro Modulation der natürlichen Killerzell-aktivität in dränierenden Lymphknoten von Mundhöhlenkarzinomen. Dtsch Z Mund Kiefer Gesichtschir 8: 421–427
7. Vinzenz K, Micksche M (1985) Natural cytotoxicity in draining lymphnodes of squamous all cancer. J Oral Maxillofac Surg 43/8: 42–47
8. Vinzenz K, Micksche M (1986) Systemic and regional natural cytotoxicity in patients with head and neck cancer. J Max Fac Surg 5/14: 270–275

Serumimmunglobuline (IgA, IgE, IgG, IgM) bei Patienten mit Kopf-Halskarzinomen

P. Poslussny[1], **K. Vinzenz**[1] und **F. Zekert**[2]

[1] Abteilung für Kiefer- und Gesichtschirurgie, Evangelisches Krankenhaus Wien–Währing
[2] I. Chirurgische Klinik, Universität Wien, Österreich

Einleitung

Bei Betrachtung des humoralen Immunsystems kann zwischen lokalen und systemischen Kompartimenten unterschieden werden. Nach der Entdeckung der Immunglobuline wurde ihnen zunächst ausschließlich eine Schlüsselposition in dem komplexen Geschehen vorwiegend systemisch ablaufender Antigen-Antikörper-Reaktionen zugeschrieben. Erst später erkannte man Zusammenhänge zwischen malignen Prozessen und Veränderungen der Immunglobuline. Viele Untersucher fanden übereinstimmend erhöhte Serum-IgA-Werte bei Karzinomen epithelialer Organe, wohingegen Immunglobuline der Klassen IgD, IgG und IgM unverändert erschienen [1, 2, 3]. Erhöhte Werte von IgA wurden vor allem beim Nasopharynxkarzinom (NPC) gefunden [4]. Weiters wurde gezeigt, daß Zusammenhänge zwischen dem IgA-Spiegel im Serum und dem Speichel-IgA bestehen und beide Parameter mit dem Krankheitsstadium von Patienten mit Plattenepithelkarzinomen im Kopf-Halsbereich korrelieren, wo die höchsten IgA-Konzentrationen bei Patienten mit fortgeschrittener Krebserkrankung und Rezidiven auftraten [5]. Veränderungen der Immunglobulinkonzentrationen bei Patienten mit Kopf-Halskarzinomen vor Therapie betrafen im Sinne einer Erhöhung nicht nur das IgA, sondern auch das IgE [6, 7], dessen exakte Untersuchung durch immunologische Meßmethoden erst in den letzten Jahren möglich wurde. Daher sind die widersprüchlichen und schlecht vergleichbaren bisherigen Ergebnisse aus der Literatur erklärbar.

Neueste Untersuchungen zeigen, daß Patienten mit Plattenepithelkarzinomen im Kopf-Halsbereich und der Lunge im Mittelwert höhere Serum-

IgA und IgE-Spiegel aufweisen und diese Erhöhung bei Karzinompatienten vor allem gehäuft vorkommt [7, 13, 14].

Untersuchungen über die lokale Immunantwort datieren in die Mitte der 60er Jahre zurück, wo erhöhte Konzentrationen von Immunglobulin A im Speichel bei Herpesviruserkrankungen der Mundhöhle gefunden wurden. Auf Basis dieser Ergebnisse konnte in weiteren Studien die zentrale Rolle des „sekretorischen Immunglobulin A – SIgA" bei Erkrankungen der Mundhöhle erkannt werden. So wurden Zusammenhänge zwischen erhöhtem IgA-Spiegel und spezifischer humoraler Immunantwort gegen EBV (Epstein Barr Virus – wird in engem Zusammenhang mit der Ätiologie des NPC diskutiert) aufgezeigt. Darüber hinaus konnten Immunglobulin (IgA, IgG)-sezernierende Plasmazellen vermehrt in der Umgebung von Leukoplakien mit Dysplasiezeichen nachgewiesen werden [8]. Die Zusammenhänge zwischen erhöhten Serum- und Speichel-Immunglobulinen, spezifischen antiviralen Antikörpern, Infiltraten von Immunglobulin sezernierenden Immunzellen in der Tumorumgebung lassen die mögliche Existenz von spezifischen Tumorantigenen (TAA – Tumor assoziierte Antigene) und entsprechenden humoralen Immunreaktionen bei Patienten mit Kopf-Halskarzinomen vermuten. Vor allem Ergebnisse neuester Untersuchungen weisen auf Erhöhungen nicht nur des Serum-IgA, sondern auch des Serum-IgE bei diesen Patienten hin und lassen darauf schließen, daß diese Faktoren im Tumor-Wirtsverhältnis eine Rolle spielen und möglicherweise in der sogenannten antikörperabhängigen zellulären Zytotoxizität gegen Tumorzellen (antibody dependent cellular cytotoxicity – ADCC) involviert sind.

Ziel der vorliegenden Studie ist es, die Konzentrationen der Serumimmunglobuline, hier nicht nur der bisher häufig untersuchten Klassen IgA, IgG und IgM, sondern auch IgE praetherapeutisch an einem großen Krankengut von 226 Patienten mit Kopf-Halskarzinomen zu bestimmen und weiters die aus kleineren Patientenkollektiven bestehenden Untergruppen vor allem das IgE betreffend, zu vergleichen.

Diese prospektive Studie ist Teil einer größeren Arbeit, die Aufschluß über prognostische Wertigkeit von Immunglobulinkonzentrationen im Serum, Veränderungen der Immunglobuline im Verlauf der Tumorerkrankung, sowie der Eigenschaft vor allem von IgE als „Marker" bei Patienten mit Plattenepithelkarzinomen im Kopf-Halsbereich in weiterführenden Querschnittsuntersuchungen geben soll.

Material und Methoden

In die Studie wurden insgesamt 226 Patienten mit Plattenepithelkarzinomen im Bereich des Oropharynx und Larynx aufgenommen. Alle Patienten waren zur Zeit der Erstuntersuchung noch keiner Therapie unterzogen worden.

Alle erhobenen Werte wurden einerseits in ihrer Gesamtheit betrachtet, andererseits wurden Gruppen gebildet. Es wurde sowohl nach Tumorstadien unterteilt, als auch nach Tumorprogression und -regression, wobei jeweils die Stadien I und II bzw. III und IV zu einer Gruppe zusammengefaßt wurden. Als weitere Untergruppen wurden außerdem noch 36 Patienten mit massiven Rezidiven erfaßt.

Diesem Gesamtkollektiv von Karzinompatienten wurden 67 Patienten mit chronischer Laryngitis und anamnestisch bekanntem Nikotin- und Alkoholabusus zur Seite gestellt. Zusätzlich wurde eine Kontrollgruppe aus 100 gesunden Probanden, wovon etwa die Hälfte altersgleich waren, mit dem gesamten Krankengut verglichen.

Die Bestimmung der Immunglobuline IgA, IgG und IgM wurde mit Hilfe des Auto-Immun-chemistry-Systems (Auto-ICS) der Firma Beckman durchgeführt (Methode der kinetischen Nephelometrie wobei auf kinetischem Weg die Streulichtzunahme bei Antigen-Antikörper-reaktionen in einem Puffersystem gemessen wird). Die von der Herstellerfirma angegebenen Normbereiche liegen für IgG zwischen 640–1350 mg/dl, für IgA zwischen 70–319 mg/dl und IgM 50–250 mg/dl.

Immunglobulin E wurde mittels eines Enzymimmunoassays zur in vitro Bestimmung des Human-IgE „Enzygnost-IgE" der Firma Behring nachgewiesen. Die angegebene Normgrenze liegt bei 100 IU/ml, doch zeigen die der Testpackung beigefügten Referenzwerte einen weiten Streubereich, der bis 180 IU/ml recht. Zur statistischen Berechnung der erhobenen Werte wurde der t-Test nach Student herangezogen.

Ergebnisse

Von den in den Plasmazellen gebildeten Immunglobulinen ist das IgG mit einem Molekulargewicht von 150.000 der bedeutendste Antikörper gegen Toxine, Fremdeiweiß und andere Antigene. IgM (Molekulargewicht 950.000) liegt in der Regel in pentamerer Form vor. IgM-Antikörper haben wegen ihrer hohen Valenz stark agglutinierende und zytotoxische Aktivität. Beide Parameter sind allerdings wenig geeignet, in der Tumordiagnostik charakteristische Unterschiede zwischen benignen und malignen Prozessen zu verdeutlichen.

Zekert und Ambrosch [9] konnten bei einem Patientengut mit großen abdominalchirurgischen Eingriffen praeoperativ beim IgG keine, bei IgM nur geringe Unterschiede zwischen benignen und malignen Erkrankungen feststellen, wobei alle Werte insgesamt im Normbereich liegen.

Bei *IgG* liegen die Durchschnittswerte allgemein innerhalb der Norm. Die Gruppe der Kontrollpersonen weist einen Mittelwert von 1091,60 mg/dl auf, während Patienten mit chronischer Entzündung auf $\bar{x}$ von 1136,83 mg/dl anstiegen. Die Karzinompatienten mit einem Durchschnittswert von 1194,33 mg/dl lagen noch etwas darüber und Patienten mit Rezidiven wiesen die höchsten Mittelwerte auf (1332,86 mg/dl), das entspricht einem Anstieg um 22,1% gegenüber der Kontrollgruppe (Tabelle 1).

Auch bei *IgM* befinden sich die Durchschnittswerte aller Gruppen im Normbereich. Die Kontrollgruppe bei $\bar{x}$ 140,14 mg/dl, etwas höher die Werte der Gruppe chronischer Laryngitiden ($\bar{x}$ 151,26 mg/dl). Diesen beinahe gleich sind die Mittelwerte der Karzinompatienten ($\bar{x}$ 147,94 mg/dl). Nur die Rezidive erscheinen im Vergleich dazu etwas vermindert. Die Karzinomuntergruppen haben gering unterschiedliche IgM-Konzentrationen, wobei die Gruppe der Tumorprogression noch die höchsten Werte besitzt (Tabelle 1).

Beide Immunglobuline zeigen nur geringe Unterschiede sowohl was die Stadienabhängigkeit betrifft, als auch das Tumorwachstum. Auch im Verhältnis zur Gruppe chronischer Entzündungen und sogar zur Kontrollgruppe waren keine gravierenden Differenzen festzustellen (Abb. 1).

P. Poslussny et al.

Tabelle 1. Serum-IgG und IgM bei Patienten mit Kopf-Halskarzinomen

IgG $\bar{x} \pm s$ (mg/dl)	n		n	IgM $\bar{x} \pm s$ (mg/dl)
1194,33 ± 372,86	233	Plattenepithelkarzinome ges.	226	147,94 ± 79,92
1107,14 ± 264,48	56	Stadien T 1/2	57	151,54 ± 82,88
1193,49 ± 393,50	130	Stadien T 3/4	132	150,57 ± 82,35
1180,33 ± 430,51	60	Tumorprogression	60	161,41 ± 70,35
1102,65 ± 279,11	66	Tumorregression	66	142,93 ± 56,07
1332,86 ± 411,42	36	Rezidiv	36	132,77 ± 66,86
1136,83 ± 372,86	67	chron. Laryngitis	67	151,26 ± 68,51
1091,60 ± 252,22	51	Kontrollen 50 a	49	140,14 ± 53,40

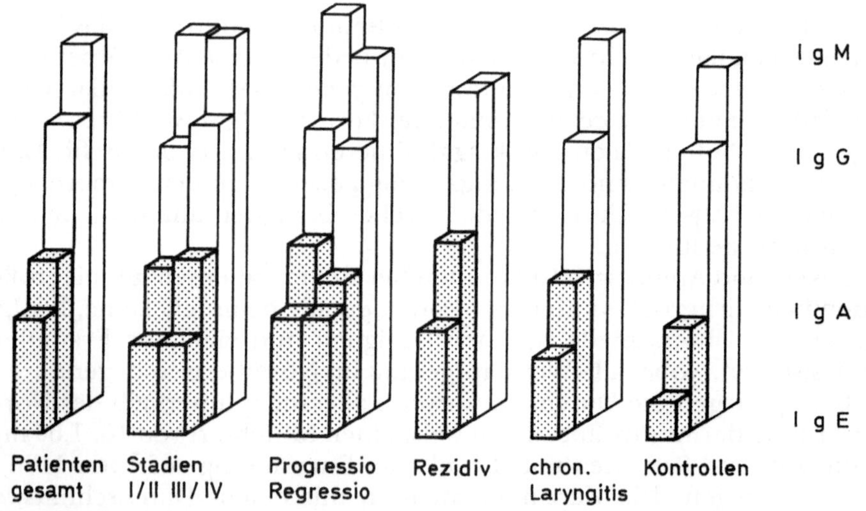

Abb. 1. Serum IgM, IgG, IgA und IgE, bei Patienten mit Kopf-Halskarzinomen. Plattenepithelkarzinome gesamt (n = 226). *Untergruppen:* Stadien I, II; Stadien III, IV; Progressio, Regressio; chronische Laryngitis; Zahl der Patienten der Untergruppen aus Tabelle 1 ersichtlich. Kontrollen (n = 100)

Das *Immunglobulin A* findet sich im Serum als Monomer. Zwei derartige Monomere, durch eine Polypeptidkette zum Dimer vereint, bilden das sekretorische IgA. In dieser Form tritt es in Speichel, Tränenflüssigkeit, Sekreten der Lunge, des Gastro-Intestinal- und Urogenitaltraktes auf und ist für die lokale spezifische Abwehr verantwortlich. Wie eingangs erwähnt finden sich in der Literatur Angaben über Zusammenhänge zwischen Tumorerkrankung und erhöhter IgA-Konzentration, wobei vermehrte IgA-Werte bei Karzinompatienten beschrieben wurden.

Das in den Tonsillen und Adenoiden, den Bronchial- und Peritoneallymphknoten gebildete *Immunglobulin E* kommt nur in geringen Mengen im Blut vor. IgE vermittelt als zytophiler Antikörper die immunologische Spontanreaktion und entspricht den Reaginen. Wurde anfänglich dem IgE-System nur pathophysiologische Funktion zugeschrieben, gewinnt es zunehmend Bedeutung im Zusammenhang mit der humoralen Immunantwort bei Karzinompatienten. Betrachtet man nun im Vergleich zu den Immunglobulinen G und M die IgA-Konzentrationen im Serum, so sieht man deutliche Unterschiede zwischen der Kontrollgruppe, den Patienten mit chronischer Entzündung und den Karzinompatienten, aber auch Unterschiede zwischen den einzelnen Untergruppen. Die IgA-Werte unserer Kontrollgruppe gesunder Probanden aller Altersklassen lagen bei x̄ 192,66 mg/dl, was auch dem von der Firma angegebenen Normbereich entspricht. Patienten mit chronischer Laryngitis hatten weitaus höhere Serumkonzentrationen: x̄ 301,21 mg/dl (p 0,0005) und die Gruppe aller Karzinompatienten lag noch darüber (x̄ 346,36 mg/dl, p 0,0005), was einer Steigerung um etwa 80% gegenüber dem an unseren Kontrollpersonen ermittelten Normalwert entspricht. Innerhalb der Karzinom-Untergruppen zeigen sich geringfügige Unterschiede zwischen den Tumorstadien I/II und III/IV, aber statistisch knapp signifikante zwischen regressiven und progressiven Tumoren (Tabelle 2, Abb. 1). Auch die rezidivierenden Malignome haben eine wesentlich höhere IgA-Konzentration als Primärtumore der Stadien I/II (x̄ 380,60 mg/dl zu x̄ 325,20 mg/dl), jedoch ist diese Differenz nicht signifikant. Setzt man eine Obergrenze beim 95. Perzentil der Kontrollwerte, so findet sich bei uns ein Wert von 317 mg/dl, welcher beinahe jenem von Katz [7] auf 325 mg/dl festgesetzten Grenzwert entspricht. Sind also nur 5 Kontrollwerte größer als 325 mg/dl, so stehen dagegen 95 von 216 Karzinompatienten, das sind etwa 44%. Auch der Unterschied zwischen Patienten mit progredienten Tumoren und Patienten in der Remissionsphase ist auffallend: von 60 Patienten mit progressiven Tumoren waren 33 Werte größer als 325 mg/dl (das sind 55%), während von 66 in der Remission befindlichen Patienten nur 23 (34%) die Grenze überschritten. Bei Patienten mit chronischer Laryngitis waren es 17 (25,7%) von 66 (Tabelle 2).

Da in der Literatur sehr differente Angaben über den Normalbereich des Immunglobulin E zu finden sind und von einigen Autoren auch eine Altersabhängigkeit postuliert wurde [10], untersuchten wir sowohl 100 Probanden aller Altersgruppen, als auch eine Anzahl von 47 Personen, die älter als 50 Jahre waren, was etwa unserem Patientengut entsprach. Zwischen diesen beiden Kontrollgruppen ergaben sich kaum Unterschiede (x̄ 73,41 IU/ml und 77,42 IU/ml). Auch bei diesen Kontrollpersonen fand sich die von Katz [7] auf 200 IU/ml festgelegte Grenze bestätigt: der 95. Perzentil lag bei 200 IU/ml. Wie erwartet zeigte die Gruppe der Patienten mit chronischer Laryngitis signifikant höhere Werte (x̄ 166,89 IU/ml, p 0,0005). Die IgE-Konzentrationen aller Karzinompatienten insgesamt lag aber noch wesentlich höher (x̄ 237,99 IU/ml), was nicht nur zu den Kontrollen (p 0,005) als auch zu den Patienten mit entzündlichen Prozessen

Tabelle 2. Serum-IgE und IgA bei Patienten mit Kopf-Halskarzinomen

IgE					IgA	
Werte >200 IU/ml % – abs.	$\bar{x} \pm s$ (mg/dl)	n		n	$\bar{x} \pm s$ (mg/dl)	Werte >325 mg/dl (% – abs.)
40,9% – 84	237,99 ± 255,84	205	Plattenpithelkarz. gesamt	216	346,36 ± 166,32	43,9% – 95
29,0% – 16	191,41 ± 213,36	55	Stadien T 1/2	55	325,20 ± 133,52	36,3% – 20
31,0% – 37	263,68 ± 280,16	116	Stadien T 3/4	130	349,16 ± 174,60	31,5% – 41
50,0% – 31	246,91 ± 236,40	62	Tumorprogression	60	375,40 ± 197,44	55,0% – 33
28,3% – 19	153,40 ± 163,49	67	Tumorregression	66	309,83 ± 141,64	34,0% – 23
43,3% – 13	222,26 ± 220,16	30	Rezidiv	30	380,60 ± 175,38	63,3% – 19
31,3% – 21	166,89 ± 204,77	67	chron. Laryngits	66	302,21 ± 142,89	25,7% – 17
6,4% – 3	77,42 ± 67,46	47	Kontrollen 50 a	48	214,25 ± 86,58	8,3% – 4
6,0% – 6	73,41 ± 63,56	100	alle Altersgruppen	100	192,66 ± 82,01	5,0% – 5

(p 0,01) einen signifikanten Unterschied ergibt. Innerhalb der einzelnen Gruppen der Patienten mit Plattenepithelkarzinomen im Kopf-Halsbereich fanden sich auffallend große Konzentrationsunterschiede: eine deutliche Stadienabhängigkeit demonstrieren die Werte von TI/II $\bar{x}$ 191,41 IU/ml zu TIII/IV $\bar{x}$ 263,68 IU/ml (p 0,005), ebenso steigt die IgE-Konzentration mit der Tumorprogression (Regressio $\bar{x}$ 153,40 IU/ml, Progressio $\bar{x}$ 246,91 IU/ml, p 0,02) an (Tabelle 2, Abb. 1).

Setzt man den Grenzwert bei 200 IU/ml, liegen nur 6 Personen der Kontrollgruppe (100 Probanden) darüber, hingegen 84 (41%) der Tumorpatienten, wobei von 62 progredienten Tumoren 32 (50%) jenseits dieser Grenze liegen. Auch bei Rezidiven wurden von 30 Patienten bei 13 (43%) Werte über 200 IU/ml ermittelt. Hingegen hatten nur 19 (28,3%) von 67 regressiven Tumoren extrem hohe Serumkonzentrationen, ebenso nur 21 (31,3%) von 67 chronischen Entzündungen (Tabelle 2).

Diskussion

Erhöhte Serumproteinspiegel, speziell jene der Akute-Phase-Proteine und der Immunglobuline wurden bei soliden Karzinomen verschiedener Histologie und Tumorlokalisation mehrfach gefunden. Da jedoch Veränderungen dieser Serumproteine für die Krebserkrankung nicht spezifisch sind, außerdem bei anderen Erkrankungen, speziell bei Entzündungen vorkommen, wurde der Erforschung spezifischer Tumormarker wie z.B. der Untersuchung onkofetaler Antigene (alpha Fetoprotein, CEA etc.) zunächst mehr Aufmerksamkeit gewidmet. In letzter Zeit jedoch wurden, gestützt auf verbesserte Untersuchungsmethoden, Veränderungen der Serumproteinkonzentrationen und hier vor allem der Immunglobuline, mit zunehmendem Interesse untersucht. So wurden bei den Kopf-Halskarzinomen von bisher nur wenigen Arbeitsgruppen Veränderungen der Immunglobuline, speziell des IgA und des IgE beschrieben und diesen eine wahrscheinliche Bedeutung in der Wirts-Tumorbeziehung eingeräumt [11, 12], wobei Hinweise bestehen, daß IgE und IgA möglicherweise in die antikörperabhängige zelluläre Zytotoxizität gegen Tumorzellen involviert sind. In Übereinstimmung mit neuesten, speziell das IgE betreffenden vergleichbaren Studien, konnte eine signifikante Veränderung der Serumimmunglobulinkonzentrationen von IgA und IgE – bei unverändertem IgG und IgM – sowohl im Vergleich zu einer gesunden Kontrollgruppe, als auch gegenüber einer Gruppe von Patienten mit chronischen Entzündungen gefunden werden. Das IgE betreffend ergab sich eine signifikante Stadienabhängigkeit (Patienten im Stadium III/IV hatten signifikant höhere Werte als Patienten in den Stadien I/II). Hingegen zeigten die Serumspiegel von IgA keinerlei Stadienabhängigkeit, allein die Werte der Patienten mit ausgedehnten Rezidiven waren signifikant erhöht. Dies korreliert auch mit anderen Untersuchungen sowohl bei Kopf-Halskarzinomen, als auch anderen soliden Tumoren (z.B. Mammakarzinom) wo vor allem stark erhöhte IgA-Werte bei Patienten mit großer Tumorbelastung und Generalisierung (Metastasierung) gefunden wurden [1, 5]. Interessanterweise zeigten sich bei den von uns untersuchten Rezidiven bei den IgE-Konzentrationen keine wesentlichen Veränderungen im Vergleich zum Gesamtkollektiv oder den Tumorstadien. In Übereinstimmung mit anderen Untersuchern fanden wir als Obergrenze des Normbereiches für IgE 200 IU/ml und für IgA 325 mg/dl. Dabei zeigte sich, daß bei unseren Patienten mit Kopf-Halskarzinomen nicht nur die Mittelwerte der Immunglobulinkonzentrationen erhöht waren, sondern auch ein signifikant größerer Prozentsatz vom Gesamtkollektiv deutliche Steigerungen der Werte über die angenommene Norm hinaus, aufwies. Diese weitgehend identischen Resultate aus vergleichbaren Patientenkollektiven ließen Katz und die Arbeitsgruppe um ihn die Serumimmunglobulinspiegel mit der Therapieansprechrate korrelieren und einen „serum immunglobulin prognostic index" – SIPI – entwikkeln. Ein positiver SIPI bedeutet einen relativ stärkeren Anstieg von IgA über IgE und IgD, was mit einer erhöhten Therapieversagerquote assoziiert ist. Unsere bisherigen Ergebnisse belegen, daß das Patientenkollektiv mit späterer Tumorprogression praetherapeutisch signifikant höhere IgA- und IgE-Konzentrationen im Vergleich zur Gruppe mit rezidivfreien Intervallen und Therapie besitzt und daß diesen Veränderungen auch tatsächlich prognostische Bedeutung zukommen dürfte.

Zusammenfassend kann gesagt werden, daß es notwendig erscheint, Serumimmunglobulinspiegel beim Tumorpatienten weiterführend zu untersuchen, vor allem in Hinblick auf deren Rolle in der Immunabwehr gegen Karzinome, speziell jedoch bezüglich prognostischer Aussagekraft und Eignung als unspezifischer „Marker" bei Kopf-Halskarzinomen.

Literatur

1. Pettingale KW, Merrett TG, Tee DEH (1977) Prognostic value of serum levels of immun-globulins (IgG, IgA, IgM and IgE) in breast cancer: a preliminary study. Br J Cancer 36 (5): 550
2. Lee YTN (1977) Quantitative change of serum protein and immunglobulin in patients with solid cancers. J Surg Oncol 9 (2): 179–187
3. Jung H, Mondorf W, Frenkel G (1983) Veränderungen der Serumimmunglobulin-konzentrationenen bei Patienten mit Plattenepithelkarzinomen im Mundhöhlenbereich nach Operation und Zytostasetherapie. Dtsch Z Mund Kiefer Gesichtschir 7: 138–142
4. Baskies AM, Chretien PB, et al (1979) Serum glycoproteins and immunglobulins in naso-pharyngeal carcinoma. Correlations with Epstein-Barr-virus associated antibodies and cli-nical tumor stage. Am J Surg 138: 478–488
5. Brown AM, Lally ET, Frankel A, Harwick R, Davies LW, Rominger CJ (1975) The associa-tion of IgA levels of serum and whole saliva with the progression of oral cancer. Cancer 35: 1154–1162
6. Schlegel G, Lüthgens M (1980) Serum-IgE-Spiegel bei Tumorrezidiven im HNO-Be-reich. Tumor Diagnostik 1: 101–106
7. Katz AE, Too TJ, Nysatzer JO, Harker LA, Krause CJ (1980) Serum immunglobulin con-centrations in carcinoma of the head and neck. In: Neiburgs HE (ed) Prevention and detection of cancer. Marcel Dekker, New York, pp 1335–1349
8. Loning T, Burkhard A (1979) Plasma cells and immunglobulin-synthesis in oral precan-cer and cancer. Virchows Arch [A] 384: 109–120
9. Zekert F, Ambrosch FJ (1984) Serumproteine bei Operation. In: Zekert F (Hrsg) Einfluß von Operation und Verbrennung auf Proteine. Urban & Schwarzenberg, Wien
10. Haupt I, Jung HJ, Nuske M, Ringelmann R (1979) Zur Eingrenzung des Normbereiches der Serum-IgE-Konzentration. Immunität und Infektion 7: 97
11. Schuller DE (1984) An assessment of neck node immunreaktivity in head and neck can-cer. Laryngoscope [Suppl 35] 94 (11): 1–35
12. Veltri RW, Maxim PE (1984) Tumor immunity and tumor markers in head and neck cancer. In: Wolf GT (ed) Head and neck oncology. Martinus Nijhoff, Boston, pp 412–429
13. Vinzenz K, et al (1987) Diagnoses of head and neck carcinomas by means of immunolo-gical tomour markers. J Cran Max Fac Surg 5/15: 233–296
14. Vinzenz K, et al (1986) Serum immunglobulin levels in patients with head and neck cancer (IgE, IgA, IgM, IgG). Oncology 43: 316–322

Manual der chirurgischen Krebstherapie

Herausgegeben von **Peter Steindorfer**
im Namen der Arbeitsgemeinschaft für chirurgische Onkologie (ACO)
der Österreichischen Gesellschaft für Chirurgie

1990. 4 Abb. IX, 214 Seiten.
Broschiert DM 39,-, öS 275,-
ISBN 3-211-82202-X

Preisänderungen vorbehalten

In übersichtlicher Systematik und organ-spezifischer Gliederung wird der derzeitige Wissensstand in der Behandlung verschiedener Organkrebse geschildert, wobei besonders auf die interdisziplinäre Zusammenarbeit bei der Diagnostik, Therapieplanung und in der Nachsorge hingewiesen wird. Die übersichtliche Gliederung erhöht die Effektivität des Erlernens onkologischen Denkens und vermittelt die Notwendigkeit der interdisziplinären Zusammenarbeit aller an der Diagnostik und Therapie beteiligten Fachgebiete.

Dabei versucht das Manual besonders den heutigen Standard in der Behandlung verschiedener Malignome kurz und aktuell zu analysieren. Es bietet den Lesern jederzeit den raschen Zugriff zu jeder gewünschten Information über den modernen Behandlungsstandard.

Inhaltsübersicht: Die Häufigkeit der Krebserkrankungen in Österreich. - Kopf-Hals-Malignome. - Schilddrüsenkarzinom. - Mammakarzinom. - Bronchuskarzinom. - Oesophaguskarzinom. - Magenkarzinom. - Kolorektales Karzinom. - Analkarzinom. - Leber-, Gallen-, Pankreaskarzinom. - Malignes Melanom der Haut. - Weichteilsarkom. - Tumoren im Kindesalter.

Springer-Verlag Wien New York